高等学校食品营养与健康专业教材  中国轻工业"十四五"规划教材

医学检验
与人类健康评价

张明科　刘家仁　主编

中国轻工业出版社

图书在版编目（CIP）数据

医学检验与人类健康评价 / 张明科，刘家仁主编
. — 北京：中国轻工业出版社，2025.1
高等学校食品营养与健康专业教材　中国轻工业"十
四五"规划教材
ISBN 978-7-5184-4813-5

Ⅰ. ①医…　Ⅱ. ①张…②刘…　Ⅲ. ①医学检验—高
等学校—教材②食品营养—关系—健康—高等学校—教材
Ⅳ. ①R446②R151.4

中国国家版本馆 CIP 数据核字（2024）第 045677 号

责任编辑：钟　雨
文字编辑：陈丽婷　　责任终审：张乃柬　　整体设计：锋尚设计
策划编辑：钟　雨　　责任校对：晋　洁　　责任监印：张　可

出版发行：中国轻工业出版社（北京鲁谷东街 5 号，邮编：100040）
印　　刷：北京君升印刷有限公司
经　　销：各地新华书店
版　　次：2025 年 1 月第 1 版第 1 次印刷
开　　本：787×1092　1/16　印张：21.5
字　　数：456 千字
书　　号：ISBN 978-7-5184-4813-5　定价：62.00 元
邮购电话：010-85119873
发行电话：010-85119832　010-85119912
网　　址：http://www.chlip.com.cn
Email：club@ chlip.com.cn
版权所有　侵权必究
如发现图书残缺请与我社邮购联系调换
210183J1X101ZBW

高等学校食品营养与健康专业教材编委会

李春保	南京农业大学
李　斌	沈阳农业大学
邹小波	江苏大学
张宇昊	西南大学
张军翔	宁夏大学
张　建	石河子大学
张铁华	吉林大学
岳田利	西北大学
周大勇	大连工业大学
庞　杰	福建农林大学
施洪飞	南京中医药大学
姜毓君	东北农业大学
聂少平	南昌大学
顾　青	浙江工商大学
徐宝才	合肥工业大学
徐晓云	华中农业大学
桑亚新	河北农业大学
黄现青	河南农业大学
曹崇江	中国药科大学
董同力嘎	内蒙古农业大学
曾新安	华南理工大学
雷红涛	华南农业大学
廖小军	中国农业大学
薛长湖	中国海洋大学

秘　书	吕　欣	西北农林科技大学
	王云阳	西北农林科技大学

本书编写人员

主　　编　张明科　　　　西北农林科技大学
　　　　　刘家仁　　　　哈尔滨医科大学
副 主 编　赵　莉　　　　西北农林科技大学
　　　　　杨安安　　　　西北农林科技大学
　　　　　张　艳　　　　西北农林科技大学

参编人员（按姓氏笔画顺序排列）
　　　　　王　丽　　　　陕西中医药大学
　　　　　代雪莹　　　　西北农林科技大学
　　　　　江跃红　　　　哈尔滨医科大学
　　　　　李小峰　　　　西安医学院
　　　　　李彦魁　　　　陕西中医药大学
　　　　　吴　茜　　　　陕西中医药大学
　　　　　辛　瑜　　　　哈尔滨医科大学
　　　　　陈　冬　　　　华北理工大学
　　　　　陈　宁　　　　西北农林科技大学
　　　　　张艺耀　　　　四川大学
　　　　　张瑞星　　　　西北农林科技大学
　　　　　赵莉平　　　　陕西中医药大学
　　　　　饶志勇　　　　四川大学
　　　　　郭少敏　　　　西北农林科技大学

前　言

　　党的二十大报告中明确指出：“推进健康中国建设。人民健康是民族昌盛和国家强盛的重要标志。把保障人民健康放在优先发展的战略位置，完善人民健康促进政策。”“中国式现代化，是中国共产党领导的社会主义现代化，既有各国现代化的共同特征，更有基于自己国情的中国特色。”“中国式现代化是人口规模巨大的现代化。我国十四亿多人口整体迈进现代化社会，规模超过现有发达国家人口的总和，艰巨性和复杂性前所未有，发展途径和推进方式也必然具有自己的特点。”

　　随着工业化、城镇化、人口老龄化发展及生态环境、生活行为方式变化，慢性非传染性疾病（以下简称“慢性病”）已成为居民的主要死亡原因和疾病负担。心脑血管疾病、癌症、慢性呼吸系统疾病、糖尿病等慢性病导致的负担占总疾病负担的70%以上，成为制约健康预期寿命提高的重要因素。肝炎、结核病、艾滋病等重大传染病防控形势仍然严峻，精神卫生、职业健康、地方病等问题不容忽视，重大安全生产事故和交通事故时有发生。党的十九大做出了实施“健康中国战略”的重大决策部署，充分体现了对维护人民健康的坚定决心。为积极应对当前突出健康问题，必须关口前移，采取有效干预措施，努力使群众不生病、少生病，提高生活质量，延长健康寿命。这是以较低成本取得较高健康绩效的有效策略，是解决当前健康问题的现实途径，是落实“健康中国战略”的重要举措。为此，特制定《健康中国行动（2019—2030年）》，基本路径是“普及健康知识，把提升健康素养作为增进全民健康的前提，根据不同人群特点有针对性地加强健康教育与促进，让健康知识、行为和技能成为全民普遍具备的素质和能力，实现健康素养人人有。参与健康行动，倡导每个人是自己健康第一责任人的理念，激发居民热爱健康、追求健康的热情，养成符合自身和家庭特点的健康生活方式，合理膳食、科学运动、戒烟限酒、心理平衡，实现健康生活少生病。提供健康服务，推动健康服务供给侧结构性改革，完善防治策略、制度安排和保障政策，加强医疗保障政策与公共卫生政策衔接，提供系统连续的预防、治疗、康复、健康促进一体化服务，提升健康服务的公平性、可及性、有效性，实现早诊早治早康复。延长健康寿命，强化跨部门协作，鼓励和引导单位、社区、家庭、居民个人行动起来，对主要健康问题及影响因素采取有效干预，形成政府积极主导、社会广泛参与、个人自主自律的良好局面，持续提高健康预期寿命。"总体目标是"到2030年，全民健康素养水平大幅提升，健康生活方式基本普及，居民主要健康影响因素得到有效控制，因重大慢性病导致的过早死亡率明显降低，人均健康预期寿命得到较大提高，居民主要健康指标水平进入高收入国家行列，健康公平基本实现，实现《"健康中国2030"规划纲要》有关目标。"

医学检验是连接个体健康状态与医学干预的重要桥梁，通过提供准确的生物医学信息，支持健康评价、疾病预防、诊断和治疗的全过程。在疾病诊断和治疗方面，医学检验通过分析人体样本，如血液、尿液及其他排泄物等，可以发现某些疾病特有的生物标志物或异常指标，帮助医生做出准确的诊断，通过对比治疗前后的检验结果，医生可以评估治疗效果，调整治疗方案。健康监测和疾病风险预测方面，通过医学检验可以监测个体的健康状况，及时发现健康问题，预防疾病的发生，某些检验指标可以作为疾病风险的预测因素，如胆固醇水平与心血管疾病风险相关。通过群体的医学检验数据分析，了解某一地区或群体的健康状况，为公共卫生政策制定提供依据。在健康促进方面，医学检验结果可以为个体提供健康管理和生活方式调整的指导，如饮食、运动等，医学检验结果作为个人健康档案的一部分，为长期跟踪和管理个体健康状况提供了重要信息。此外，在健康评价标准化方面，随着检验技术的发展，检验结果的标准化和同质化使得不同医疗机构之间的检验结果具有可比性，有助于实现健康评价的一致性和准确性。

健康评价是指通过对涉及健康的危险因素分析，在"促、防、诊、控、治、康"健康照护中的各个环节发挥重要作用，使健康管理者能够清楚了解个人的健康状态，预测疾病发生、发展的规律，尽早发现导致健康状态低下的原因，如肿瘤、肝硬化、代谢紊乱、免疫异常等因素。机体的健康功能改变会引起血液成分发生变化，以对肝脏功能的评价为例，医学检验中包括转氨酶［如丙氨酸氨基转移酶（ALT）、天冬氨酸氨基转移酶（AST）］、清蛋白、球蛋白、白球比值、胆红素、胆汁酸等多项检验指标。每一项检查结果显示的内容所代表的意思不尽相同，通过对肝功能检验结果的分析，可以判断出人的肝脏是否出现了问题或者问题的严重程度。例如，ALT、AST 是反映肝实质损害的指标，AST 持续升高，数值超过 ALT 往往提示肝实质损害严重，是慢性化程度加重的标志，但有时候 AST 升高可能是心肌受损的标志。反映胆红素代谢及胆汁淤积的指标主要包括总胆红素（TBil）、直间接胆红素、尿胆红素、尿胆原、血胆汁酸（TBA）、γ-谷氨酰转肽酶（γ-GT）及碱性磷酸酶（ALP）等。肝细胞变性坏死，胆红素代谢障碍或者肝内胆汁淤积时，上述指标会升高；溶血性黄疸时，会出现间接胆红素升高。反映肝脏合成功能的指标主要包括清蛋白、前清蛋白、胆碱酯酶及凝血酶原时间和活动度等，长期清蛋白、胆碱酯酶降低，凝血酶原活动度下降，补充维生素 K 不能纠正时，肝细胞合成蛋白、凝血因子功能差，肝脏储备功能减退。反映肝纤维化的指标主要包括Ⅲ型前胶原（PⅢP）、Ⅳ型胶原（C-Ⅳ）、透明质酸（HA）、层连蛋白（LN）等，这些指标可以协助诊断肝纤维化和早期肝硬化；凝血酶原时间（PT）、凝血酶原活动度（PTA）是反映肝细胞损害程度及判断预后较敏感的指标。肝促凝血活酶试验（HPT）是测定肝脏储备功能的方法之一，能敏感而可靠地反映肝损害所造成的凝血因子Ⅱ、Ⅶ、Ⅹ合成障碍。因此，医学检验是健康评价的主要方法之一，是促进健康管理的重要依据，对提高医疗服务质量、促进个体和群体健康具有重要意义。

本教材作为面向食品检验、营养、健康管理等非临床医学专业学生的教材，全书分三部分共十八章，第一部分为医学检验学的基本理论，详细阐述了医学检验学的理论基础，介绍了临床生物化学检验、临床免疫学检验、临床微生物学检验、临床血液学检验、实验室质量控制和医学检验仪器概述等内容。第二部分介绍人类健康评价体系，从传统医学和现代医学两个视角讨论从古至今人类对健康评价的认识，从营养的重要性、营养素与人体健康的关系阐述营养与健康的关系；第三部分介绍内分泌、代谢障碍性疾病、消化系统疾病、心脑血管疾病、血液系统疾病、生殖系统疾病、寄生虫感染性疾病、食物中毒和肿瘤等临床常见疾病的诊治和预防。

在本教材中，我们汇聚了来自国内多个院校的各个学科老师的智慧和努力。由张明科负责本教材的设计和章节规划，并主审和统稿。张艳负责

第一章和第七章的内容，赵莉平负责第二章的内容，李彦魁负责第三章的内容，吴茜和杨安安负责第四章的内容，李小峰负责第五章的内容，王丽负责第六章的内容，杨安安负责第八章的内容，饶志勇和张艺耀负责第九章和第十章的内容，郭少敏负责第十一章的内容，赵莉负责第十二章的内容，陈宁负责第十三章的内容，辛瑜和刘家仁负责第十四章的内容，张瑞星和代雪莹负责第十五章的内容，杨安安和张明科负责第十六章的内容，江跃红和刘家仁负责第十七章的内容，陈冬和杨安安负责第十八章的内容。在本教材的最终成稿过程中，由杨安安、张艳、赵莉三位老师负责对其进一步修订和校改。我们对所有参与本教材编写的编者表示最深切的感谢，感谢他们在特定章节或主题上提供的专业知识和经验，以及在合作过程中所付出的努力和支持，感谢他们的付出让本教材得以完美呈现。

由于编者水平有限，书中难免存在错误或不妥之处，恳请读者和同行不吝指正。

张明科

2023 年 9 月

目 录

第一部分　医学检验

第二部分　人类健康评价

第一部分

医学检验

第一章
医学检验学的基本概述

学习目标

了解医学检验的发展史和临床应用。

党的二十大报告指出"中国式现代化是人口规模巨大的现代化。我国十四亿多人口整体迈进现代化社会，规模超过现有发达国家人口的总和，艰巨性和复杂性前所未有，发展途径和推进方式也必然具有自己的特点。""推进健康中国建设。人民健康是民族昌盛和国家强盛的重要标志。把保障人民健康放在优先发展的战略位置，完善人民健康促进政策。""促进优质医疗资源扩容和区域均衡布局，坚持预防为主，加强重大慢性病健康管理，提高基层防病治病和健康管理能力。""创新医防协同、医防融合机制，健全公共卫生体系，提高重大疫情早发现能力，加强重大疫情防控救治体系和应急能力建设，有效遏制重大传染性疾病传播。深入开展健康中国行动和爱国卫生运动，倡导文明健康生活方式。"

医学检验学（clinical laboratory medicine）是一门涉及多专业、多学科的边缘性学科，是运用物理化学方法、手段进行医学诊断的一门学科，为临床医学的诊断、治疗、预后和预防提供实验室依据。

一、医学检验学的形成和发展

早在远古时代，人们就能通过尿液的变化推断身体的某些疾病。古人将尿液倒在地上，如果此尿液能招来蚂蚁，就说明这是"蜜尿"，可能和糖尿病有关；人们用竹条搅动尿液，如果有气泡产生说明可能患有疾病，这些是古代人类通过人体体液判断疾病的经验。17世纪末显微镜的发明和应用，揭开了微观世界的奥秘，为细胞形态学、微生物学及寄生虫检验学奠定了基础。1903 年，美国宾夕法尼亚州立大学医学院成立了第一个专门的临床实验室，成为医学检验历史上的标志性事件。

医学检验由单一学科发展成为一个拥有医学检验基础、临床生物化学检验、临床免疫学检验、临床微生物学检验、临床血液学检验、临床输血学检验、临床分子生物学检验、临床寄生虫学检验、医学检验仪器学和临床实验室管理学等众多亚学科的综合学科。检验技术的发展也日新月异，从定性检验到定量检验、从手工操作到自动化分析等。目前，医学检验技术已成为发展迅速、高新技术集中应用的学科。

二、医学检验学的现状和特点

近年来，我国的医学检验学已经进入了自动化检验时代，大量先进的自动化仪器走进实验室，自动化检验具有重复性好、干扰因素少、结果判断客观准确、一次可同时进行大批量样品测定等优点。从"以标本为中心、以检验结果为目的"的理念，向"以患者为中心，以疾病诊断和治疗为目的"的理念转化。

医学检验学的特点：检验技术现代化、检验方法标准化、检验操作自动化、检验试剂商品化、检验人员合格化、计量单位国际化、质量管理全程化、实验室信息化、实验室管理法治化、生物安全严格化。

三、医学检验学的临床应用

1. 为疾病诊断和鉴别诊断提供客观依据

例如，红细胞和血红蛋白的众多参数指标为贫血诊断和鉴别诊断提供依据；显微镜检查发现病原微生物，是确诊感染性疾病的依据。

2. 为疾病疗效监测和预后判断提供依据

例如，血液葡萄糖和尿液葡萄糖的检测为糖尿病患者的病情观察与监测、用药提供指导意见。

3. 为健康评估和疾病预防提供依据

健康体检时，检验结果可帮助人们及时了解身体状况，并指导人们建立良好的生活习惯，强化预防疾病的主动性，达到减少疾病发生、促进健康的目的。

4. 为流行病学调查、环境监测及食品卫生监测提供依据

例如，通过对某地区水源的检测，判断水质是否受到污染，为环境监测提供证据。

5. 为科学研究提供可靠的数据和技术支持

医学检验学的各种方法和技术，为临床医学研究提供了良好的条件，各类疾病的检验数据为科学研究提供了可靠的数据支持。

思考题

医学检验有哪些局限性？

第二章

医学检验学基础

学习目标

1. 掌握各类血细胞的正常形态、参考区间、临床意义，红细胞平均指数在缺铁性贫血诊断的应用，ABO 血型、Rh 血型定义及类别。

2. 了解交叉配血试验的临床意义及输血不良反应的种类，了解各种尿液检验的临床意义、粪便常规检验的临床意义和常见血型系统的临床意义。

第一节　血液学一般检查

血液由血细胞和血浆组成，是红色不透明的黏稠液体，它通过循环系统与全身各组织器官紧密联系，具有重要的生理功能。血液发生病理变化时，常可以影响全身的组织器官；反之，组织器官的病变也可引起血液成分发生相应的变化。血液一般检验包括红细胞计数、血红蛋白测定、血细胞比容测定、红细胞平均指数测定、网织红细胞计数、红细胞沉降率测定、白细胞计数与分类计数、血小板计数、血细胞形态学检查等。血液学检查由于取材方便、检测快速、参数多，不仅是血液病诊断的主要依据，也可为其他系统疾病的诊断和鉴别诊断提供重要信息，目前已成为临床疾病诊断的首要检查项目。

一、红细胞检查

（一）红细胞计数和血红蛋白测定

红细胞计数（red blood cell count，RBC）即测定单位体积（每升）血液中红细胞数量，通常与血红蛋白（hemoglobin，Hb）和血细胞比容测定结合可作为诊断贫血与红细胞增多的主要指标之一。

1. 参考区间

（1）红细胞数量　成年男性（4.0~5.5）×10^{12}/L，成年女性（3.5~5.0）×10^{12}/L，新生儿（6.0~7.0）×10^{12}/L。

（2）血红蛋白浓度　成年男性 120~160g/L，成年女性 110~150g/L，新生儿 170~200g/L。

2. 临床意义

（1）红细胞及血红蛋白增多　单位体积血液中的红细胞数及血红蛋白含量高于参考区间上限，称为红细胞增多，可分为生理性增多和病理性增多。

①生理性增多：生理性增多见于机体生理性缺氧从而使红细胞代偿性增多，如新生儿、高山地区居民、运动员剧烈运动后、情绪波动时。

②病理性增多：病理性增多又分为相对性增多和绝对性增多两类。

相对性增多见于因大量失水或血浆容量减少所致的血液浓缩，如严重呕吐、腹泻、高热、大面积烧伤、慢性肾上腺皮质功能减退、尿崩症、糖尿病酮症酸中毒等。

绝对性增多见于多种原因引起的红细胞总数增多，可分为继发性增多和原发性增多。继发性红细胞增多常因组织缺氧导致血液中促红细胞生成素（erythropoietin，EPO）代偿性增高，如阻塞性肺气肿、发绀型先天性心脏病以及携氧能力降低的异常血红蛋白病等；在某些肿瘤或与肾脏有关的疾病中，EPO 也可非代偿性增高引起红细胞增多，如肝细胞癌、卵巢癌、子宫肌瘤、肾胚胎瘤、肾盂积水、肾移植术后等。原发性红细胞增多即真性红细胞增多症，是一种原因未明的慢性骨髓增殖性疾病，临床表现为红细胞显著增多，高达 7×10^{12}以上，血红蛋白浓度达 180g/L，白细胞和血小板也出现不同程度增多，且多存在基因突变。

（2）红细胞及血红蛋白减少　单位体积血液中的红细胞数、血红蛋白浓度、血细胞比容低于参考区间下限，称为贫血，临床上可分为生理性减少和病理性减少两类。

①生理性减少：生理性减少主要见于生理性贫血，如婴幼儿及 15 岁以下儿童由于生长发育迅速导致造血原料相对不足、部分老年人由于造血功能减退、孕妇在妊娠中晚期血浆容量增加引起血液被稀释，均可出现红细胞数及血红蛋白减少。

②病理性减少：病理性减少见于各种贫血，根据贫血产生的病因和发病机制不同，红细胞生成减少见于造血原料缺乏或利用障碍（如缺铁性贫血、铁粒幼细胞性贫血等），骨髓造血功能障碍（如再生障碍性贫血、白血病等）。红细胞破坏过多见于各种溶血性贫血（如阵发性睡眠性血红蛋白尿、免疫性溶血性贫血、脾功能亢进、遗传性红细胞丙酮酸激酶缺乏症等）。红细胞丢失过多见于各种急性和慢性失血性贫血。

（二）红细胞形态

正常的成熟红细胞呈双凹圆盘形，直径为 6~9μm，平均 7.2μm，大小均一，其边缘较

厚约 $2\mu m$，中央较薄约 $1\mu m$。血涂片经瑞氏染色后，红细胞呈淡粉红色，边缘着色较深，中央着色较淡呈向心性淡染（又称生理性淡染区），大小相当于红细胞直径的 1/3，胞质内无异常结构。病理情况下，红细胞可呈现不同的形态改变，包括红细胞大小、形态、血红蛋白含量和结构异常等。

1. 红细胞大小异常

（1）小红细胞　小红细胞（microcyte）是指直径小于 $6\mu m$ 的红细胞，见于低色素性贫血，如缺铁性贫血，血涂片上可见红细胞体积变小，中心淡染区扩大。

（2）大红细胞　大红细胞（macrocyte）是指直径大于 $10\mu m$ 的红细胞，多见于巨幼细胞贫血、严重的溶血性贫血和骨髓增生异常综合征等。

（3）巨红细胞　巨红细胞（megalocyte）是指直径在 $15\mu m$ 以上的红细胞，常见于叶酸和（或）维生素 B_{12} 缺乏所导致的巨幼细胞贫血、骨髓增生异常综合征等。巨红细胞多呈椭圆形，血红蛋白含量高，中心淡染区常消失。

（4）红细胞大小不均　红细胞大小不均（anisocytosis）是指红细胞大小悬殊，红细胞之间直径相差 1 倍以上。在增生性贫血如缺铁性贫血、部分溶血性贫血、失血性贫血等达中等程度以上时，均可见到一定程度的红细胞大小不均，在巨幼细胞贫血中尤为明显，可能与骨髓造血功能紊乱导致骨髓粗制滥造红细胞有关。

2. 红细胞形态异常

（1）球形红细胞　球形红细胞（spherocyte）是指红细胞直径小于 $6\mu m$，厚度大于 $2\mu m$。细胞呈小圆球形，体积小，着色深，中心淡染区消失，主要见于遗传性球形红细胞增多症，其数量可达 25% 以上。自身免疫性溶血性贫血、红细胞酶缺陷所致的溶血性贫血的外周血中也可见到数量较少的球形红细胞。

（2）椭圆形红细胞　椭圆形红细胞（elliptocyte）是指红细胞长径增大，短径缩短，长度可大于宽度 3~4 倍，呈长椭圆形或两端钝圆的长杆状。健康人外周血涂片中可见此类细胞，约占 1%，最多不超过 15%。当椭圆形红细胞占比大于 25% 时，对遗传性椭圆形红细胞增多症有诊断意义。巨幼细胞贫血、缺铁性贫血、骨髓纤维化和镰形红细胞性贫血时可见到数量不等的椭圆形红细胞。

（3）靶形红细胞　靶形红细胞（target cell）是指红细胞中心淡染区扩大，中心部位因有血红蛋白存留而深染，形似射击之靶。多可见于珠蛋白生成障碍性贫血和其他异常血红蛋白病，靶形红细胞占比常达 20% 以上。缺铁性贫血、其他溶血性贫血、阻塞性黄疸或脾切除后也可见到少量靶形红细胞。

（4）口形红细胞　口形红细胞（stomatocyte）是指红细胞中间有裂口，中央淡染区呈扁平状，似张开的口形。健康人偶见，一般不超过 4%。口形红细胞增多达 10% 以上，常见于遗传性口形红细胞增多症，也可见于急性酒精中毒、某些溶血性贫血、肝病患者等。

（5）镰形红细胞　镰形红细胞（sickle cell）是指红细胞外形呈镰刀状、线条状，常见于镰形细胞性贫血（血红蛋白 S 病），主要是由于珠蛋白一条链上谷氨酸被缬氨酸取代所致。

（6）棘形红细胞　棘形红细胞（acanthocyte）是指红细胞表面有长短、宽窄不一的，间距不规则的针状或刺状突起。棘形红细胞增多可见于遗传性或获得性 β-脂蛋白缺乏症，棘形细胞高达 70% ~ 80%。也可见于脂质代谢异常、酒精中毒性肝脏疾病、尿毒症、脾切除后等，大量出现提示预后不良。

（7）泪滴形红细胞　泪滴形红细胞（tear drop cell）是指红细胞形呈泪滴样或梨状。泪滴形红细胞增多见于骨髓纤维化，也可见于地中海贫血和溶血性贫血等。

（8）裂片红细胞　裂片红细胞（schistocyte）是指红细胞碎片或不完整的红细胞，可有多种形态，如新月形、头盔形、逗点形、长圆形、三角形等。此类细胞是由于红细胞通过因阻塞导致管腔狭窄的微血管受到挤压所致，多见于弥散性血管内凝血、微血管病性溶血性贫血、溶血性尿毒症综合征等。

（9）红细胞形态不整　红细胞形态不整（poikilocytosis）是指红细胞形态发生各种无规律的明显改变，可呈泪滴形、梨形、球形、哑铃形等，常见于严重贫血，如巨幼细胞贫血、重型地中海贫血。

3. 红细胞染色异常

正常红细胞呈淡粉红色或者琥珀色，血红蛋白充盈良好，有生理性淡染区，称为正常色素性（normochromic）红细胞。红细胞染色的深浅与红细胞内血红蛋白含量多少有关，含量多则染色深，含量少则染色浅。

（1）低色素性红细胞　低色素性（hypochromic）红细胞是指红细胞中央淡染区扩大，提示红细胞内血红蛋白含量明显减低，常见于缺铁性贫血、地中海贫血、铁粒幼细胞性贫血，也可见于某些血红蛋白病。

（2）高色素性红细胞　高色素性（hyperchromic）红细胞是指红细胞着色深，中央淡染区缩小甚至消失，其胞体也较正常红细胞大，提示红细胞内血红蛋白含量较高。高色素性红细胞常见于巨幼细胞贫血和球形红细胞增多症等。

（3）嗜多色性红细胞　嗜多色性（polychromatic）红细胞是指红细胞经瑞氏染色后呈灰蓝或灰红色，细胞体较正常红细胞略大，为刚脱去细胞核尚未完全成熟的红细胞。正常成人外周血中嗜多色性红细胞占 0.5% ~ 1.5%，增多则反映骨髓造血功能旺盛，红细胞系统增生活跃，多见于急性溶血性贫血。

4. 红细胞排列异常

（1）红细胞缗钱状排列　红细胞缗钱状排列（erythrocyte rouleaux formation）是指红细胞重叠，像缗钱状。主要是因为血浆中纤维蛋白原、异常球蛋白含量增高，使红细胞表面负电荷降低，减弱细胞之间相互排斥力促使红细胞连接成缗钱状，多见于多发性骨髓瘤、巨球蛋白血症等。

（2）红细胞自凝　红细胞自凝（self-agglutinating）是指红细胞出现凝集成堆或者成

团，多见于冷凝集素综合征、自身免疫性溶血性贫血。

5. 红细胞内结构异常

（1）嗜碱性点彩红细胞　嗜碱性点彩红细胞（basophilic stippling cell）是指红细胞的细胞质内出现大小不一、数量不等的灰蓝色点状物，属于未完全成熟的红细胞。铅中毒时嗜碱性点彩红细胞增多，常作为铅中毒的筛查指标，还可见于骨髓增生旺盛的贫血，如巨幼细胞贫血等。

（2）豪焦小体　豪焦小体（Howell-Jolly body）又称染色质小体，是指成熟红细胞或中、晚幼红细胞细胞质内出现暗紫红色的圆形小体，直径 $1 \sim 2\mu m$，可有一个或数个。该小体可能是幼红细胞核碎裂或溶解后的残余物，常见于巨幼细胞贫血、溶血性贫血、脾切除后、红白血病等。

（3）卡波环（Cabot ring）　卡波环是指紫红色的呈环形或 8 字形的细线圈样结构，可出现在成熟红细胞、嗜多色性红细胞或嗜碱性点彩红细胞的细胞质中。卡波环常与豪焦小体同时出现，可见于溶血性贫血、巨幼细胞贫血、铅中毒和脾切除后等。

（4）有核红细胞　有核红细胞（nucleated erythrocyte）即幼稚红细胞，主要见于溶血性贫血、造血系统肿瘤（白血病、红白血病等）、骨髓转移性肿瘤、髓外造血（骨髓纤维化）和脾切除后的滤血、清除功能丧失等。

（三）血细胞比容测定

血细胞比容（hematocrit，HCT）又称血细胞压积（packed cell volume，PCV），是指在一定体积全血中红细胞所占体积的比值。

1. 参考区间

成年男性 0.40~0.50（40%~50%，体积分数），成年女性 0.37~0.48（37%~48%，体积分数）。新生儿 0.47~0.67（47%~67%，体积分数）。

2. 临床意义

（1）血细胞比容增高　血细胞比容增高见于各种原因所导致的血液浓缩，如真性红细胞增多症，血细胞比容高达 0.6（60%，体积分数）以上，甚至达 0.8（80%，体积分数）。

（2）血细胞比容降低　血细胞比容降低见于各种贫血，由于贫血种类不同，红细胞大小也不相同，血细胞比容的降低与红细胞数量的减少并不完全成正比。

（四）红细胞平均指数测定

测定同一份血液标本的红细胞数、血红蛋白浓度和血细胞比容 3 项指标，按公式计算可求出红细胞 3 项平均指数。

（1）红细胞平均体积　红细胞平均体积（mean corpuscular volume，MCV）是指单个红细胞体积的平均值，以飞升（fL）为单位，计算公式如式（2-1）所示，红细胞平均体积=

每升血液中血细胞比容/每升血液中红细胞数。

$$MCV = \frac{HCT \times 10^{15}}{RBC \times 10^{12}}(fL) \tag{2-1}$$

（2）红细胞平均血红蛋白含量　红细胞平均血红蛋白含量（mean corpuscular hemoglobin，MCH）是指单个红细胞内所含血红蛋白量的平均值，以皮克（pg）为单位（1g = 10^{12}pg）。计算公式如式（2-2）所示，红细胞平均血红蛋白含量＝每升血液中的血红蛋白克数（g/L）/每升血液中的红细胞比积（L/L）：

$$MCH = \frac{每升血液中的血红蛋白克数}{每升血液中的红细胞比积} = \frac{Hb(g/L)}{RBC(L/L)} \times 10^{12}(pg) \tag{2-2}$$

（3）红细胞平均血红蛋白浓度　红细胞平均血红蛋白浓度（mean corpuscular hemoglobin concentration，MCHC）是指每升血液中红细胞的平均血红蛋白浓度，以 g/L 为单位，计算公式如式（2-3），红细胞平均血红蛋白浓度＝每升血液中的血红蛋白克数（g/L）/每升血液中的红细胞比容（L/L）。

$$MCHC = \frac{每升血液中的血红蛋白克数}{每升血液中的血细胞比容} = \frac{Hb}{HCT}(g/L) \tag{2-3}$$

1. 参考区间

随着年龄的不同，MCV、MCH 和 MCHC 的区间值的标准也会有所差异，见表 2-1。

表 2-1　红细胞平均指数参考区间

人群	MCV/fL	MCH/pg	MCHC/(g/L)
成人	80~100	26~343	20~360
1~3 岁	79~10	425~322	80~350
新生儿	86~120	27~362	50~370

2. 临床意义

根据红细胞平均指数可进行贫血的形态学分类，见表 2-2。

表 2-2　贫血的形态学分类

贫血分类	MCV	MCH	MCHC	常见疾病
正细胞性贫血	正常	正常	正常	急性失血性贫血、再生障碍性贫血、骨髓病性贫血如白血病等
大细胞性贫血	增高	增高	增高	巨幼细胞贫血、恶性贫血
单纯小细胞性贫血	降低	降低	正常	慢性感染、尿毒症、肝病及恶性肿瘤等所导致的贫血
小细胞低色素性贫血	降低	降低	降低	缺铁性贫血、铁粒幼细胞性贫血、珠蛋白生成障碍性贫血

（五）红细胞体积分布宽度测定

红细胞体积分布宽度（red blood cell volume distribution width，RDW）是反映外周血红细胞体积异质性的参数，是反映红细胞体积大小不等的客观指标。

1. 参考区间

RDW：11.5%～14.5%。

2. 临床意义

（1）鉴别缺铁性贫血和β-珠蛋白生成障碍性贫血。

（2）进行贫血形态学分类　贫血病因不同，红细胞形态学特点也不同，Bassman 提出了结合 RDW 和 MCV 两项参数对贫血进行新的形态学分类法（表2-3），对贫血的鉴别诊断具有一定的参考价值。

表2-3　根据 RDW 和 MCV 的贫血形态学分类

贫血分类	MCV	RDW	常见疾病
正细胞均一性贫血	正常	正常	急性失血性贫血
正细胞非均一性贫血	正常	增高	再生障碍性贫血、阵发性睡眠性血红蛋白尿、G6PD 缺陷症等
大细胞均一性贫血	增高	正常	再生障碍性贫血
大细胞非均一性贫血	增高	增高	巨幼细胞贫血、骨髓增生异常综合征
小细胞均一性贫血	降低	正常	珠蛋白生成障碍性贫血、球形细胞增多症等
小细胞非均一性贫血	降低	增高	缺铁性贫血

（六）红细胞沉降率测定

红细胞沉降率（erythrocyte sedimentation rate，ESR）简称血沉，是指红细胞在一定条件下下沉的速度。影响血沉快慢的因素有 2 项。①血浆成分：纤维蛋白原、球蛋白等增加，由于表面带正电荷，可中和红细胞表面的负电荷，促使红细胞聚集，使血沉加快；白蛋白则相反，增加可抑制红细胞聚集。②红细胞数量、大小和形状：红细胞数量增加，受到的阻力增大致使血沉减慢，贫血时则相反，血沉加速；形态异常如球形红细胞增多，红细胞不易形成缗钱状，因此血沉减慢。

1. 参考区间

成年男性 0～15mm/h；成年女性 0～20mm/h（魏氏法）。

2. 临床意义

（1）血沉增快

①生理性增快：12 岁以下儿童、50 岁以上人群、妇女月经期、妊娠 3 个月以上至产后

3周女性血沉增快，其加快原因可能与贫血或纤维蛋白原含量增多有关。

②病理性增快：炎症性疾病表现为急性细菌感染，炎症发生后2~3d血沉即可增快，风湿热、结核病活动期时，纤维蛋白原和免疫球蛋白等增加，也导致血沉明显加快；组织损伤及坏死表现为急性心肌梗死发病24~48h后，血沉增快，可持续1~3周，而心绞痛时血沉无改变，故可以鉴别；恶性肿瘤表现为血沉增快可能与肿瘤分泌糖蛋白类产物（属球蛋白）、肿瘤组织细胞坏死、继发感染和贫血有关，良性肿瘤时血沉多正常；各种原因导致的高球蛋白血症表现为多发性骨髓瘤、淋巴瘤系统性红斑狼疮、感染性心内膜炎、慢性肾炎、肝硬化等；此外，部分贫血患者血沉可轻度增快，动脉粥样硬化、糖尿病、黏液性水肿等患者，血中胆固醇含量高，血沉也可增快。

（2）血沉减慢　血沉减慢的临床意义较小，真性红细胞增多症、球形红细胞增多症、低纤维蛋白原血症、充血性心力衰竭等，血沉可减慢。

（七）网织红细胞计数

网织红细胞（reticulocyte，Ret）是介于晚幼红细胞和成熟红细胞之间的过渡细胞，由于其细胞质中残存mRNA等嗜碱性物质，经新亚甲蓝或煌焦油蓝碱性染料活体染色后，形成蓝色或紫色的点粒状或丝网状沉淀物。

1. 参考区间

成人0.5%~1.5%，绝对值（24~84）$\times 10^9/L$；儿童0.5%~1.5%；新生儿2.0%~6.0%。

2. 临床意义

（1）评价骨髓造血功能　网织红细胞增多，反映骨髓造血功能旺盛，见于各种增生性贫血，溶血性贫血、急性失血时网织红细胞增多尤为显著；网织红细胞减少，反映骨髓造血功能低下，是红细胞无效造血的指征，见于再生障碍性贫血、骨髓病性贫血等。

（2）观察贫血疗效　贫血病人给予抗贫血药物后，若网织红细胞增高，则说明治疗有效，反之说明治疗无效，因此，网织红细胞计数可作为贫血治疗的疗效判断指标。

二、白细胞检查

（一）白细胞计数

白细胞计数（white blood cell count，WBC）是指测定单位体积（每升）血液中各种白细胞的总数。

1. 参考区间

成人（3.5~9.5）$\times 10^9/L$；儿童（5~12）$\times 10^9/L$；6个月~2岁幼儿（11~12）$\times 10^9/L$；

新生儿（15~20）×10^9/L。

2. 临床意义

白细胞总数高于参考区间上限（10×10^9/L）称为白细胞增多（leukocytosis）；低于参考区间下限（4×10^9/L）称为白细胞减少（leukopenia）。白细胞总数的升高或降低主要受中性粒细胞数量的影响，淋巴细胞数量上的较大改变也可以引起白细胞总数的变化。白细胞总数变化的临床意义详见白细胞分类计数介绍。

（二）白细胞分类计数

白细胞包括中性粒细胞、嗜酸性粒细胞、嗜碱性粒细胞、淋巴细胞、单核细胞五种类型。白细胞分类计数（differential count，DC）是指将外周血液制成涂片，经瑞氏染色后，在显微镜下观察，按形态特征将细胞进行分类计数，求出各种类型白细胞的比值。

1. 中性粒细胞

细胞体呈圆形，直径10~15μm。细胞核深紫红色，染色质聚集成块状，粗糙不均。细胞质丰富，粉红色，含较多细小均匀的淡粉红色中性颗粒。根据细胞核形状不同，中性粒细胞可分为中性杆状核粒细胞和中性分叶核粒细胞。杆状核粒细胞细胞核弯曲呈杆状、带状或腊肠样；分叶核粒细胞细胞核分叶，通常为2~5叶，以3叶核为主，各叶之间或相连或完全分开。

（1）参考区间　主要依据百分数和绝对值，见表2-4。

表2-4　外周血五种白细胞百分数和绝对值

类型		百分数/%	绝对值/（×10^9/L）
中性粒细胞	杆状核	1~5	0.04~0.5
	分叶核	50~7	2~70
嗜酸性粒细胞		0.5~5	0.05~0.5
嗜碱性粒细胞		0~1	0~0.1
淋巴细胞		20~40	0.8~4.0
单核细胞		3~8	0.12~0.8

（2）临床意义

①中性粒细胞增多：中性粒细胞生理性增多见于新生儿、妊娠末期和分娩时、剧烈运动或劳动后、饱餐或冷热水浴后、高温或严寒等情况，均可使其一过性增多。中性粒细胞病理性增多多见于反应性增多，即机体对各种病因刺激所产生的应激反应；也可见于异常增生性增多，即造血干细胞疾病所引起的粒细胞增生性增多。

急性感染尤其是化脓性球菌（金黄色葡萄球菌、溶血性链球菌、肺炎链球菌等）所引起的急性感染，白细胞总数和中性粒细胞增多最为显著；严重组织损伤，如较大手术后、大面积烧伤 12~36h，白细胞总数和中性粒细胞可增多，急性心肌梗死 1~2d 内常见白细胞增多，可持续一周，借此可与心绞痛鉴别；急性大出血特别是内出血，如脾破裂后，白细胞迅速增高，可达 $20×10^9$/L 以上，此时病人红细胞数和血红蛋白含量仍可在正常范围，因此白细胞增高可作为早期诊断内出血的参考指标；急性化学药物中毒如急性铅中毒、汞中毒和安眠药中毒等以及代谢紊乱所致的代谢性中毒，如糖尿病酮症酸中毒、尿毒症和妊娠中毒症等白细胞和中性粒细胞均可见增多；恶性肿瘤晚期，特别是消化道恶性肿瘤，如肝癌、胃癌等均可见白细胞和中性粒细胞增多。白血病系造血系统恶性肿瘤，外周血中白细胞数量有不同程度的增多，可达数万甚至数十万，见于急性或慢性粒细胞白血病，粒细胞增多并伴有细胞质量改变。

类白血病反应（leukemoid reaction）是指机体对某些刺激因素所产生的类似白血病表现的血象反应。外周血中白细胞数量大多明显增高，并可由数量不等的幼稚细胞出现，但红细胞和血小板一般无变化。引起类白血病反应的病因很多，以感染和恶性肿瘤最多见，其次还有急性中毒、外伤、休克、急性溶血，或者出血、大面积烧伤、过敏和电离辐射等。

②中性粒细胞减少（neutropenia）：当中性粒细胞计数绝对值低于 $1.0×10^9$/L 时，称为粒细胞减少症，此时极易发生感染；当低于 $0.5×10^9$/L 时称为粒细胞缺乏症。

引起中性粒细胞减少的常见病因有感染，如某些病毒感染性疾病（流感、病毒性肝炎、风疹、巨细胞病毒感染、麻疹等），某些革兰阴性杆菌（如伤寒、副伤寒杆菌）感染疾病均可见白细胞和中性粒细胞减少；再生障碍性贫血、阵发性睡眠性血红蛋白尿、部分巨幼细胞贫血、严重缺铁性贫血、骨髓纤维化、骨髓转移癌等血液系统疾病可引起中性粒细胞减少，同时常伴红细胞和血小板减少；X 线、γ 射线、放射性核素等物理因素，苯、铅、汞等化学物质及氯霉素、磺胺类药、抗结核药、抗肿瘤药、抗糖尿病药、抗甲状腺药和解热镇痛药等化学药物均可引起白细胞和中性粒细胞减少；脾功能亢进、肝硬化、脾淋巴瘤、噬血细胞综合征、心力衰竭、类脂质沉积病等常见中性粒细胞和白细胞减少；自身免疫性疾病如系统性红斑狼疮、类风湿性关节炎等疾病，机体自身抗体导致破坏增多，出现白细胞及中性粒细胞减少。

③中性粒细胞的核象变化：中性粒细胞的核象是指粒细胞细胞核的分叶，正常情况下，外周血液的中性粒细胞以分叶核为主，细胞核常分为 2~5 叶，以 3 叶为主，杆状核较少，两者比值为 13：1。病理情况下，中性粒细胞的核象可发生变化，出现核左移或核右移。

外周血中的中性杆状核粒细胞的百分率增多超过 5% 或（和）出现晚幼粒、中幼粒甚至早幼粒细胞的现象称为核左移，常见于细菌性感染（特别是急性化脓性感染）、急性中毒、急性失血和急性溶血反应、恶性肿瘤晚期等。外周血中性分叶核粒细胞增多，并且 5 叶核以上的中性粒细胞百分率超过 3% 时称为核右移。核右移见于巨幼细胞贫血和应用抗代谢药物（如阿糖胞苷或 6-巯基嘌呤等）。炎症的恢复期可出现一过性的核右移，属正常现象，但在疾病进行期突然出现中性粒细胞核右移则提示预后不良。

④中性粒细胞形态异常：在严重化脓性感染、传染性疾病（如猩红热）、恶性肿瘤、败血症、中毒、大面积烧伤等病理情况下，中性粒细胞可发生一系列形态改变，变化可单独出现，也可以同时出现，包括大小不均。中性粒细胞体积增大，大小相差悬殊，常见于一些病程较长的化脓性感染，可能与内毒素作用于骨髓中性粒细胞，使其发生不规则分裂增殖有关。

2. 嗜酸性粒细胞

细胞体呈圆形，直径 $13 \sim 15 \mu m$。细胞核多为 2 叶，呈眼镜状，染色质粗糙染成深紫红色。细胞质内充满粗大、分布均匀、整齐排列橘黄色嗜酸性颗粒。

（1）参考区间 百分率 $0.5\% \sim 5\%$，绝对值 $(0.05 \sim 0.5) \times 10^9/L$（表 2-4）。

（2）临床意义

①嗜酸性粒细胞增多（eosinophilia）：支气管哮喘、荨麻疹、食物过敏、药物过敏、血管神经性水肿，过敏性肺炎等过敏性疾病外周血液中嗜酸性粒细胞百分率可达 10% 以上；蛔虫、肺吸虫、钩虫、血吸虫、丝虫等寄生虫感染的嗜酸性粒细胞百分率常达到 10% 以上或更多；湿疹、剥脱性皮炎、银屑病、天疱疮、牛皮癣等皮肤病外周血中嗜酸性粒细胞轻度至中度增多；某些恶性肿瘤、骨髓增殖性疾病可引起嗜酸性粒细胞增高；慢性粒细胞白血病、罕见的嗜酸性粒细胞白血病、淋巴瘤、多发性骨髓瘤、嗜酸性粒细胞肉芽肿等，外周血中嗜酸性粒细胞可出现不同程度增多，有的还可伴有幼稚嗜酸性粒细胞增高；急性传染病的嗜酸性粒细胞大多减少，但猩红热可引起嗜酸性粒细胞升高；脑垂体功能低下、原发性肾上腺皮质功能不全、脾切除、风湿性疾病等也常伴有嗜酸性粒细胞增多。

②嗜酸性粒细胞减少（eosinopenia）：常见于传染病初期如伤寒、副伤寒，严重组织损伤如大手术、烧伤等应激状态，或长期使用肾上腺皮质激素，其临床意义不大。

3. 嗜碱性粒细胞

细胞体呈圆形，直径 $10 \sim 12 \mu m$。细胞核分叶不明显，染色质粗糙染成深紫红色。细胞质中含有少量粗大、大小不等、分布不均的紫黑色嗜碱性颗粒，颗粒常覆盖于细胞核上，使细胞核分叶结构模糊不清。

（1）参考区间 百分率 $0 \sim 1\%$，绝对值 $(0 \sim 0.1) \times 10^9/L$（表 2-4）。

（2）临床意义

①嗜碱性粒细胞增多（basophilia）：食物、药物、过敏性结肠炎、荨麻疹、类风湿性关节炎等过敏性疾病可出现嗜碱性粒细胞增多；嗜碱性粒细胞白血病、慢性髓系白血病、骨髓纤维化等均可见嗜碱性粒细胞增多；恶性肿瘤特别是癌发生转移时可见嗜碱性粒细胞增多；糖尿病，重金属如铅、汞等中毒，甲状腺机能减退症，传染病如水痘、结核、天花、流感等，均可见嗜碱性粒细胞增多。

②嗜碱性粒细胞减少（basopenia）：因嗜碱性粒细胞在外周血中所占百分率很低，故其

减少多无临床意义。

4. 淋巴细胞（lymphocyte，L）

淋巴细胞可分为小淋巴细胞和大淋巴细胞。前者直径 $6 \sim 10 \mu m$，占 90%，后者直径 $10 \sim 15 \mu m$，占 10%。细胞体呈圆形或椭圆形。细胞核呈圆形或椭圆形，偶有凹陷，染色质粗糙致密，染深紫红色。小淋巴细胞细胞质很少，一般无颗粒；大淋巴细胞细胞质丰富，呈透明天蓝色，可有少量紫红色嗜天青颗粒。

（1）参考区间　百分率 20%~40%，绝对值 $(0.8 \sim 4) \times 10^9/L$（表 2-4）。

（2）临床意义

①淋巴细胞增多（lymphocytosis）：婴儿出生 1 周后淋巴细胞可达 50% 以上，嗜中性粒细胞比例大致相同，以后淋巴细胞持续升高，4~6 岁后淋巴细胞开始下降逐渐降至正常成人水平，中性粒细胞逐渐升高。整个婴幼儿期淋巴细胞较高，可达到 70%，较成人高，此为淋巴细胞生理性增多。病理性淋巴细胞增多见于急性传染病恢复期；急性和慢性淋巴细胞白血病等肿瘤性疾病；感染性疾病主要为病毒感染，如风疹、麻疹、水痘、传染性单核细胞增多症、流行性腮腺炎、病毒性肝炎、流行性出血热等。也可见于某些杆菌如结核分枝杆菌、百日咳杆菌、布鲁氏菌以及梅毒螺旋体等其他病原体的感染；排斥前期淋巴细胞绝对值增高，可作为组织或器官移植排斥反应的检测指标之一；再生障碍性贫血、粒细胞减少症和粒细胞缺乏症时，因中性粒细胞减少致使淋巴细胞比例相对增高，但淋巴细胞的绝对值并无增高。

②淋巴细胞减少（lymphopenia）：见于应用肾上腺皮质激素、烷化剂（环磷酰胺等）、抗淋巴细胞球蛋白等治疗和放射线损伤、丙种球蛋白缺乏症（B 淋巴细胞免疫缺陷）、免疫缺陷性疾病等。

③反应性淋巴细胞（reactive lymphocyte）：病原体（如病毒或过敏原等）感染机体时，淋巴细胞受刺激增生并发生形态上的变化，表现为细胞体增大、细胞质量增多、嗜碱性增强、胞核母细胞化，称为反应性淋巴细胞，实际工作中也习惯称为异型淋巴细胞（atypical-lymphocyte）。外周血液中的异型淋巴细胞主要是 T 淋巴细胞，少数为 B 淋巴细胞，按形态特征可分为三种类型。Ⅰ型（空泡型）：又称浆细胞型或泡沫型，此型最常见。Ⅱ型（不规则形）：又称单核细胞型。Ⅲ型（幼稚型）：又称未成熟细胞型。

正常人外周血液偶可见到异型淋巴细胞，主要见于感染性疾病，引起淋巴细胞增高的病毒性疾病均可以出现异型淋巴细胞，尤其是传染性单核细胞增多症和流行性出血热等疾病，异型淋巴细胞可达到 10% 以上，疾病恢复后异型淋巴细胞在外周血液中仍可持续数周、数月才逐渐消失，某些细菌性感染、立克次体病、螺旋体病或者原虫感染等疾病；药物过敏；输血、血液透析或体外循环术后；免疫性疾病、粒细胞缺乏症等均可出现异型淋巴细胞增多。

5. 单核细胞（monocyte，M）

细胞胞体呈圆形或不规则形，直径为 14~20μm。细胞核大，肾形、马蹄形或扭曲折叠呈不规则形，染色质细致、疏松如网状，染成淡紫红色。细胞质丰富，染灰蓝色或灰红色，内含较多的细小、灰尘样紫红色嗜天青颗粒。

（1）参考区间　百分率 3%~8%，绝对值（0.12~0.8）×10^9/L（表2-4）。

（2）临床意义

①单核细胞增多（monocytosis）：婴幼儿和儿童单核细胞可略高，属生理性增多。病理性增多见于某些感染，如急性感染恢复期、慢性感染、活动性肺结核病、亚急性感染性心内膜炎、疟疾、黑热病等可见单核细胞明显增多；某些血液病，如单核细胞白血病、粒细胞缺乏症恢复期、恶性组织细胞病、恶性淋巴瘤、多发性骨髓瘤、骨髓增生异常综合征等也可见单核细胞增多。

②单核细胞减少（monocytopenia）：一般无临床意义。

三、血小板检查

（一）血小板计数

血小板计数（platelet count，PLT）是测定单位容积（每升）血液中血小板的数量。

1. 参考区间

（125~300）×10^9/L。

2. 临床意义

血小板计数可随着时间和生理状态的不同而发生变化，如冬季略高于春季，高原地区居民高于平原居民，月经前降低、月经后升高，剧烈运动及饱餐后升高、休息后恢复；健康人血小板数量在 1d 内可有 6%~10% 的变化，此为血小板的生理性变化。

（1）血小板减少　血小板减少是引起出血的常见原因，可见于以下情况。

①血小板生成障碍：如再生障碍性贫血、急性白血病、巨幼细胞贫血等、骨髓纤维化晚期、放射性损伤等。

②血小板破坏或消耗过多：如原发性免疫性血小板减少症、血栓性血小板减少性紫癜、先天性血小板减少症、系统性红斑狼疮、弥散性血管内凝血、淋巴瘤、上呼吸道感染等。

③血小板分布异常：如巨大血小板综合征、脾肿大（肝硬化、Banti 综合征）、血液被稀释（输入大量的库存血或血浆）等。

（2）血小板增多　血小板超过 400×10^9/L 时为血小板增多，血小板超过 1000×10^9/L 时有血栓形成的危险。

①原发性血小板增多：可见于原发性血小板增多症、慢性粒细胞白血病、真性红细胞

增多症、原发性骨髓纤维化早期等骨髓增殖性疾病。

②反应性血小板增多：可见于急性化脓性感染、急性溶血、大出血、肿瘤等，血小板计数多在 $500×10^9/L$ 以下。

（二）血小板形态

血小板呈圆形、椭圆形或不规则形，在血涂片上直径 $1.5~3\mu m$，常散在或成簇分布；细胞质呈淡蓝色或淡红色，内有细小、分布均匀、相聚或分散的紫红色颗粒；无细胞核。血小板的形态变化主要有 3 种。

1. 大小异常

血小板大小所占比例不一致，巨型为 0.7%~2.0%、大型为 8%~16%、中型为 44%~49%、小型为 33%~44%，以中、小型为主。

①大血小板（giant platelet）：直径为 $4~7\mu m$，有些巨大的血小板直径可达 $20~50\mu m$ 及以上，主要见于原发性免疫性血小板减少症、巨大血小板综合征、粒细胞性白血病、骨髓增生异常综合征等疾病。

②小血小板（small platelet）：直径小于 $1.5\mu m$，主要见于缺铁性贫血、再生障碍性贫血等骨髓生成不良性疾病。

2. 形态异常

正常人外周血中也可看到少量不规则和畸形血小板，常少于 2%，异常形态血小板比值超过 10% 时才有临床意义。正常幼稚型血小板增多可见于急性失血后，病理性幼稚型血小板增多见于原发性和反应性血小板疾病。骨髓巨核细胞增生旺盛时，尤其是原发性血小板减少性紫癜出现血小板减少危象和粒细胞白血病时，可见到大量蓝色的、巨大的血小板。

3. 分布异常

在抗凝血涂片中，正常血小板呈单个散在分布，偶见 3~5 个血小板聚集成簇或成团，聚集与散在血小板比值为 20∶1。原发性血小板增多症可见血小板聚集成团、成片甚至满视野；再生障碍性贫血血小板则明显减少；血小板无力症血小板无聚集功能，不出现聚集成团现象。

第二节 尿液检查

尿液（urine）是血液流经肾脏时，经过肾小球滤过、肾小管和集合管重吸收、肾小管分泌作用后所产生的终末代谢产物，是人体体液的重要组成部分。尿液检查主要用于以下几个医学目的。

1. 协助泌尿系统疾病的诊断和疗效观察

泌尿系统的炎症、结石、结核、肿瘤和肾脏移植术后发生排斥反应时，均可引起尿液的变化，因此，尿液检查分析也是泌尿系统疾病的诊断和疗效观察的首选项目。

2. 协助其他系统疾病的诊断

当疾病引起血液成分发生改变时，均能引起尿液成分发生相应的变化，因此通过尿液检查可协助临床诊断，如糖尿病时进行尿糖检查、急性胰腺炎的尿液淀粉酶检查、多发性骨髓瘤的本-周蛋白尿检查等。

3. 协助职业病诊断和预防

铅、镉、铋、汞等重金属均可引起肾损害，检测尿液中重金属排出量以及发现其他异常成分，对职业病的诊断、预防和开展劳动保护，具有一定的价值。

4. 安全用药监测某些药物

如磺胺类药、庆大霉素、卡那霉素和多黏菌素 B 等药对肾脏都有一定的毒性作用，故在用药前和用药过程中需要监测尿液的变化，确保用药安全。

5. 健康人群普查

对人群进行尿液检查，筛查有无糖尿病和肾脏、肝脏和胆囊等疾病，从而达到对疾病进行早期诊断和预防的目的。

一、尿液标本采集

1. 尿液标本类型

尿液标本根据时间或检查目的的不同，可分为晨尿、随机尿、餐后尿、计时尿和特殊尿标本。临床常用尿液标本类型、特点和应用范围见表2-5。

表2-5　临床常用尿液标本类型、特点和应用范围

标本类型	特点	应用范围
晨尿	清晨起床后第一次尿液，成分浓缩	有形成分、化学成分和早孕检查
随机尿	随时采集的尿液标本，标本新鲜	门诊、急诊检查采集方便，但影响因素多
餐后尿	午餐后 2~4h 内的尿液标本	病理性尿胆原、尿糖和尿蛋白检查
3h尿	上午 6~9 时的尿液标本	有形成分排泄率检查
12h尿	晚 8 时排空膀胱弃去此次尿液，此后至次日晨 8 时的尿液标本	采集尿液有形成分计数，因检查结果变化大，已较少应用

续表

标本类型	特点	应用范围
中段尿	清洗外阴后，排尿过程中，弃去前、后时段的尿液	微生物培养
导管尿	无菌术采集导管尿	常规检查、微生物培养

2. 尿液标本保存

尿液标本采集后应及时送检，并在 2h 内完成检查，对不能及时检查或需要进行特殊检查的标本，可将尿液进行适当处理或保存，以防止其理化性状发生改变。

（1）冷藏　将标本保存在 2~8℃ 条件下，一般可保存 6h，要避光加盖。冷藏标本在 24h 内可抑制细菌生长，有些尿液标本冷藏后有尿酸盐和磷酸盐沉淀，进行显微镜检查时应注意。

（2）防腐　防腐剂可抑制细菌生长，维持尿液的弱酸性。可根据不同的检查目的选择适宜的防腐剂，同时尿液仍需冷藏保存。

二、尿液理学检查

（一）尿量

尿量（urine volume）一般是指 24h 内排出体外的尿液总量。尿量主要取决于肾脏功能，同时也受年龄、精神因素、饮水量、活动量、食物种类、环境温度和药物等因素的影响。

1. 参考区间

成人 1~2L/24h；儿童按体重计算尿量，约为成人的 3~4 倍；昼夜尿量比值为（2~4）∶1。

2. 临床意义

（1）多尿　成人 24h 尿量>2.5L，儿童 24h 尿量>3L 时称为多尿。

①生理性多尿：肾脏功能正常，由于生理性或外源性因素所导致的多尿，如饮水过多、进食有利尿作用的食物（茶、咖啡）、精神紧张或癔症等。

②病理性多尿：常因肾小管重吸收功能和浓缩功能减退所致，可见于糖尿病等代谢性疾病及中枢性尿崩症、甲状腺功能亢进、原发性醛固酮增多症等内分泌疾病，肾源性尿崩症、慢性肾盂肾炎、失钾性肾病、急性肾衰竭多尿期等肾脏疾病。

（2）少尿　成人 24h 尿量<0.4L 或每小时尿量<17mL（儿童<0.8mL/kg）时称为少尿（oliguria）；24h 尿量<100mL 或 12h 无尿（儿童 24h 尿量<50mL）称为无尿（anuria）。生理性少尿见于机体缺水或出汗过多，病理性少尿主要见于以下情况。

①肾前性：各种原因所导致的肾脏血流量减少或抗利尿激素分泌增多，如休克、失血过

多、严重脱水、大面积烧伤、高热、心力衰竭、肾动脉栓塞、肿瘤压迫、严重创伤、感染等。

②肾性：由于肾实质病变所引起肾小球滤过率降低，如急性肾小球肾炎、急性肾衰竭少尿期、急性间质性肾炎、急性肾小管坏死，以及各种慢性病所导致的肾衰竭等。

③肾后性：多由尿路梗阻所致，如输尿管结石、损伤、肿瘤、膀胱功能障碍、前列腺肥大、前列腺癌等疾病。

（二）颜色和透明度

正常新鲜尿液呈淡黄色、清晰透明。尿液的颜色主要来源于尿色素、尿胆原、尿胆素和尿卟啉，尤以尿色素含量影响大。尿液颜色受水量、酸碱度、食物或药物等因素的影响可出现生理性变化，如饮水过多导致尿量增加而颜色变淡，运动出汗时尿量减少而颜色加深；食用大量木瓜、胡萝卜等尿液呈深黄色，食用芦荟尿液呈红色。透明度一般以浑浊度（turbidity）表示，可以分为清晰透明、轻度浑浊（雾状）、浑浊（云雾状）、明显浑浊 4 个等级。

1. 红色

红色尿液是最常见的尿液颜色变化，其中以血尿最为常见。尿液中含有一定量的红细胞称为血尿（hematuria）。当每升尿液含血量>1mL，尿液外观呈淡红色或红色，称为肉眼血尿（macroscopic hematuria）。如尿液外观无血（红）色，镜下红细胞>3 个/HP，称为镜下血尿（microscopic hematuria）。

2. 深黄色

最常见胆红素尿（bilirubinuria），深黄色尿液中含有大量结合胆红素。该尿液振荡后泡沫也呈黄色，胆红素定性试验阳性，常见于肝细胞性黄疸和阻塞性黄疸。

3. 白色

①乳糜尿和脂肪尿：乳糜尿（chyluria）呈乳白色、乳状浑浊或凝块，且有光泽感，因泌尿系统淋巴管破裂或深部淋巴管阻塞使淋巴液进入尿中所致，常见于丝虫病，少数可因结核、肿瘤引起。脂肪尿（lipiduria）是指尿中出现脂肪小滴，乳糜微粒和脂肪小滴可溶于有机溶剂，若用乙醚等有机溶剂抽提，尿液变清，借此可与其他浑浊尿区别。脂肪尿见于脂肪挤压损伤、骨折和肾病综合征等。

②脓尿和菌尿：脓尿（pyuria）呈黄白色或白色浑浊，因尿中含有大量脓细胞、炎性渗出物所致，静置后可下沉形成白色云雾状沉淀。菌尿（bacteriuria）含有大量细菌，呈云雾状浑浊，静置后不下沉。脓尿和菌尿不论加热还是加酸，浑浊均不消失。常见于泌尿系统化脓性感染，如肾盂肾炎、膀胱炎等。

③结晶尿：呈黄白色、灰白色或淡粉红色浑浊状，由于尿中含有高浓度的盐类结晶所致。

4. 黑褐色

黑褐色尿液常见于重症血尿、变性血红蛋白尿，也可见于酚中毒、酪氨酸病、黑尿酸症或黑色素瘤等。

5. 蓝色

蓝色尿液主要见于尿布蓝染综合征，常因尿中含有过多的尿蓝母衍生物靛蓝所致，也可见于尿蓝母、靛青生成过多的某些胃肠疾病。

6. 淡绿色

淡绿色尿液见于铜绿假单胞菌感染，尿中胆绿素含量增多以及服用某些药物后，如吲哚美辛、亚甲蓝、阿米替林等。

（三）尿比密

尿比密（specific gravity，SG）是指在4℃时尿液与同体积纯水的质量之比。尿比密的高低与尿液溶质（盐类、有机物）浓度成正比，而与尿量成反比，病理情况下尿比密受尿蛋白、尿糖、细胞、管型等成分影响。

1. 参考区间

成人随机尿1.003~1.030，晨尿>1.020；新生儿1.002~1.004。

2. 临床意义

尿比密测定可粗略反映肾脏的浓缩与稀释功能。

（1）尿比密高于1.025，称为高比密尿，常见于血容量不足导致的肾前性少尿、急性肾小球肾炎、糖尿病、肾病综合征等。

（2）尿比密持续低于1.015，称为低比密尿，常见于急性肾衰竭多尿期、慢性肾衰竭、急性肾小管坏死、尿崩症（SG<1.003）等。

（3）若尿比密固定在1.010±0.003（与肾小球滤过液比密接近），则称为等渗尿，提示肾脏浓缩和稀释功能受到严重损害。

（四）气味

正常尿液气味来自尿内的挥发性酸和酯。

临床意义：尿液久置后，尿素分解可出现氨臭味。新鲜排出的尿液即有氨味，提示膀胱炎或慢性尿潴留；糖尿病酮症酸中毒时尿液呈烂苹果味；苯丙酮尿症患者尿液有鼠臭味；有机磷中毒者，尿液带蒜臭味。

三、尿液化学检查

（一）酸碱度

尿液酸碱度（pH）受食物、药物和疾病的影响。

1. 参考区间

常规饮食情况下，晨尿多呈弱酸性。

晨尿 pH 5.5~6.5；随机尿 pH 4.5~8.0。

2. 临床意义

pH 增高见于食用（含钾、钠）的蔬菜、水果，服用噻嗪类利尿剂、碳酸氢钠等碱性药物，代谢性碱中毒、肾盂肾炎、肾小管性酸中毒等；pH 降低见于食用高蛋白、肉类或含硫、磷多的食物等，口服氯化铵、维生素 C 等酸性药物和酸中毒、高热、痛风、糖尿病等。

（二）蛋白质

正常情况下，肾小球滤过膜能够有效阻止相对分子质量在 4 万以上的蛋白质通过，溶菌酶、β-微球蛋白等相对分子质量小于 4 万的蛋白质虽能够通过肾小球滤过膜，但又在近曲小管被重吸收。因此健康成人每日从尿中排出的蛋白质含量极少（约 30~130mg/24h），一般的常规定性试验呈阴性。当尿中蛋白质含量超过 150mg/24h 或超过 100mg/L，蛋白质定性试验呈阳性时称为蛋白尿（proteinuria）。

1. 参考区间

定性试验，阴性。

2. 临床意义

（1）生理性蛋白尿　泌尿系统无器质性病变，因内、外环境等因素变化而引起的机体反应性尿蛋白增多，称为生理性蛋白尿（physiologic proteinuria）。多数为暂时性、一过性的轻度蛋白尿，多见于青少年，定性一般不超过"1+"，诱因解除后，蛋白尿消失。

①功能性蛋白尿：因剧烈运动、精神紧张、高热、寒冷刺激等，尿液中暂时出现少量蛋白质，称为功能性蛋白尿（functional proteinuria），可能是交感神经兴奋、肾脏血管痉挛或充血使肾小球毛细血管壁通透性增高所致。

②体位性蛋白尿：起床活动或站立过久后出现蛋白尿，平卧休息后又转为阴性，称为体位性蛋白尿（postural proteinuria），又称为直立性蛋白尿（orthotic proteinuria），可能是直立时前突的脊柱压迫左肾静脉或者直立过久肾静脉扭曲造成肾静脉瘀血，淋巴回流受阻所致。

（2）病理性蛋白尿

①肾小球性蛋白尿：肾小球受到炎症、毒素、免疫及代谢等因素损害，引起肾小球毛细血管壁通透性增加，蛋白质滤出增多超过肾小管的重吸收能力而形成的蛋白尿，称为肾小球性蛋白尿（glomerular proteinuria）。

②肾小管性蛋白尿：由于炎症、中毒损伤或继发于肾小球疾病致使肾近曲小管重吸收能力降低，出现的以小分子质量蛋白质（如 $\beta2$-微球蛋白、溶菌酶）为主的蛋白尿，称为肾小管性蛋白尿（tubular proteinuria）。肾小管性蛋白尿常见于肾小管间质病变如肾盂肾炎、

间质肾炎、遗传性肾小管疾病、重金属中毒（如汞、砷、镉等）、药物中毒（如庆大霉素、多黏菌素、卡那霉素等抗生素类）、大量使用中草药（如马兜铃、关木通等）、肾移植术后等。

③混合性蛋白尿：肾脏受损，肾小球和肾小管同时或相继受累而产生的蛋白尿，称为混合性蛋白尿（mixed proteinuria）。肾脏病变的部位不同或受损害程度不同，各种尿蛋白组分比例也不同，常见于糖尿病肾病、系统性红斑狼疮肾病等疾病。

④溢出性蛋白尿：血液循环中出现大量小分子质量蛋白质，如游离血红蛋白、肌红蛋白、免疫球蛋白轻链等经肾小球滤出后，肾小管不能将其全部重吸收而随尿排出所形成的蛋白尿，称为溢出性蛋白尿（overflow proteinuria）。溢出性蛋白尿常见于多发性骨髓瘤、溶血性贫血、浆细胞病、大面积心肌梗死等疾病。

⑤组织性蛋白尿：肾小管代谢产生的、肾组织破坏分解的蛋白质和炎症、药物刺激泌尿系统分泌的蛋白质等，进入尿液而形成的蛋白尿，称为组织性蛋白尿（histic proteinuria）。尿蛋白以 T-H 糖蛋白为主，见于泌尿系统炎症、结石、肿瘤等。

⑥假性蛋白尿：尿液中混入血液、脓液、黏液等成分，导致尿蛋白定性试验阳性，称为假性蛋白尿（accidental proteinuria）。一般不伴有肾脏本身的损害，可见于肾脏以下泌尿道的疾病，如膀胱炎、尿道出血或尿内混入阴道分泌物等。

（三）葡萄糖

尿糖一般是指葡萄糖，也有微量乳糖、半乳糖、果糖、戊糖、蔗糖等。正常人尿液中有微量葡萄糖，常规定性检测呈阴性。当血糖浓度超过 8.88mmol/L 时，尿液开始出现葡萄糖，此时的血糖浓度称为肾糖阈（renal glucose threshold）。尿糖定性试验呈阳性反应的尿液称为糖尿。尿液中是否出现葡萄糖，与血糖浓度、肾糖阈和肾脏血液流量等有关。

1. 参考区间

定性试验，阴性。

2. 临床意义

（1）血糖增高性糖尿　由于血糖增高而导致的尿糖。

①代谢性糖尿：由于胰岛素分泌绝对或相对不足使糖代谢紊乱所导致的糖尿病。

②内分泌性糖尿：生长激素、糖皮质激素、肾上腺素等分泌过多，使血糖浓度继发性增高，内分泌性糖尿常见于甲状腺功能亢进、库欣综合征、嗜铬细胞瘤、肢端肥大症等。

（2）血糖正常性糖尿　血糖浓度正常，由于肾小管重吸收葡萄糖能力下降，使肾糖阈降低所导致的糖尿，又称肾性糖尿（renal glucosuria）。血糖正常性糖尿常见于慢性肾小球肾炎、肾病综合征、肾间质性疾病、家族性糖尿、妊娠性糖尿、新生儿糖尿等。

（3）暂时性糖尿　在非病理因素作用下，一过性出现的糖尿。通常由于在短时间内食用大量糖类或静脉输注高渗葡萄糖溶液，引起短暂的血糖增高而出现糖尿。或颅脑外伤、急性脑血管病变或情绪激动时，延髓血糖中枢受到刺激，导致肾上腺素和胰高血糖素大量释放出此暂时性高血糖和糖尿。

（4）其他糖尿 食用过量乳糖、半乳糖、果糖等或受遗传因素影响时，血液葡萄糖浓度增高而出现相应的糖尿。

（5）假性糖尿 尿液中如含有还原性物质如维生素 C、尿酸、葡糖醛酸或随尿液排出的药物如异烟肼、链霉素、水杨酸盐、阿司匹林等，可使尿糖定性试验出现假阳性反应。

（四）酮体

酮体（ketone bodies，KET）是脂肪氧化分解代谢过程中的中间产物，包括乙酰乙酸（约占 20%）、β-羟丁酸（约占 78%）和丙酮（约占 2%）。当糖代谢发生障碍、脂肪分解增加，酮体产生速度大于组织利用时，便可出现酮血症，酮体血浓度一旦超过肾阈值时，即从尿液中排出形成酮尿（ketonuria）。

1. 参考区间

定性：阴性；定量：以丙酮计 170~420mg/L，乙酰乙酸 ≤20mg/L。

2. 临床意义

（1）糖尿病酮症酸中毒 尿酮体呈阳性，此时多伴有高糖血症和糖尿。尿液酮体对糖尿病酮症酸中毒或昏迷的诊断具有极高价值，并能与低血糖、心脑血管疾病性酸中毒或高血糖渗透性糖尿病昏迷相区别（尿液酮体一般不增高）。

（2）非糖尿病性酮症 剧烈运动、长期饥饿、腹泻、麻醉、感染发热期、严重妊娠反应、全身麻醉后等，可导致脂肪分解增加而出现酮尿。

（3）中毒 氯仿、乙醚麻醉后、磷中毒等，尿液酮体也可呈阳性。

（4）药物 服用降糖药的病人，由于药物有抑制细胞呼吸的作用，可出现血糖降低、尿酮体阳性的现象。

（五）胆红素与尿胆原

胆红素（bilirubin）是血红蛋白分解代谢的中间产物，包括未结合胆红素、结合胆红素和 δ-胆红素 3 种。当各种原因造成肝细胞损伤、胆道排泄发生障碍时，血液中结合胆红素增高，当肝脏功能异常或胆道阻塞时，胆红素无法正常排出体外，导致其在血液中的浓度升高，进而经尿液排泄，形成尿胆红素。胆红素随胆汁进入肠腔后小部分由肠道吸收，经门静脉回肝，其中一部分再次回肝变成结合胆红素并再排入肠腔（胆红素的肠肝循环），另一部分从门静脉进入体循环，然后进入肾脏，随尿排出变成尿胆原（urobilinogen，UBG），尿胆原与空气接触后被氧化为尿胆素，尿胆素是尿的主要色素来源，尿胆红素、尿胆原和尿胆素合称"尿三胆"，是临床常用检测项目。

1. 参考区间

胆红素呈阴性；尿胆原呈阴性或弱阳性。

2. 临床意义

主要用于黄疸的诊断和鉴别诊断（表2-6）。

表2-6　正常人及不同类型黄疸病人尿液实验室检查

类型	颜色	尿胆红素	尿胆原	尿胆素
正常人	浅黄色	阴性	阴性	阴性/弱阳性
溶血性黄疸	深黄色	阴性	强阳性	阳性
肝细胞性黄疸	深黄色	阳性	阳性	阳性
胆汁淤积性黄疸	深黄色	阳性	阴性	阴性

（六）亚硝酸盐

正常人尿液中含有适量的硝酸盐，主要来自食物或蛋白质的代谢产物，机体如感染了具有硝酸盐还原酶的细菌时，硝酸盐可被还原为亚硝酸盐（nitrite，NIT）。

1. 参考区间

阴性。

2. 临床意义

亚硝酸盐检查主要作为尿路感染的快速筛查，阳性提示泌尿系统感染，感染率和细菌的种类有关，大肠埃希菌、变形杆菌和克雷伯菌阳性率较高，沙门菌属和革兰阳性菌阳性率较低。

四、尿液有形成分显微镜检查

尿液有形成分是指尿液在光学显微镜下观察到的细胞、管型、结晶及病原体等有形物质。利用显微镜或尿液有形成分分析仪对尿液中的有形成分进行识别和计数，协助对泌尿系统疾病的诊断、鉴别诊断和预后判断，也被称为"肾的体外活检"。

（一）细胞

1. 红细胞（erythrocyte，ERY）

正常红细胞呈浅黄色、双凹圆盘状，形态受渗透压、pH等因素的影响。在高渗尿液中，红细胞皱缩成锯齿形、棘形或桑椹状；低渗尿液中，红细胞胀大，血红蛋白溢出，成为大小不等的空环形，称为影红细胞（ghost cell）或红细胞淡影（blood shadow）。

（1）参考区间　离心尿液直接涂片法：0~3/HPF；定量分析板计数法：男性0~4/μL，女性0~9/μL。

（2）临床意义　红细胞增多提示泌尿系统出血，根据尿液中的红细胞形态特点可以辅助判断出血部位。

①均一性红细胞血尿（isomorphic erythrocyte hematuria）：尿液中红细胞大小和形态正常者>70%，多为肾小球以下部位的泌尿系统出血，又称为非肾小球性血尿（nonglomerular hematuria），可见于尿路结石、损伤、膀胱炎、剧烈运动等。

②非均一性红细胞血尿（dysmorphic erythrocyte hematuria）：尿液中异形红细胞>70%，类型至少有 2 种。出血多来源于肾小球，又称为肾小球性血尿（glomerular hematuria）。此时尿液常伴有蛋白质和管型，可见于肾小球肾炎、肾结核、肾盂肾炎、肾病综合征等。

③混合性血尿（mixture hematuria）：尿中正常和异常红细胞混合存在。

2. 白细胞（leukocyte，LEU）

尿液内白细胞主要为中性粒细胞，也可见淋巴细胞、单核细胞和嗜酸性粒细胞。新鲜尿液中白细胞呈圆形，灰白色，常分散存在，外形完整，形态与外周血中白细胞相同。低渗尿液中中性粒细胞吸水肿胀，细胞质内颗粒呈布朗运动，因为光的折射，在油镜下可见灰蓝色发光现象，称为闪光细胞（glitter cell），多见于急性肾盂肾炎。炎症时，中性粒细胞变性或坏死，外形呈不规则，细胞质内充满粗大颗粒，细胞核模糊，常聚集成团，边界不清，称为脓细胞（pus cell）。

（1）参考区间　离心尿液直接涂片法：0~5/HPF；定量分析板计数法：男性 0~5/μL；女性 0~12/μL。

（2）临床意义　尿液中含大量白细胞，呈乳白色，甚至出现块状，称为肉眼脓尿（macroscopic pyuria）。尿液离心后若白细胞>5 个/HPF 或定量检查白细胞>10 个/μL，称为镜下脓尿（microscopic pyuria）。白细胞增多主要见于泌尿系统炎症，如肾盂肾炎、膀胱炎、尿道炎、肾结核、新月形间质性肾炎、药物性急性间质性肾炎、肾移植排斥反应等。

3. 上皮细胞（epithelial cells）

尿液中的上皮细胞来源于肾小管、肾盂、肾盏、输尿管、膀胱和尿道等。主要有以下三类。

①肾小管上皮细胞（renal tubular epithelium）：来源于肾小管，常呈多边形，较中性粒细胞大约 1.5 倍，含 1 个较大的圆形核，核膜厚，细胞质中有数量不等的小空泡和颗粒。肾小管上皮细胞如发生脂肪变性，细胞质内出现较多的脂肪颗粒，称为复粒细胞。

②移行上皮细胞（transitional epithelium）：来源于肾盂、输尿管、膀胱等部位，其大小和形态随部位不同和器官胀缩程度不同而有较大变化，分为表层移行上皮细胞、中层移行上皮细胞、底层移行上皮细胞。

③鳞状上皮细胞（squamous epithelial cell）：来源于尿道外口和阴道表层，是尿液中最大的上皮细胞，形状呈不规则，多边多角，边缘常卷曲，细胞核很小。

（1）参考区间　离心尿液直接涂片法。

①肾小管上皮细胞：无。

②移行上皮细胞：无或偶见。

③鳞状上皮细胞：男性偶见，女性 3~5/HPF。

（2）临床意义

①肾小管上皮细胞：尿中出现提示肾实质受损，见于急性肾小球肾炎、急性肾炎、肾小管坏死等，慢性肾炎、肾梗死病人尿液中可见复粒细胞。

②移行上皮细胞：尿液中单独出现少量移行上皮细胞无临床意义，数量增多提示泌尿系统相应部位病变，见于肾盂肾炎和膀胱炎等，同时还伴有白细胞增多。

③鳞状上皮细胞：正常人尿液中可见少量鳞状上皮细胞，女性常因阴道分泌物混入尿液而出现较多，一般无临床意义。如大量增多并伴有白细胞增多，则提示有泌尿系统炎症。

（二）管型

管型（cast）是蛋白质、细胞及其裂解产物等在肾小管和集合管内凝聚形成的圆柱状蛋白聚合体。管型是尿液重要的病理成分，出现多提示肾实质性损害。管型形成必须具备三个条件。

①尿液中含有一定量的蛋白质：清蛋白、T-H 蛋白，尤其是 T-H 蛋白是形成管型的核心。

②肾小管具有浓缩和酸化尿液的能力：浓缩可提高蛋白质和盐类浓度，酸化可促进蛋白质酸化沉淀。

③具有可供交替使用的肾单位：尿液在肾单位有足够的停留时间形成管型，当该肾单位重新排尿时，管型可随尿液排出。

1. 参考区间

离心尿液直接涂片法透明管型：偶见。其余管型：无。

2. 临床意义

（1）透明管型（hyaline cast） 主要由 T-H 蛋白、少量清蛋白组成，无色透明，呈规则的圆柱状体，两边平行，两端钝圆，折光性弱、质地薄，表面光滑，可有少许颗粒。健康成人清晨浓缩尿液中偶见透明管型。剧烈运动、发热、麻醉或服用利尿剂后可出现一过性增多。大量增多见于肾实质病变，如急性、慢性肾小球肾炎，急性肾盂肾炎，肾病综合征，肾淤血，充血性心力衰竭和恶性高血压等。

（2）细胞管型（cellular cast） 基质中细胞含量超过管型体积的 1/3 时称为细胞管型。根据基质内所含细胞种类分为以下 4 种。

①红细胞管型（erythrocyte cast）：管型基质中嵌有红细胞，数量常在 10 个以上。多见于急性肾小球肾炎、慢性肾炎急性发作、急性肾小管坏死、肾出血、肾移植术后急性排斥反应等。

②白细胞管型（leukocyte cast）：基质中含有多量的白细胞或脓细胞。正常人尿液中无上皮细胞管型，出现白细胞管型提示肾实质有感染性病变，见于急性肾盂肾炎、间质性肾

炎、急性肾小球肾炎、狼疮性肾炎和肾病综合征等。

③上皮细胞管型（renal epithelial cast）：基质中含有较多的肾小管上皮细胞。出现此管型多提示肾小管病变坏死导致肾小管上皮细胞变性脱落，见于急性肾小管坏死、间质性肾炎、肾病综合征、重金属或药物中毒、肾移植后排斥反应等。

④混合细胞管型（mixed cellular cast）：基质中同时存在两种以上细胞，可见于各种肾小球疾病。

（3）颗粒管型（granular cast）　管型基质中的颗粒含量超过管型体积 1/3 时，称颗粒管型。颗粒主要来自变性细胞的裂解产物，按颗粒的粗细又分为粗颗粒管型和细颗粒管型两种。粗颗粒管型基质内充满粗大颗粒，常呈暗褐色；细颗粒管型基质内含有许多细沙样颗粒，不透明，呈灰色或微黄色。出现颗粒管型提示肾脏有实质性病变，见于急慢性肾小球肾炎、肾小管硬化症、肾病综合征、慢性肾盂肾炎等。

（4）蜡样管型（waxy cast）　外形似透明管型，浅灰色或淡黄色，折光性强、质地较厚、易折断、有切迹。若出现则提示肾脏有严重病变，见于慢性肾小球肾炎晚期、肾功能不全和肾淀粉样变性等。

（5）宽幅管型（broad cast）　多由颗粒管型和蜡样管型演变而来，外形宽大（是一般管型的 2~6 倍），不规则，易折断，有时呈扭曲形，又称为肾衰竭管型（renal failure cast）。在急性肾衰竭患者多尿早期，可大量出此管型；慢性肾炎晚期时出现肾衰竭管型，常提示预后不良。

（6）脂肪管型（fatty cast）　管型基质中脂肪滴含量超过管型面积的 1/3 时，称为脂肪管型。脂肪滴呈圆形、大小不等、折光性强。见于肾病综合征、慢性肾小球肾炎、中毒性肾病等。

（7）其他管型　除上述常见管型外，尿中还偶见以下管型。

①细菌管型（bacterial cast）：管型中充满细菌，提示肾实质细菌性感染。

②胆红素管型（bilirubin cast）：管型中充满金黄色的非晶型胆红素颗粒，见于重症黄疸患者。

③真菌管型（fungus cast）：管型中含有大量的真菌孢子和菌丝，提示肾脏受真菌感染。

（三）结晶

尿液中的结晶（crystal）多来自食物或者盐类代谢，结晶的形成与尿液 pH、温度、胶体（主要是黏蛋白）和该物质在尿液中的溶解度有关。

1. 参考区间

可见生理性结晶。

2. 临床意义

（1）生理性结晶　生理性结晶多来自食物和人体正常的代谢，一般无临床意义。酸性尿中常见尿酸结晶、非晶型尿酸盐结晶、草酸钙结晶。碱性尿中常见磷酸铵镁结晶、磷酸钙结晶、尿酸铵结晶、碳酸钙结晶和非晶型磷酸盐结晶。如新鲜尿液中经常检出结晶，并伴有红细胞增多，提示有泌尿系结石可能。

（2）病理性结晶　病理性结晶多由疾病因素或药物代谢异常所形成，尿液中常见病理性结晶的形态特征和临床意义见表2-7。

表2-7　尿液中常见病理性结晶的形态特征和临床意义

结晶	酸碱性	形态特征	临床意义
胆红素结晶	酸性尿	橘红色成束针状或小块状	胆汁淤积性黄疸、急性重型肝炎、肝硬化、肝癌、急性磷中毒
亮氨酸结晶	酸性尿	黄褐色小球状，有辐射状条纹	急性重型肝炎、肝硬化、急性磷中毒、氯仿中毒
酪氨酸结晶	酸性尿	略带黑色细针状、成束状、羽毛状	急性重型肝炎、肝硬化、急性磷中毒、氯仿中毒
胱氨酸结晶	酸性尿	无色片状六边形，多重叠排列	肾结石、膀胱结石
胆固醇结晶	碱性尿	无色缺角长方形或方形	肾淀粉样变性、肾盂肾炎、膀胱炎
磺胺嘧啶结晶	酸性尿	棕色不对称麦秆树状或球状	伴红细胞提示药物性损伤
磺胺甲噁唑结晶	酸性尿	无色长方形六面体	伴红细胞提示药物性损伤

（四）其他

除上述有形成分外，尿液中还可见到①细菌：正常人新鲜尿液中若检出少量细菌，多因标本污染所致，一般无临床意义。如按要求采集到的中段尿标本中，出现较多的细菌，并伴有大量脓细胞和上皮细胞时，多提示尿路感染。②真菌：白假丝酵母菌，多来自阴道分泌物污染；酵母菌多见于糖尿病患者、女性尿液和碱性尿液中。③寄生虫：多因标本被污染所致。如阴道毛滴虫多来自女性阴道分泌物，乳糜尿中可查出微丝蚴，血吸虫虫卵也可由膀胱黏膜进入尿液中。

第三节　排泄物检查

粪便（feces）是食物在体内被消化吸收营养成分后的剩余产物。粪便主要由未被消化的食物残渣（如淀粉颗粒、肉类纤维、植物纤维等）、已消化但未被吸收的食糜、消化道分泌物（如黏液、酶、胆色素、无机盐等）、分解产物（如粪臭素、脂肪酸等）、肠壁脱落细胞和细菌（如大肠埃希菌和肠球菌等）组成，其中水分约占 3/4，固体成分约占 1/4。

粪便检查主要用于以下五方面。

①肠道感染性疾病的诊断：了解消化道有无炎症。

②肠道寄生虫病的诊断：粪便中如检出寄生虫或其虫卵即可确诊。

③消化道出血鉴别和肿瘤筛查：隐血持续阳性提示有恶性肿瘤。

④消化吸收功能筛查试验：慢性腹泻患者进行粪便常规检查如见到较多淀粉颗粒、脂肪小滴或肌肉纤维，常提示慢性胰腺炎等胰腺外分泌功能不全。

⑤黄疸的鉴别诊断：根据粪便外观、颜色、粪胆色素测定，有助于判断黄疸类型。

一、标本采集

粪便标本采集的质量直接影响检验结果的准确性和可靠性，因此，粪便标本采集应注意以下几个方面。

（1）粪便标本应新鲜，应使用洁净、干燥、无污染、无吸水性、有盖的容器。

（2）采集标本时应选取有脓血、黏液等异常部分的粪便；如外观无异常，可从粪便表面、深处、粪端等多部位取材，留取 3~5g 送检。

（3）用于寄生虫检查的标本，因肠道原虫和某些蠕虫有周期性排卵现象，应采取三送三检，以防漏诊。检查溶组织内阿米巴滋养体时，需排便后立即送检，寒冷季节应注意保温；血吸虫孵化毛蚴时，应至少留取 30g 粪便，必要时取全份标本送检。

（4）用化学法粪便隐血检查时，应于 3d 前禁食动物血、肉类、某些蔬菜和铁剂、维生素 C 等影响试验的药物。

（5）无粪便而又必须进行检查时，可做直肠指检或用采便管采集标本。

二、粪便理学检查

（一）量

正常人粪便量的多少与进食量、进食食物种类和消化器官的功能有关，进食粗粮或含纤维素多的食物时，粪便量较多；进食细粮或以肉食为主时，粪便量则较少。

1. 参考区间

正常成人每次排便量 100~250g（干重 25~50g），每天排便 1~2 次或隔天 1 次。

2. 临床意义

消化系统有病变或功能紊乱时，粪便量和排便次数可发生相应的变化。

（二）颜色

正常成人粪便因含粪胆素而呈黄褐色，婴儿粪便因含胆绿素未转变为胆红素而多为黄绿色或金黄色。粪便颜色容易受饮食和药物影响。

1. 参考区间

正常成人为黄褐色，婴儿为黄绿色或金黄色。

2. 临床意义

粪便颜色变化的临床意义见表2-8。

表2-8　粪便颜色变化的临床意义

颜色	饮食	病理性
淡黄色	服用大黄、山道年等中药	—
红色	食用番茄或西瓜等	肠道下段出血如直肠癌、痔疮、肛裂等
果酱色	食用大量可可、咖啡、巧克力、桑葚等	阿米巴痢疾、肠套叠等
绿色	食用大量绿色蔬菜	婴儿肠炎或服用甘汞等
黑色	食用动物血或药物（如铁剂、铋剂等）	上消化道出血
灰白色	进食大量脂肪	胆结石、胰腺癌、阻塞性黄疸或服用硫酸钡等

（三）性状

粪便的性状与进食食物种类和消化道功能状态有关。

1. 参考区间

正常成人为成人软便。

2. 临床意义

病理情况下，粪便性状有以下改变。

（1）稀汁样便　因肠蠕动亢进所致。可见于各种感染性和非感染性腹泻，如急性肠炎、婴幼儿腹泻等。婴儿肠炎时，肠蠕动过快，胆绿素来不及转换成粪胆素，使粪便呈绿色稀糊状。大量黄绿色稀汁样便并含有膜状物时，多见于伪膜性肠炎，如溶血性弧菌食物中毒排出稀水样便；艾滋病伴有隐孢子虫感染时排出稀水样便。

（2）米泔样便　呈白色淘米水样，含有黏液片块，多见于霍乱、副霍乱。

（3）黏液便　正常粪便含少量黏液，肠道炎症或受刺激时，分泌黏液增多，小肠病变的黏液可混于粪便中，大肠病变的黏液附在粪便表面，多见于肠道炎症、细菌性痢疾、阿米巴痢疾等。

（4）鲜血便　多见于肠道下段出血（如直肠癌、直肠息肉、肛裂或痔疮等）。痔疮时常在排便之后有鲜血滴落，其他疾病则鲜血附着在粪便表层。

（5）脓血便　粪便中同时含有血液和脓液，常见于痢疾、溃疡性结肠炎、直肠癌等。脓液或血液的多少，取决于炎症的性质和病变的程度。细菌性痢疾以黏液和脓为主，脓中带血；阿米巴痢疾以血液为主，血中带脓，粪便呈暗红色果酱样。

（6）柏油样便　粪便呈黑色、质软，富有光泽，呈柏油样。多见于上消化道出血。服用铁剂、铋剂等后也可排出黑便，但无光泽，且粪便隐血试验为阴性。

（7）白陶土样便　粪便呈灰白色，由于胆道梗阻，进入肠道的胆汁减少导致粪胆素生成相应减少。见于阻塞性黄疸、钡餐造影术后或食用过量脂肪等。

（8）乳凝块　粪便中有黄白色乳凝块或呈蛋花汤样便，提示脂肪或酪蛋白消化不全。见于婴儿消化不良或腹泻等。

（9）胨状便　粪便呈黏胨状、膜状或纽带状，见于肠易激综合征、慢性菌痢等。

（10）变形便　球形硬便多因粪便在肠道内停留时间过久，水分过度吸收所致，见于习惯性便秘、老年人排便无力等；细条或扁片状便因直肠狭窄所致，见于肠痉挛、直肠或肛门狭窄、直肠癌等。

（四）气味

正常人粪便因含有蛋白质分解产物如吲哚、硫化氢、氨、粪臭素等而产生臭味。粪便的气味与摄入食物种类和疾病的性质有关，肉食者气味较浓、素食者气味较淡。慢性肠炎、胰腺疾病、结肠或直肠溃烂等患者粪便中因蛋白质发生腐败而有恶臭；脂肪和糖类消化吸收不良时，脂肪酸分解或糖发酵导致粪便有酸臭味；阿米巴痢疾时粪便有鱼腥臭味。

（五）结石

粪便中可见胆石、胰石、胃石、粪石、肠石等，最常见的是胆结石，多见于患者服用排石药物或碎石术后。

（六）寄生虫

感染肠道寄生虫病时，粪便中会出现寄生虫，如蛔虫、绦虫节片等较大虫体，肉眼即可发现，钩虫虫体则需要将粪便冲洗过筛后才能被发现。

三、粪便化学检查

（一）隐血试验

上消化道出血量<5mL 时，因红细胞被消化液溶解破坏，粪便外观无血色，且显微镜检

查也未见红细胞，需要化学法或免疫法等才能证实的微量出血称为隐血。检查粪便隐血的试验称为粪便隐血试验（fecal occult blood test，FOBT）。

1. 参考区间

定性试验，阴性。

2. 临床意义

（1）消化道出血的诊断 FOBT 阳性常见于各种原因引起的消化道出血，如药物致胃黏膜损伤、溃疡性结肠炎、肠结核、克罗恩病、流行性出血热、钩虫病等。

（2）溃疡与肿瘤的鉴别 消化道溃疡时，FOBT 阳性率为 40%~70%，呈间断性阳性；消化道恶性肿瘤时，FOBT 阳性率为 95%，呈持续阳性。

（3）恶性肿瘤的筛查 粪便隐血试验是消化道恶性肿瘤常用的筛查项目，有研究显示消化道恶性肿瘤 FOBT 阳性率早期为 20%，晚期达 90%，且呈持续阳性。由于 FOBT 简便、价廉且对病人无危害，美国临床生物化学学会建议对 50 岁以上人群，每 1~2 年进行 1 次愈创木脂法隐血试验筛检。

（二）脂肪检查

粪便中的脂肪主要来自食物，少部分来自胃肠道分泌、细胞脱落和细菌代谢。粪便中的脂肪包括结合脂肪酸、游离脂肪酸和中性脂肪。脂肪检查是反映人体消化和吸收功能的指标，若 24h 粪便总脂量超过 6g，称为脂肪泻（steatorrhea）。

1. 参考区间

成人粪便总脂量（以总脂肪酸计算）：2~5g/24h，或为干粪便的 7.3%~27.6%；成人进食脂肪 50~150g/24h，排出量<7g，脂肪吸收率>95%。

2. 临床意义

粪便脂肪含量增加见于①胰腺疾病：慢性胰腺炎、胰腺癌、胰腺纤维囊性变等；②肝胆疾病：胆汁淤积性黄疸、胆汁分泌不足、病毒性肝炎、肝硬化等；③小肠病变：乳糜泻、肠源性脂肪代谢障碍综合征、蛋白性肠病等；④胃、十二指肠瘘，消化性溃疡等。

四、粪便有形成分显微镜检查

粪便中的有形成分种类繁多，正常情况下可见大量食物残渣和细菌等，病理改变时则出现各种血细胞和病原微生物等。

（一）细胞

1. 参考区间

正常粪便中红细胞：无。白细胞：不见或偶见。其他细胞：无。

2. 临床意义

（1）红细胞　下消化道炎症、肿瘤或其他出血性疾病时可见到大小不等的红细胞。阿米巴痢疾时，粪便中以红细胞增多为主，成堆存在，有破碎现象，白细胞轻度增加；细菌性痢疾时粪便中红细胞数量少于白细胞，且红细胞分散存在、形态正常。

（2）白细胞　肠道炎症时白细胞增多，以中性粒细胞为主，数量多少与炎症轻重和病变部位有关。

①小肠炎症：白细胞增多不明显，常分散存在，不易辨认。

②细菌性痢疾、溃疡性结肠炎：白细胞大量增多，可见成堆的脓细胞。

③肠易激综合征、肠道寄生虫病：可见较多嗜酸性粒细胞，常伴有夏科-雷登（Charcolt-Leyden）结晶。

（3）吞噬细胞　是单核细胞吞噬较大异物形成的，其细胞体较中性粒细胞大，细胞核不规则、多偏于一侧，细胞质常有伪足状突起，内含吞噬颗粒或细胞碎屑等异物。吞噬细胞是诊断急性细菌性痢疾的主要依据，也可见于急性出血性肠炎或溃疡性结肠炎。

（4）上皮细胞　生理情况下少量脱落的上皮细胞大多被破坏，正常粪便中不易发现。肠道炎症如霍乱、副霍乱、坏死性肠炎等，上皮细胞增多；假膜性肠炎时，上皮细胞大量增多或成片出现，多与白细胞共同存在。

（二）寄生虫

对于寄生虫病患者，肉眼可直接观察其粪便中寄生虫虫体，显微镜检查寄生虫虫卵和包囊。

1. 参考区间

正常粪便中无寄生虫。

2. 临床意义

（1）蠕虫　病理情况下粪便中可见蛔虫卵、鞭虫卵、蛲虫卵、钩虫卵、血吸虫卵、肝吸虫卵、姜片虫卵等。由于虫卵和某些植物细胞容易混淆，粪便检查时要注意观察虫卵的大小、颜色、形状、卵壳厚薄及内部结构等形态特点，结合患者病史和临床表现，确认检查结果。

（2）原虫

①溶组织内阿米巴：阿米巴痢疾时，脓血黏液便中可见到滋养体，慢性患者成形粪便中可见到包囊。

②蓝氏贾第鞭毛虫：在旅行者中发病率较高，在稀薄粪便中可找到滋养体，成形粪便中多见到包囊。

③隐孢子虫：体积微小，可引起艾滋病患者和儿童腹泻，现已列为艾滋病患者重要检测项目之一。

④人芽囊原虫：是寄生在高等灵长类动物和人类肠道的机会致病性原虫。

（三）微生物

1. 参考区间

定性试验：无。

2. 临床意义

（1）细菌 约占粪便干重的 1/3，多为正常菌群。成人粪便中以大肠埃希菌、厌氧菌和肠球菌为主，产气杆菌、变形杆菌和铜绿假单胞菌等多为过路菌；婴幼儿以双歧杆菌、拟杆菌、肠杆菌、肠球菌、葡萄球菌为主。正常情况下，粪便中球菌与杆菌比值约为 1 : 10。如长期使用抗生素或免疫抑制剂引起菌群失调，粪便中球菌/杆菌的比值会增大。革兰阴性杆菌严重减少或消失，而葡萄球菌或真菌等明显增多，常表现为肠道菌群失调。

（2）真菌 正常粪便中极少见白假丝酵母菌，在排除标本受污染的情况下，常见于长期使用抗生素、激素、免疫抑制剂以及放疗和化疗后患者的粪便。

（四）食物残渣

1. 参考区间

正常粪便中食物残渣少量。

2. 临床意义

（1）脂肪 健康人食物中的脂肪经胰脂肪酶消化分解后大多被吸收，粪便中很少见到。如果脂肪小滴>6 个/HPF，称为脂肪排泄增多。如果大量出现称为脂肪泻，见于胰腺功能减退、吸收不良综合征、胆汁分泌失调等。

（2）淀粉颗粒 正常粪便中少见。无色，呈圆形、椭圆形或多角形，大小不等，可见同心性或不规则线纹，具有一定折光性。滴加碘液后呈蓝黑色，若部分淀粉颗粒水解为糊精则呈棕红色。腹泻、消化功能不良、胰腺功能不全等病理情况下可大量出现。

（3）肌纤维 健康人大量食肉后，粪便中可见少量肌纤维，呈黄色、柱状、两端圆形、横纹不清晰。腹泻、肠蠕动亢进或蛋白质消化不良时肌纤维增多。

（4）植物细胞和植物纤维 植物纤维导管为螺旋形；植物细胞形态多样，呈圆形、椭圆形、多角形。增多常见于腹泻、慢性胰腺炎、肠蠕动亢进等。

（五）结晶

1. 参考区间

正常粪便中可见到生理性结晶，不见病理性结晶。

2. 临床意义

（1）夏科-雷登结晶 无色透明、菱形、两端尖长、具有折光性，大小不一，是嗜酸性粒细胞破裂后嗜酸性颗粒相互融合形成，见于阿米巴痢疾、过敏性肠炎和钩虫病，与嗜酸性粒细胞同时存在。

（2）血红素结晶　棕黄色斜方形结晶，主要见于胃肠道出血患者。

第四节　血型及血型鉴定

血型（blood groups）是指血液各种成分（包括红细胞、白细胞、血小板等）表面的抗原类型，这是广义的血型概念。狭义的血型概念则是根据红细胞上所含有的抗原种类而定的，即人们常说的 ABO 血型。血型系统（blood groups system）是指由单个基因座或多个紧密连锁的基因座上的等位基因所产生的一组抗原。根据抗原成分的不同，可将血型系统分为红细胞血型系统、白细胞系统及血小板血型系统等。其中红细胞血型系统较为复杂，红细胞表面抗原有 400 多种，可分为 30 个血型系统（如 ABO、Rh、MNS、P 等）、4 个血型集合、高频抗原组和低频抗原组。红细胞血型系统与临床最为密切的是 ABO 血型系统和 Rh 血型系统。

一、ABO 血型系统

人类最早认识的血型系统是 ABO 血型系统。奥地利维也纳大学病理研究所的 Karl Landsteiner 在 1900 年发现，健康人的血清对不同人类个体的红细胞有凝聚作用，从而发现了人类第一个血型系统，即 ABO 血型系统。红细胞 ABO 血型主要有 A 型、B 型、O 型及 AB 型四种基本血型，其抗原、抗体组成及基因型见表 2-9。

表 2-9　人类红细胞 ABO 血型系统分型

血型（表现型）	红细胞表面抗原	血清中抗体	基因型
A	A	抗 B	AA，AO
B	B	抗 A	BB，BO
AB	A，B	—	AB
O	—	抗 A，抗 B 和抗 AB	OO

（一）ABO 血型系统抗原

ABO 血型系统主要有 A、B 和 H 三种抗原（ABH 抗原或 HAB 抗原），其广泛存在于红细胞、淋巴细胞、血小板、上皮细胞等细胞膜上，同时还存在于除脑脊液以外的各种体液或分泌液中。红细胞表面有 A 型抗原的人为 A 型血，其血清中会产生对抗 B 型抗原的抗体即抗 B，一个血型为 A 型的人只可接受 A 型或 O 型的血液；红细胞表面有 B 型抗原的人为 B 型血，其血清中会产生对抗 A 型抗原的抗体即抗 A，一个血型为 B 型的人只可接受 B 型或 O 型的血液；AB 型血的人红细胞表面同时有 A 型及 B 型抗原，他们的血清无对抗 A 型或 B 型抗原的抗体，因此，AB 型血的人是"全适受血者"，然而他们只能捐血给同血型的人；O 型血的人红细胞表面即无 A 型抗原也无 B 型抗原，而他们的血清对两种抗原都会产生抗体，因此，O 型血的人是"全适捐血者"。在临床上现多应用成分输血，即输注高浓度、高效价的单一成分血，如红细胞悬液、血小板等，且要求同型输注。

ABO 基因位于第 9 号染色体上，ABO 表型受 A、B、O 三个等位基因控制，是常染色体显性遗传，每个子代均可从亲代各得到一个单倍体，即子代从父母双方各获得一种基因，可有六种基因组合。根据父母的血型可以推断子代的血型，有助于亲子鉴定，如父母都是 A 型，子代只可能是 A 型或 O 型；父母都是 O 型，子代只可能是 O 型；而父母都是 AB 型，则子代的血型就有可能是 A 型、B 型或 AB 型，见表 2-10。

表 2-10 亲代与子代 ABO 血型遗传

亲代血型	亲代基因型	子代遗传因子	子代血型
A×A	AO×AO	AA, AO, OO	A, O
	AO×AA	AA, AO	A
	AA×AA	AA	A
O×O	OO×OO	OO	O
AB×AB	AB×AB	AA, BB, AB	A, B, AB

37d 的胎儿就可以产生 A、B 抗原，5~6 周的胎儿红细胞已可测出抗原的存在，出生时红细胞所带的抗原数量为成人的 25%~50%，以后随着年龄的增长而不断增加，到 20 岁左右达高峰，A、B 抗原的表达在人的一生中相对稳定，进入老年期逐渐减低，ABO 血型抗原的抗原性终身不变。

（二）ABO 血型系统抗体

婴儿出生时，一般尚无自身产生的抗 A 和抗 B 血型抗体，出生 3~6 个月才能查出抗体，5~10 岁时抗体达高峰，成人抗体水平随年龄的增长逐渐下降，65 岁以上者抗体水平较低，80 岁老年人抗体水平与 6 个月婴儿近似。

ABO 血型系统抗体为免疫球蛋白，按其产生的原因可分为天然抗体和免疫性抗体。

①天然抗体：凡是机体未发现明显特定抗原刺激，而其血清中存在缺乏相应抗原的抗体。其产生机制可能与环境中广泛存在的微生物、花粉、粉尘等有关，这些物质与某些血

型抗原相似，通过隐性刺激产生血型抗体，多以 IgM 为主，为完全抗体，主要存在于 ABO、MNS、P 等血型系统中。

②免疫性抗体：机体经特定抗原免疫后产生的抗体，主要由于母婴血型不合的妊娠、血型不合的输血或注射免疫刺激产生，以 IgG 为主，为不完全抗体，主要存在于 Rh、MNS、Kell、Duffy、Kidd 等血型系统中。A 型或 B 型人的抗 B 或抗 A 以 IgM 为主，也有少量 IgG、IgA；O 型人血清中含有抗 A、抗 B 及抗 AB 抗体，其中抗 AB 抗体以 IgG 为主。所以，O 型血的母亲生下血型不合的婴儿时，易发生新生儿溶血病。

ABO 血型不相符的输血可以引起严重的溶血性输血反应，一般为急性血管内溶血反应，严重时可导致弥散性血管内凝血（disseminated intravascular coagulation，DIC）、急性肾衰竭甚至死亡。ABO 血型抗体可引起新生儿溶血，在器官移植、造血干细胞移植等方面都有重要意义。

（三）　ABO 血型系统亚型

亚型是指虽属同一血型抗原，但抗原结构、性能或抗原表位数有一定差异的血型。A 血型、B 血型均有亚型，常见的 A 亚型有 A_1、A_2、A_3、A_X、A_m、A_y 等，其中 A_1、A_2 亚型占全部 A 型血的 99.9%。由于 A 抗原有 A_1、A_2 亚型，故 AB 血型也有 A_1B、A_2B 两个亚型。B 亚型较少见，包括 B_3、B_X、B_m 和 B_{el} 等，由于其抗原性弱，临床意义不大（表 2-11）。

表 2-11　ABO 各亚型抗原抗体及抗原与抗血清反应

血型	红细胞上的抗原	血清抗 A、抗 B 抗体	与抗血清反应			
			抗 A	抗 B	抗 A_1	抗 H
A_1	A、A_1、H	抗 B	4+	−	4+	1+
A_2	A、H	抗 B、抗 A_1（1%~8%）	4+	−	−	2+
A_1B	A、A_1、B、H	—	4+	4+	4+	1+
A_2B	A、B、H	抗 A_1（22%~35%）	4+	4+	−	2+
B	B、H	抗 A、抗 A_1（少见）	−	4+	−	1+
O	H	抗 A、抗 B 和（或）抗 AB、抗 A_1（少见）	−	−	−	4+

注：凝集强度判断标准 4+表示红细胞凝集成一大块，血清清晰透明；3+表示红细胞凝集成数小块，血清尚清晰；2+表示红细胞凝块分散成许多小块，见到游离红细胞；1+表示肉眼可见大颗粒，周围有较多游离红细胞。

二、　Rh 血型系统

1940 年，Karl Landsteiner 和 Alexander Wiener 用恒河猴的红细胞免疫豚鼠和家兔，发现

了一种能凝集恒河猴和 85% 白种人的红细胞，即 Rh 血型系统。Rh 血型系统是复杂的红细胞血型系统之一，其重要性仅次于 ABO 血型系统。

1. Rh 血型系统抗原

Rh 血型系统比较复杂，目前发现的抗原有 50 个。其中与临床最为密切的是 C、D、E、c 和 e 五种，按其抗原性强弱依次为 D、E、C、c、e，D 抗原是最先发现的，且抗原性最强，临床上将表达 D 抗原的红细胞称为 Rh 阳性，不表达 D 抗原的红细胞称为 Rh 阴性。从血清学角度看，Rh 阴性只有一种，即 ccdee。我国约有 99.6% 的人为 Rh 阳性，0.4% 为 Rh 阴性，少数民族 Rh 阴性稍多（可达 15.8%）。

2. Rh 血型系统抗体

Rh 血型系统天然抗体（IgM）极少，绝大多数是通过输血或妊娠而产生的免疫性抗体（IgG）。常见的 Rh 血型系统抗体主要有 5 种，即抗 D、抗 E、抗 C、抗 c 和抗 e。

3. Rh 血型系统临床意义

（1）溶血性输血反应　在临床输血中，Rh 血型抗原的重要性仅次于 ABO 血型。研究表明，Rh 阴性个体在接触 Rh 阳性红细胞后，约 2/3 的人可产生 IgG 抗 D，如果再次输入 Rh 阳性红细胞，则会发生溶血性输血反应。

（2）新生儿溶血病　Rh 血型抗体大多数是 IgG1 亚类，能够通过胎盘导致新生儿溶血病。其中抗 D 是导致新生儿溶血病最常见的抗体，常发生于第二次妊娠或多次妊娠的孕妇，并且随着妊娠次数的增加，发生新生儿溶血病的概率增大。

三、血型鉴定

（一）ABO 血型鉴定

ABO 血型鉴定的常用方法有盐水介质法和微柱凝胶血型卡法等。主要是利用抗原抗体之间的反应来完成，包括正定型和反定型。前者是用已知的特异性抗体（标准血清）检查红细胞的未知抗原，后者是用标准红细胞检查血清中的未知抗体。ABO 血型正定型、反定型血型鉴定结果判断见表 2-12。

表 2-12　ABO 血型正定型、反定型血型鉴定结果判断

正定型（标准血清+被检者红细胞）			反定型（标准红细胞+被检者血清）			结果判断
抗 A	抗 B	抗 AB（O 型血清）	A 型红细胞	B 型红细胞	O 型红细胞	
+	−	+	−	+	−	A 型
−	+	+	+	−	−	B 型

续表

正定型 （标准血清+被检者红细胞）			反定型 （标准红细胞+被检者血清）			结果判断
抗A	抗B	抗AB（O型血清）	A型红细胞	B型红细胞	O型红细胞	
+	+	+	−	−	−	AB型
−	−	−	+	+	−	O型

注：+表示凝集或溶血；−表示不凝集、无溶血。

临床意义

（1）输血　血型鉴定是临床输血的第一步骤，输血前必须准确鉴定供血者和受血者的血型，选择血型相同者经交叉配血相符后才可输血。

（2）器官移植　受体和供体的ABO血型一致才可进行器官移植，否则受体的血型抗体可作用于移植物血管内皮表面的ABO血型抗原，发生超急性排斥反应，导致移植失败。

（3）新生儿溶血病　母子ABO血型不合可引起新生儿溶血病。

（4）其他　ABO血型鉴定还可用于亲子鉴定、法医学鉴定及某些疾病的相关调查等。

ABO血型鉴定时，必须同时做正、反定型，两者结果一致才能报告结果。如出现正、反定型结果不一致的情况，应先重复做1次试验。重复做试验时，应严格执行操作规程，使用质量合格的试剂，并细心观察和解释试验结果，查找导致不一致的原因，如操作或技术错误、血液标本的问题等。

（二）Rh血型鉴定

Rh血型系统中有多种抗原，但临床上常用抗D标准血清检查血液中有无D抗原，当有特殊要求时如亲子鉴定、配血不合等可采用抗C、抗c、抗E、抗e标准血清做全面的鉴定。根据检测原理的不同，可分为盐水介质法、酶介质法、抗人球蛋白试验和微柱凝胶血型卡法。

临床意义

（1）输血　我国约99.6%的人为Rh阳性，且健康人血浆中一般不存在Rh抗体，在第一次输血时往往不会发生Rh血型不合引起的输血反应。但Rh阴性受血者如果输注了Rh阳性的血液，有可能产生免疫性抗体，在第二次输注Rh阳性血液时，即可发生溶血性输血反应。所以在输血前必须检测Rh血型，Rh阴性受血者必须输注Rh阴性血。

（2）新生儿溶血病　母子Rh血型不合时，胎儿红细胞刺激母体产生的IgG类抗体可通过胎盘，破坏胎儿红细胞，引起新生儿溶血病。故鉴定母亲和新生儿的Rh血型及检测Rh抗体，可以尽早发现该病的发生。

四、交叉配血

交叉配血试验（cross matching test）是输血前确保受血者输血安全必不可少的试验，是检测受血者和供血者血液中是否含有不相配的抗原和抗体成分的试验。交叉配血试验包括主侧配血和次侧配血，主侧是受血者血清与供血者红细胞试验的一侧，次侧是受血者红细胞与供血者血清试验的一侧。只有两侧配型均成功才可进行临床输血。

根据交叉配血试验所用试剂，可将交叉配血试验分为盐水介质交叉配血试验、抗人球蛋白介质交叉配血试验、低离子凝聚胺介质交叉配血试验、微柱凝胶介质交叉配血试验等。

交叉配血试验可以进一步验证受血者与供血者血型鉴定是否正确，避免因血型鉴定错误而导致严重的输血反应；交叉配血试验可发现亚型，如 A_2 亚型中的一部分人含有抗 A_1 抗体，与 A_1 型红细胞配型时，可出现凝集；交叉配血试验还可发现不规则抗体，受血者和供血者 ABO 血型相同，但 Rh 血型或其他血型如 MNS、P 血型不同时，交叉配血时也会出现凝集，所以在实验室没有进行或不能进行稀有血型鉴定时，也可通过交叉配血试验发现受血者和供血者血型不合或存在免疫性抗体。

思考题

1. 请简述白细胞及白细胞分类计数的临床意义。
2. 如何鉴别缺铁性贫血和 β-珠蛋白生成障碍性贫血？
3. 请简述病理性蛋白尿的临床意义和血型测定的临床意义。
4. 父亲血型是 O 型，母亲血型是 A 型，孩子可能是何种血型？

第三章
临床生物化学检验

学习目标

1. 掌握糖类、脂类、电解质、酶类、激素类的参考区间和临床意义，空腹血糖的概念。
2. 掌握糖类、脂类、电解质、酶类、激素类的检测方法和检验原理。

临床生物化学检验（clinical biochemistry test）是利用物理学、化学、病理学、免疫学、生物化学和分子生物学等检测技术检测人体体液标本，了解人体病理状态下相关代谢物的质与量的变化。其检测结果可为临床疾病的预防、诊断、治疗和预后提供依据。

第一节　糖代谢紊乱检验

糖是人体的主要能量来源，也是构成机体结构物质的重要组成成分。在相关因素的调节下，体内的糖维持与机体相适应的代谢平衡。当这些因素出现问题时，糖代谢平衡就被打破，引起糖代谢紊乱，产生高血糖症或低血糖症。本节主要介绍高血糖症的相关检验项目。

高血糖症有生理性和病理性之分，病理性高血糖主要表现为空腹血糖受损、糖耐量减退和糖尿病。糖尿病是糖代谢紊乱中常见的、重要的表现形式。空腹血糖受损和糖耐量减退是正常糖代谢与糖尿病之间的中间状态，是发展为糖尿病及心血管病变的危险因子和标志，二者统称为糖尿病前期，可单独或合并存在。

机体的糖代谢中，葡萄糖居于主要地位。评价机体葡萄糖代谢状况的主要指标是空腹血糖水平。空腹血糖（fasting plasma glucose，FPG）是在隔夜空腹（至少8~10h未摄入任何含热量食物，饮水除外）后，早餐前采血所测定的葡萄糖浓度。

血糖的测定方法很多，按其测定方法主要分为三大类：氧化还原法、芳香胺缩合法及酶法。前两类已被淘汰，酶法中己糖激酶法是国际推荐的参考方法，国内目前多采用国家卫生健康委员会临床检验中心推荐的葡萄糖氧化酶法，另外还可采用葡萄糖脱氢酶法。

一、葡萄糖氧化酶法

1. 检验原理

葡萄糖氧化酶（glucose oxidase，GOD）能将葡萄糖氧化成葡萄糖酸和过氧化氢，生成的过氧化氢在过氧化物酶（peroxidase，POD）的作用下，可将无色的4-氨基安替比林与酚氧化缩合生成红色醌类化合物，即Trinder反应。其颜色的深浅在一定范围内与葡萄糖浓度成正比。

2. 方法学评价

葡萄糖氧化酶法操作简便，特异性强，准确度和精密度都能达到临床要求，被推荐为血糖测定的常规检验。

3. 参考值

成人空腹血浆葡萄糖浓度为3.9～6.1mmol/L（70～110mg/dL）。不同样本的空腹葡萄糖浓度参考范围见表3-1。

表3-1　体液空腹葡萄糖浓度参考值

标本（血浆/血清）	葡萄糖浓度/（mmol/L）	葡萄糖浓度/（mg/dL）
成人	3.9～6.1	70～110
儿童	3.5～5.6	60～100
早产新生儿	1.1～3.3	20～60
足月新生儿	1.7～3.3	30～60
全血（成人）	3.5～5.3	65～95

4. 临床意义

空腹血糖水平是诊断糖尿病最主要的依据。FPG>6.1mmol/L为空腹血糖异常，FPG≥7.0mmol/L为高血糖症。FPG在7.0～8.0mol/L为轻度升高；FPG在8.0～10.0mmol/L为中度升高；FPG>10.0mmol/L为重度升高。若空腹全血血糖不止一次>6.7mmol/L（120mg/dL），血浆血糖≥7.8mmol/L（140mg/dL），即可确诊为糖尿病。或两次重复测定FPG都≥7.0mmol/L，也可确诊为糖尿病，大多数糖尿病患者依据此标准进行诊断。

另外，各种因素如神经性疾病（血管意外、神经肿瘤、颅骨骨折、脑炎、癫痫、颅外伤、颅内出血、中枢神经系统感染等）、药物（长期使用肾上腺皮质激素、咖啡因、苯丙胺类、口服避孕药、强的松、噻嗪类利尿剂）、肾脏疾病（慢性肾炎、肾病综合征等）、内分泌功能障碍（甲状腺功能亢进、肾上腺皮质功能及髓质功能亢进、腺垂体功能亢进、胰岛 α 细胞瘤等）、肝糖原分解加速（麻醉、窒息、肺炎急性传染病、子痫、癫痫）以及脱水、妊娠等都可以使血糖增高。

二、己糖激酶法

1. 检验原理

葡萄糖在己糖激酶（hexokinase，HK）及 Mg^{2+} 存在下与 ATP 反应生成 6-磷酸葡萄糖和 ADP。6-磷酸葡萄糖在 6-磷酸葡萄糖脱氢酶（G-6-PD）的催化下脱氢生成 6-磷酸葡萄糖酸，同时使 $NADP^+$ 还原成为 NADPH。NADPH 生成量与标本中葡萄糖含量成正比。

$$葡萄糖+ATP \xrightarrow{HK} 6-磷酸葡萄糖+ADP$$

$$6-磷酸葡萄糖+NADP^+ \xrightarrow{G-6-PD} 6-磷酸葡萄糖酸+NADPH+H^+$$

2. 方法学评价

己糖激酶法准确度和精密度高，特异性高于葡萄糖氧化酶法，干扰因素少。无论血清或血浆都能作为样本，适用于自动化分析，为葡萄糖测定的参考方法。轻度溶血、脂血、黄疸、氟化钠、肝素、EDTA 和草酸盐、枸橼酸盐等不干扰本法测定。

3. 参考值

同"葡萄糖氧化酶法"。

4. 临床意义

同"葡萄糖氧化酶法"。

三、葡萄糖脱氢酶法

1. 检验原理

葡萄糖脱氢酶法（glucose dehydrogenase methods）是利用葡萄糖脱氢酶（glucose dehydrogenase，GD）催化葡萄糖的氧化，生成葡萄糖酸内酯和 NADH，NADH 的生成量与葡萄糖浓度呈正相关。

$$葡萄糖+NAD^+ \xrightarrow{GD} 葡萄糖酸内酯+NADH+H^+$$

2. 方法学评价

葡萄糖脱氢酶法高度特异，常规抗凝剂和血清中的常见物质都不会对本法产生干扰，其检测结果与己糖激酶法的检测结果有很好的一致性。

3. 参考值

同"葡萄糖氧化酶法"。

4. 临床意义

同"葡萄糖氧化酶法"。

第二节　脂代谢紊乱检验

脂的全称为"脂类"，是脂肪（fat）和类脂（lipoid）的统称。在维持机体正常生理活动，特别是在能量代谢和膜构成中具有重要意义。它是一类不溶于水而溶于有机溶剂的化合物，包括甘油三酯（triglyceride，TG）、磷脂（phospholipid，PL）、糖脂（glycolipid，GL）、胆固醇酯（cholesteryl ester，CE）和胆固醇（cholesterol，Ch）。由于脂类水溶性低，故脂类均与溶解度较大的载脂蛋白结合成复合形式［即脂蛋白，包括乳糜微粒（chylomicron，CM）、极低密度脂蛋白（very low density lipoprotein，VLDL）、低密度脂蛋白（low density lipoprotein，LDL）、低密度脂蛋白胆固醇（low density lipoprotein cholesterol，LDL-C）、高密度脂蛋白（high density lipoprotein，HDL）、高密度脂蛋白胆固醇（high density lipoprotein cholesterol，HDL-C）］在血液循环中运输。血液中的脂类简称血脂，血脂总量为 4.0~7.0g/L。脂蛋白是脂类在血液中存在、转运及代谢的形式。

脂代谢是血中脂质、脂蛋白、载脂蛋白及其受体和酶相互作用的代谢过程。脂代谢紊乱的常见现象是血中总胆固醇（total cholesterol，TC）或 TG 升高，或者是各种脂蛋白水平异常增高。高脂蛋白血症是指血浆中 CM、VLDL、LDL、HDL 等脂蛋白有一种或几种浓度过高的现象。根据脂蛋白代谢紊乱的原因可分为原发性和继发性两大类。原发性是遗传缺陷所致，如家族性高胆固醇血症。继发性是继发于多种疾病所致，如糖尿病、肾病等可继发引起高脂血症。除高脂蛋白血症外，临床还可以见到低脂蛋白血症。

血脂异常已被证实为缺血性心血管疾病发生的独立危险因素，血脂检测对血脂异常的诊断提供量化依据，其可用于高血压、糖尿病、肾病及绝经期后妇女内分泌代谢改变等相关疾病的研究，调脂药疗效观察和流行病学研究等。

血浆脂质测定是临床生物化学检验的常规测定项目，血脂检测在早期发现与诊断高脂蛋白血症，协助诊断动脉粥样硬化症，评价动脉粥样硬化疾病，如冠心病、脑梗死、糖尿病等的危险度，监测评价饮食与药物治疗效果等方面有重要的应用价值。目前临床常规检测的脂质项目有血清（浆）TC、TG、LDL-C、HDL-C。

一、总胆固醇

总胆固醇（TC）是指血液中各脂蛋白所含胆固醇之总和，分为酯化型胆固醇（CE）

和游离型胆固醇（free cholesterol，FC）。其中 CE 占 60%~70%，FC 占 30%~40%。

血清总胆固醇测定一般分为化学法和酶法两大类。化学法包括抽提、皂化、洋地黄皂苷沉淀纯化和显色比色四个步骤。

1. 检验原理

胆固醇氧化酶-过氧化物酶-4-氨基安替比林法（COD-PAP 法）是利用胆固醇酯酶水解血清中的胆固醇酯生成游离胆固醇，游离胆固醇被胆固醇氧化酶氧化产生过氧化氢。过氧化氢用 Trinder 反应显色，颜色深浅与血清 TC 成正比。

2. 方法学评价

在终点法中血红蛋白高于 2g/L 时引起正干扰；胆红素高于 0.1g/L 时有明显负干扰；血中维生素 C 与甲基多巴胺浓度高于治疗水平时，会使结果降低，若采用速率法测定可减小干扰。

3. 参考值

合适水平：<5.18mmol/L；边缘性升高：5.18~6.19mmol/L；升高：>6.22mmol/L。

4. 临床意义

（1）TC 增高见于以下病症

①家族性高 TC 血症（低密度脂蛋白受体缺乏）、家族性载脂蛋白 B 缺乏症、混合性高脂蛋白血症。

②肾病综合征、慢性肾衰竭、甲状腺功能减退、梗阻性黄疸、妊娠、糖尿病、与 LP 代谢相关酶或受体基因发生突变等，是引起 TC 显著升高的主要原因。

（2）TC 降低见于以下疾病

①各种脂蛋白缺陷状态如家族性无 β-脂蛋白或低 β-脂蛋白血症。

②甲状腺功能亢进、肝硬化、恶性肿瘤、营养不良、巨幼细胞贫血、慢性消耗性疾病等。

（3）TC 的生理变化　TC 增高，冠心病等心血管疾病发生的危险性增高。但由于 TC 主要有 LDL 和 HDL 两种 LP 转运，而两者在脂类疾病发病机制中作用相反，故胆固醇值并非越低越好。

二、甘油三酯（TG）

根据甘油骨架上分别结合 3 分子脂肪酸、2 分子脂肪酸和 1 分子脂肪酸，分别被称为甘油三酯（TG）、甘油二酯（DG）和甘油一酯（MG）。甘油三酯又称中性脂肪，血清中 90%~95% 是 TG。

由于血清中 TG 的化学组成并不单一，准确求其分子质量较为困难。因标准不同，测定结果存在差异。目前血清 TG 测定方法一般分为化学法及酶法两大类。酶法测定血清 TG 的主要优点是操作简便，快速准确，并能在自动化生物化学分析仪上进行批量测定，线性范围较宽，并且灵敏度、精密度、相对特异性也较好，因而目前几乎所有临床实验室均采用酶法作为 TG 测定的常规方法。

1. 检验原理

（1）一步 GPO-PAP 法原理　用脂蛋白脂肪酶（LPL）使血清中 TG 水解成甘油与脂肪酸，将生成的甘油用甘油激酶（GK）进行磷酸化，以磷酸甘油氧化酶（GPO）氧化 3-磷酸甘油（G-3-P），然后以过氧化物酶（POD）、4-氨基安替比林（4-AAP）与 4-氯酚（三者合称 PAP）显色，测定所生成的 H_2O_2。故本法简称 GPO-PAP 法，反应如下：

$$甘油三酯 + H_2O \xrightarrow{LPL} 甘油 + 3\ 脂肪酸$$

$$甘油 + ATP \xrightarrow{GK} G\text{-}3\text{-}P + ADP$$

$$G\text{-}3\text{-}P + O_2 \xrightarrow{GPO} 磷酸二羟丙酮 + H_2O_2$$

$$H_2O_2 + 4\text{-}AAP + 4\text{-}氯酚 \xrightarrow{POD} 苯醌亚胺非那腙 + 2H_2O + HCl$$

（2）两步 GPO-PAP 法原理　又称双试剂法（即试剂分两步加入的预孵育法），将一步法中的 GPO-PAP 试剂分成两部分，其中 LPL 和 4-AAP 组成试剂Ⅱ，其余部分组成试剂Ⅰ。血清加试剂Ⅰ，37℃孵育后，因无 LPL 存在，TG 不被水解，FG 在 GK 和 GPO 作用下反应生成 H_2O_2，但因反应体系中不含 4-AAP，不能完成显色反应，由此除去 FG 的干扰，再加入试剂Ⅱ，测出 TG 水解生成的甘油。

2. 方法学评价

酶法测定血清 TG 具有简便快速、微量、精密度高的优点，且特异性强，易于达到终点。一般临床实验室可采用一步 GPO-PAP 法，有条件的实验室（如三级以上医院）可开展游离甘油（FG）的测定或采用两步 GPO-PAP 法。

3. 参考值

正常：＜1.7mmol/L（150mg/dL）；边缘升高：1.7～2.25mmol/L（150～199mg/dL）；升高：≥2.26mmol/L（200mg/dL）。

4. 临床意义

（1）生理性改变　TG 受生活条件和饮食方式、年龄、性别等影响。如高脂肪饮食后 TG 升高，一般餐后 2~4h 达高峰，8h 后基本恢复空腹水平；运动不足、肥胖可使 TG 升高；成年后随年龄上升 TG 水平上升（中青年男性高于女性，50 岁后女性高于男性）。人群中血清 TG 水平呈明显的正偏态分布。

（2）病理性改变　TG 升高可见于以下疾病。

①家族性高 TG 血症、家族性混合性高脂血症。

②继发性常见于以下疾病：糖尿病、糖原累积症、甲状腺功能不足、肾病综合征、妊娠等。TG 轻至中度升高者，即 2.26～5.63mmol/L（200～500mg/dL），患冠心病的危险性增

加；重度升高者，即≥5.63mmol/L（500mg/dL）时，常可伴发急性胰腺炎，急性胰腺炎；高危状态时，TG>11.3mmol/L。

（3）低 TG 血症 低 TG 血症是指 TG<0.56mmol/L。原发性者见于无 β-脂蛋白血症和低 β-脂蛋白血症，为遗传性疾病；继发性者见于继发性脂质代谢异常，如消化道疾病（肝病、吸收不良综合征）、内分泌疾病（甲状腺功能亢进、慢性肾上腺皮质功能不全）、癌症晚期、恶病质及肝素等药物的应用。

三、低密度脂蛋白胆固醇（LDL-C）

脂蛋白是一种既有蛋白质又有胆固醇，还有磷脂的复合体，尚无一种较为理想的定量方法。因为脂蛋白中胆固醇含量较为稳定，因此，目前以测定脂蛋白中胆固醇总量的方法作为脂蛋白的定量依据，即测定 LDL、HDL 中的胆固醇，并分别称为低密度脂蛋白胆固醇（LDL-C）、高密度脂蛋白胆固醇（HDL-C）。这类测定方法是目前临床广泛使用的方法，快速并较为准确。

目前测定血浆 LDL-C 的方法大致分三大类。

①化学沉淀法：常用沉淀剂有多聚阴离子与 2 价阳离子结合沉淀的方法。

②均相测定法：又称匀相测定法（homogeneous method），应用 2 种不同的表面活性剂、多聚阴离子，根据脂蛋白酶促反应的选择性，即一种试剂与 CM、VLDL、HDL 在多聚阴离子存在下发生凝集形成遮蔽圈，抑制其表面的游离胆固醇反应。与此同时，试剂中另一成分与 LDL 形成可溶性复合体，使 LDL-C 胆固醇直接与酶试剂反应，测定出 LDL-C 含量。

③免疫抗体法：免疫抗体法包括 PEG 修饰法、免疫分离法等。

1. 检验原理（SUR）

试剂 1 中的表面活性剂 I 能改变 LDL 以外的脂蛋白（HDL、CM 和 VLDL 等）结构并解离，所释放出来的微粒化胆固醇分子与胆固醇酶试剂反应，产生的 H_2O_2 在缺乏偶联剂时被消耗而不显色，此时 LDL 颗粒仍是完整的。加试剂 2（含表面活性剂 II 和偶联剂 DSBmT），它可使 LDL 颗粒解离释放胆固醇，参与 Trinder 反应而显色，因其他脂蛋白的胆固醇分子已除去，色泽深浅与 LDL-C 量成比例。反应式如下：

$$HDL、VLDL、CM+表面活性剂 I \longrightarrow 微粒化胆固醇 \longrightarrow H_2O_2$$

$$H_2O_2+4\text{-}AAP+POD \longrightarrow 不显色$$

$$LDL+表面活性剂 II \longrightarrow 微粒化胆固醇 \longrightarrow H_2O_2$$

$$H_2O_2+4\text{-}AAP+DSBmT \longrightarrow 显色$$

2. 方法学评价

均相测定法相对于沉淀和超速离心明显的优势在于不需要样本的处理和所需样本的量小，便于现代化的自动化检测。然而，均匀相测定法已被证明缺乏特异性，尤其当患者的样本存在不寻常的脂蛋白分布时，因而均相测定法不适用于这样的患者或研究调查。

3. 参考值

LDL-C 水平随年龄上升，中、老年人平均为 2.7~3.1mmol/L。我国《血脂异常防治建议》提出的判断标准如下。

理想范围：<3.12mmol/L；边缘水平：3.15~3.61mmol/L；升高：>3.64mmol/L。

4. 临床意义

LDL-C 水平与缺血性心血管病发生的相对危险及绝对危险上升趋势及程度与 TC 相似。也可评估类似饮食、体育锻炼等降脂生活方式是否有效，定期检测可评价他汀类药物的疗效。

LDL-C 水平增高见于家族性高胆固醇血症（TC 增高，LDL-C 增高，伴有 HDL-C 减低）、Ⅱa 型高脂蛋白血症（TC 增高，LDL-C 增高，TG 正常或轻度增高）、冠心病、肾病综合征、慢性肾功能衰竭、肝病、甲状腺功能低下、梗阻性黄疸和糖尿病等，也可见于神经性厌食及怀孕妇女。LDL-C 水平降低主要见于营养不良、慢性贫血、急性心肌梗死、创伤、肝硬化、骨髓瘤等恶性肿瘤和严重肝病等。

四、高密度脂蛋白胆固醇（HDL-C）

血浆 HDL-C 的测定法分为三大类，化学沉淀法、免疫分离法和均相测定法。参考方法为超速离心结合正己烷抽提 L-B 反应显色法（alkali lable lipid-bound kappa-carrageenan，ALBK 法），目前常规检测方法为均相测定法。均相测定法有多种，本文主要介绍 PEG 修饰酶法。

1. 检验原理

在镁离子和 α-环状葡聚糖硫酸盐的存在条件下，选择封闭其他脂蛋白，然后聚乙二醇修饰的胆固醇酯酶和氧化酶选择性作用于 HDL 产生过氧化氢，后续测定同一般酶法测定。

$$CM、VLDL 和 LDL + α\text{-}环状葡聚糖硫酸盐 + Mg^{2+} \longrightarrow 可溶性聚合物$$
$$HDL\text{-}C + PEG 修饰的 CEH 和 COD \longrightarrow 胆甾烯酮 + H_2O_2$$
$$酚衍生物 + 2H_2O_2 + 4\text{-}APP + POD \longrightarrow 苯醌亚胺色素$$

2. 方法学评价

PEG 修饰酶法所需血清量少（4μL），线性范围宽（1500mg/L），精密度高（批内、批间 CV 均小于 10%），回收率为 99%~103%，黄疸、溶血对检测结果影响较小，不受维生素 C、肝素等干扰，与 PTA-Mg^{2+} 法具有良好相关性（r=0.975）。

3. 参考值

我国成年男性 HDL-C 多在 1.16~1.42mmol/L，女性较高，多在 1.29~1.55mmol/L。我国《血脂异常防治建议》提出的判断标准如下。

理想范围：HDL-C>1.04mmol/L；HDL-C<1.03mmol/L 为低，冠状动脉性心脏病危险增高；HDL-C≥1.55mmol/L 为负危险因素。

4. 临床意义

（1）HDL-C 增高　可见于原发性高 HDL 血症（家族性高 α-脂蛋白血症）。接受雌激素、胰岛素或某些药物（如烟酸、维生素 E，肝素等）治疗者，也可增高。

（2）HDL-C 降低　常见于肥胖、吸烟、缺乏运动的人。吸烟越多，HDL-C 水平越低。也可见于某些疾病，如脑血管病、冠心病、高甘油三酯血症、肝功能损害（如急慢性肝炎、肝硬化、肝癌）、糖尿病、肾病综合征和胰腺炎等；HDL-C 降低与冠心病发病呈负相关，HDL-C 低于 0.9mmol/L 是冠心病危险因素。高 TG 血症往往伴以低 HDL-C。此外，长期素食者血清总胆固醇含量不高，但有时可伴有 HDL-C 水平降低。

第三节　蛋白质检验

作为人体中含量和种类最多的成分，蛋白质是人体生命活动中最重要的物质。体液中大多数蛋白质由肝脏合成，通过肝窦和中央静脉进入血流，循环于血液以及血液和细胞外组织间液中，血浆蛋白质在血浆中或进入组织后发挥作用，之后大部分由肝脏进行分解代谢。身患疾病时，蛋白质在体内的结构、种类、含量、分布和功能均有可能发生变化，从而引起蛋白质代谢紊乱。该紊乱可以反映到血浆蛋白质中，因而可对其进行分析并用于疾病的诊断和病情监测等。

一、血浆总蛋白的测定

血浆总蛋白（total protein，TP）是血浆中所有蛋白质含量的总体反映，与肝脏合成蛋白功能以及免疫球蛋白合成情况有关，尤其是结合血清清蛋白浓度，能大概反映血清免疫球蛋白的含量。

血浆总蛋白测定方法很多，常用的有化学法、物理法和染料结合法。化学法包括凯氏定氮法、双缩脲法和酚试剂法。物理法包括紫外分光光度法、比浊法。其中凯氏定氮法是蛋白质测定公认的参考方法，双缩脲法是临床测定血浆总蛋白首选的常规方法。本节主要介绍双缩脲法。

1. 检验原理

血浆中蛋白质的两个相邻肽键（—CO—NH—）在碱性溶液中能与二价铜离子作用产生稳定的紫色络合物。此反应和双缩脲在碱性溶液中与铜离子作用形成紫红色的反应相似，因此将蛋白质与碱性铜的反应称为双缩脲反应。生成紫红色络合物的颜色深浅与血浆蛋白质含量成正比，故可用来测定蛋白质含量。

2. 方法学评价

该法对各种蛋白质呈色基本相同，特异性和准确度好，且显色稳定性好，干扰物质少，试剂单一，方法简便。既适用于手工操作，也便于自动化分析。

3. 参考值

正常成人参考区间为 60~80g/L。与正常成人相比，长久卧床者低 3~5g/L；60 岁以上者约低 2g/L；新生儿总蛋白浓度较低，随后逐月缓慢上升，大约一年后达成人水平。

4. 临床意义

（1）血浆总蛋白浓度降低　蛋白质合成障碍，当肝功能严重受损时，蛋白质合成减少，以清蛋白降低最为显著；严重烧伤，大量血浆渗出等导致蛋白质丢失；大出血；肾病综合征尿中长期丢失蛋白质；溃疡性结肠炎可从粪便中丢失蛋白质；营养失调、低蛋白饮食、维生素缺乏症或慢性肠道疾病所引起的吸收不良使体内缺乏合成蛋白质的原料；长期患消耗性疾病，如严重结核病、恶性肿瘤和甲状腺功能亢进等，均可导致血浆总蛋白浓度降低；静脉注射过多低渗溶液或各种原因引起的水钠潴留导致的血浆稀释。

（2）血浆总蛋白浓度增高　蛋白质合成增加，大多见于多发性骨髓瘤患者，此时主要是异常球蛋白增加，使血浆总蛋白增加；血浆浓缩；急性脱水（如腹泻、呕吐、高烧等），伤性外休克（毛细血管通透性增大），慢性肾上腺皮质功能减退（尿排钠增多引起继发性失水）。

二、血浆清蛋白测定

清蛋白（albumin，Alb）由肝实质细胞合成，是血浆中含量最多的蛋白质，占血浆总蛋白的 57%~68%，血中半衰期为 15~19d。其合成率主要由血浆中 Alb 水平调节，并受食物中蛋白质含量的影响。

目前测定血浆清蛋白的方法有染料结合法、电泳法和免疫化学法等，以染料结合法最常用。常用的染料有溴甲酚绿（bromocresol green，BCG）和溴甲酚紫（bromocresol purple，BCP），其中 BCG 法是目前我国临床上测定清蛋白最常用的方法。

1. 检验原理

血浆清蛋白具有与阴离子染料 BCG 结合的特性。在 pH 为 4.2 的缓冲液中清蛋白带正电荷，在有非离子型表面活性剂存在时，可与带负电荷的染料 BCG 结合形成蓝绿色复合物，其颜色深浅与清蛋白浓度成正比。与同样处理的清蛋白标准比较，可求得血浆中清蛋白含量。球蛋白也能与 BCG 结合，但结合时间较晚，故可在控制时间的情况下直接测定血浆清蛋白。

2. 方法学评价

BCG 法灵敏度高、操作简便、重复性好，既可用作手工操作也可自动化分析。BCG 是一种变色阈较窄的酸碱指示剂，受酸、碱影响较大，故所用的器材必须无酸、碱污染。胆红素等对测定无明显干扰，血红蛋白浓度在 1000mg/L 以下无明显干扰。

3. 参考值

健康成人为 35~55g/L；4~14 岁儿童为 34~48g/L（BCG 法）。

4. 临床意义

（1）低 Alb 血症　可见于下述疾病情况：合成不足，如急性或慢性肝病及蛋白质营养不良或吸收不良等；丢失过多，如各种原因使 Alb 从肾、肠道及皮肤丢失；分解增加，由组织损伤或炎症等引起；分布异常，肝硬化导致门静脉高压时，由于 Alb 在肝合成减少和大量漏入腹腔的双重原因，使血浆 Alb 显著下降；无 Alb 血症，是一种罕见的遗传性疾病，属先天性 Alb 合成缺陷，血浆 Alb 含量常低于 1g/L。

（2）血浆中 Alb 增高　比较少见，当机体严重脱水时，可表现为相对增高，对监测血液浓缩有诊断意义。

血浆 Alb 浓度降低，临床上比较重要和常见，通常与总蛋白降低的原因大致相同。急性降低主要见于大出血和严重烧伤；慢性降低见于肾病蛋白尿、肝功能受损、肠道肿瘤及结核病伴慢性出血、营养不良和恶性肿瘤等。血浆 Alb 低于 20g/L，临床出现水肿。

第四节　电解质与微量元素检验

体液中存在的离子、无机物和部分以离子形式存在的有机物统称为电解质。他们具有维持体液渗透压、参与体内酸碱平衡调节、维持神经肌肉的应激性及心脏细胞正常功能的作用，并保持着体内液体的正常分布。其中主要阳离子有钠离子（Na^+）、钾离子（K^+）、钙离子（Ca^{2+}），主要阴离子有氯离子（Cl^-）、碳酸氢根离子（HCO_3^-）、磷酸一氢根离子（HPO_4^{2-}）和磷酸二氢根离子（$H_2PO_4^-$）。

微量元素（trace element）是指占人体总质量 1/10000 以下，每人每日需要量在 100mg 以内的元素。根据机体对微量元素的需要与否，分为必需微量元素和非必需微量元素。对维持人的生命、保持正常生理功能所必需的，缺乏时会导致某种疾病或严重功能不全的微量元素称为必需微量元素（essential trace element），包括铁（Fe）、碘（I）、锌（Zn）、硒（Se）、铜（Cu）、锰（Mn）、钴（Co）、氟（F）等。对人体无明显生理功能，也不是机体所必需的微量元素称为非必需微量元素。非必需微量元素，又分为无害微量元素，如钡（Ba）、钛（Ti）、铌（Nb）、锆（Zr）等和有害微量元素，如铅（Pb）、铝（Al）、镉

（Cd）、汞（Hg）、砷（As）等。其中，必需或非必需、有害或无害只是相对而言的。

微量元素在人体内含量不多、种类繁多，但与人的生存和健康息息相关，对人的生命至关重要。它们的摄入过量、不足或不平衡都会不同程度地引起人体生理的异常或发生疾病。

一、电解质检测

电解质的检测方法有多种，如离子选择电极法（ion selective electrode，ISE）、原子吸收分光光度法（atomic absorption spectrophotometry，AAS）、火焰发射分光光度法（flame emission spectrophotometry，FES）、分光光度法、汞滴定法、库仑电量分析法等，其中离子选择电极法是最常用的方法，可用于钾离子、钠离子、氯离子的测定，其测定常用的标本来源为血清。

（一）血清钠的测定

体内钠的主要来源是食物中的食盐，经肠道吸收进入血液，经肾排出体外。钠离子的主要功能在于保持细胞外液容量，维持渗透压及酸碱平衡，并具有维持肌肉、神经正常应激性的作用。临床实验室测定血清钠的常用方法为 ISE。

1. 检验原理

ISE 是利用电极电位和离子活度的关系来测定离子活度的一种电化学技术，其核心是采用对被测离子选择性响应的敏感膜，通过检测电极表面电位的改变，比较测定选择电极与参比电极表面电位变化的差值大小来估计样本中被测定物质的含量。

2. 方法学评价

ISE 法测定电解质，具有简便、快速、准确等优点。

3. 参考值

ISE 法：正常血清钠为 135.0~145.0mmol/L。

4. 临床意义

（1）血清钠增高见于以下原因　①摄入过多：食物、输液等；②水分摄入不足；③水分丢失过多：大量出汗、尿崩症、水样便等；④内分泌疾病：如垂体瘤、抗利尿剂激素分泌增加、排钠减少、醛固酮增多症、肾小管排钾保钠、库欣综合征等。

（2）血清钠降低见于以下原因　①丢失过多：呕吐、腹泻、烧伤、出汗（离子多于水）、ADH 分泌失调；②摄入不足：饥饿、营养不良；③细胞外液稀释：慢性肾功能不全、肝硬化失代偿等。

（二）血清钾的测定

人体内的钾主要来源于食物，在肠道被吸收入血，经代谢利用后从肾脏排出体外。钾离子大部分存在于细胞内液，少量存在于细胞外液，且浓度恒定。钾是维持细胞生理活动的主要阳离子，在保持机体的正常渗透压及酸碱平衡、参与糖及蛋白质代谢、维持神经-肌肉的应激性和心脏的正常功能等方面具有重要作用。临床实验室测定血清钾的常用方法为 ISE。

1. 检验原理

同"血清钠的测定"。

2. 方法学评价

测定血钾标本在采血和处理过程中应避免溶血，溶血后红细胞内 K^+ 释放造成测定结果假性增高。同时血清或血浆标本应及时分离，因全血标本放置时间过长，体外红细胞能量代谢受到抑制，能量不足导致红细胞膜上 Na^+-K^+-ATP 酶不能正常运转，从而不能将红细胞内逸出的钾转运到胞内，造成血清钾升高，使测定结果出现假性增高。

3. 参考值

ISE 法：正常血清钾为 3.5～5.5mmol/L。

4. 临床意义

（1）血清钾增高见于以下原因　①摄入过多：高钾食物；静脉输入钾盐、库存血；②排出减少：见于肾脏疾病，如肾小管酸中毒，尤其肾衰较为明显；③内钾外移现象增强（溶血）；④家族性高钾性周期性瘫痪；⑤细胞和组织的损伤和破坏：见于血管内溶血、组织挤压综合征等。

（2）血清钾降低见于以下原因　①摄入不足：低钾食物、禁食、厌食、饥饿、营养不良、吸收障碍；②丢失过多：呕吐、腹泻，使用排钾利尿剂，肾上腺皮质功能亢进、醛固酮增多症钾随尿丢失等；③细胞外钾进入细胞内；④血浆稀释。

（三）血清氯的测定

Cl^- 几乎在消化道完全吸收入血，在体内经代谢利用后由肾脏排出体外。Cl^- 在维持细胞外液渗透压、水平衡以及酸碱平衡中起着重要作用，同时也是胃肠道分泌液中含量最多的阴离子。临床实验室测定血清氯的常用方法为 ISE。

1. 检验原理

同"血清钠的测定"。

2. 方法学评价

ISE 法是目前测定 Cl^- 最常用的方法，具有简便、快速、准确等优点。

3. 参考值

ISE 法：正常血清氯为 96～108mmol/L。

4. 临床意义

血清氯增高见于高钠血症、高氯性代谢性酸中毒、过量注射生理盐水等；而血清氯降低在临床上较为多见，常见原因为氯化钠摄入不足或丢失增加。

（四）血清钙的测定

钙（calcium，Ca）是人体内含量最丰富的矿物质，被称为"生命金属"，是构成人体骨骼和牙齿的主要成分，其不但参加凝血过程，对多种酶有激活作用，还参与人体其他生理活动过程，如参与神经的传导、肌肉的收缩，维持组织的应激性；调节心律，降低毛细血管和细胞膜的通透性，维持体内酸碱平衡；控制新陈代谢、激素分泌、细胞黏附和分裂等多种生理活动。人体每日需求的钙多数来源于食物钙，其在十二指肠被主动吸收，经体内代谢利用后经肠道和肾脏排泄。

血清钙的测定包括总钙和离子钙的测定。血清总钙的测定方法有滴定法（氧化还原滴定法、络合滴定法）、比色法（邻甲酚酞络合酮法、甲基麝香草酚蓝法、偶氮胂Ⅲ法等）、火焰光度法、原子吸收分光光度法、同位素稀释质谱法（isotope dilution mass spectrometry，ID-MS）等。血清离子钙的测定方法有生物学法、透析法、超滤法、金属指示剂法、离子选择电极法。ISE 法是目前临床实验室应用最多的方法。

1. 检验原理

血清总钙 O-CPC 法：O-CPC 是一种金属络合指示剂和酸碱指示剂，在 pH=11.0 的碱性溶液中与钙螯合形成紫红色配合物，后者在 575nm 处有特征吸收，与同样处理的钙标准液比较，可求得血清总钙的含量。

血清离子钙 ISE 法，原理见前述。

2. 方法学评价

O-CPC 法简便、快速、稳定，同时适于手工和自动化分析仪，但反应体系受 pH 影响较大，样本溶血、黄疸、脂浊对实验均有干扰。ISE 法简便、快速、重复性好，准确性和敏感性都很高，现已成为离子钙测定的参考方法。

3. 参考值

血清总钙

邻甲酚酞络合酮法：成人正常值 2.03~2.54mmol/L；儿童 2.25~2.67mmol/L。

血清离子钙

ISE 法：成人正常值 1.10~1.34mmol/L。

4. 临床意义

（1）血钙降低 常见于①甲状旁腺功能低下，甲状腺手术损伤甲状旁腺、特发性甲状旁腺功能低下，或由于自身免疫和炎症等原因所引起；②维生素 D 缺乏，食物中维生素 D 缺乏、阳光照射少、消化系统疾患等；③慢性肾功能衰竭，可因 $1,25-(OH)_2D_3$ 生成不足而致血钙降低；④新生儿低钙血症，是新生儿时期常见惊厥原因之一，多发生于出生后一周内；⑤长期低钙饮食或吸收不良、严重乳糜泻、严重肝病、急性胰腺炎、肾小管性酸中毒等情况下血清钙可下降。血钙降低还见于佝偻病、软骨病。

（2）血钙升高　可见于①原发性甲状旁腺功能亢进：多见于甲状旁腺腺瘤；②甲状旁腺激素异位分泌：如肾癌、支气管癌等；③恶性肿瘤骨转移：多发性骨髓瘤、乳腺癌、肺癌等伴有骨转移时血钙升高；④维生素 D 中毒；⑤其他：骨肉瘤病、肾上腺功能不全、急性肾功能不全、酸中毒、脱水等。

二、微量元素检测

许多疾病与各种微量元素的代谢是密切相关的。准确地检测人体内各种微量元素的水平，对于疾病的诊断、治疗和预防具有极其重要的意义，也有利于促进在疾病的发生、发展过程中微量元素与疾病的关系研究。

（一）血清铁和总铁结合力测定

铁是人体内含量最多的必需微量元素，是红细胞中血红蛋白的必需组成成分，可以携带和运载氧气。铁也是体内许多重要酶系的组成成分，其在人体的分布极为广泛，几乎所有组织中都有，其中以肝、脾含量最高。铁的吸收主要在十二指肠和空肠上段，通过粪便、肾脏和汗腺排出体外。

1. 检验原理

血清铁的检测主要用亚铁嗪比色法。血清中的铁是以三价形式与转铁蛋白结合，在酸性条件下铁离子与转铁蛋白发生解离，然后加入强还原剂使三价铁离子还原成亚铁离子，然后再加入有色配合物试剂亚铁嗪，其能与铁形成紫红色复合物。呈色后与同样处理的铁标准液比较，在 562nm 处进行比色测定，即可测得血清铁含量。

总铁结合力（total iron binding capacity，TIBC）是在血清样品中加足量的铁标准液使转铁蛋白被铁饱和，过量的铁用轻质碳酸镁粉吸附除去，然后按照测定血清铁的方法求出铁的总含量，即为总铁结合力。

2. 方法学评价

血清铁的测定方法主要有分光光度法、AAS 法和溶出伏安法等。分光光度法是作为测定血清铁的首选方法，其既可以自动化分析也可以手工操作。在测定中应注意：标本不能溶血，标本应及时分离血清，所有试管等都应避免铁污染。

3. 参考值

血清铁：成年男性 11~30μmol/L；成年女性 9~27μmol/L。

血清总铁结合力：成年男性 50~77μmol/L；成年女性 54~77μmol/L。

4. 临床意义

（1）血清铁增高　①常见于红细胞破坏增多时，如溶血性贫血。②红细胞的再生或成熟障碍，如再生障碍性贫血、巨幼红细胞性贫血。此外，不合理使用铁补充剂和铁强化食品也可导致铁过量。

（2）血清铁降低　常见于慢性长期失血、缺铁性贫血、恶性肿瘤、胃次全切除术后、长期严重腹泻、胃游离盐酸缺乏、慢性血管内溶血等。此外，素食、红肉摄入量不足也可导致铁来源缺乏的低血铁。

（3）血清总铁结合力增高　见于缺铁性贫血、急性肝炎等。

（4）血清总铁结合力降低　见于肾病、尿毒症、肝硬化和血色素沉着症等。

（二）血清锌的测定

锌主要在小肠吸收。其分布在人体所有组织中，以视网膜、胰腺及前列腺含量较高，随粪便、尿液、汗液、乳腺及头发排泄。在体内，锌可参与上百种酶的合成。锌与 RNA、DNA 和蛋白质的生物合成联系密切；唾液中的锌蛋白对味觉和食欲有促进作用，缺锌则味觉迟钝，食欲减退。此外，锌还可促进性器官正常发育和维持性功能正常；影响能量代谢及酸碱平衡，促进骨骼肌蛋白质及 DNA 的合成，参与维生素 A 还原酶和视黄醇结合蛋白的合成。锌还有益于皮肤健康；增强人体免疫功能，是超氧物歧化酶（SOD）的重要组成成分。血清锌的主要测定方法有吡啶偶氮酚比色法、荧光光度法、阳极溶出伏安法、原子吸收分光光度法和中子活化法。

1. 检验原理

吡啶偶氮酚比色法：还原剂维生素 C 可将血清中的三价铁和铜还原为低价态，二者同锌离子一起被氰化物分别络合成不同的稳定复合物。然后用水合氯醛选择性地释放出锌，锌则与 2-［（5-溴-2-吡啶）-偶氮］-5-二乙基氨基苯酚（5-Br-PADAP）反应生成红色复合物，与同样处理的标准品比较，在 550nm 处进行比色测定，即可求得血清锌含量。

2. 方法学评价

5-Br-PADAP 可与多种离子（如铁、铜、钙、镁等）发生灵敏的显色反应，用它作为显色剂测定血清锌时特异性不佳。需注意控制反应的 pH。

3. 参考值

血清锌：成人 9.0~20.7μmol/L。

4. 临床意义

（1）血清锌增高　见于工业污染引起的急性锌中毒，吸入锌雾等。还可见于慢性中毒、甲状腺功能亢进、高血压。

（2）血清锌降低　见于胃肠道吸收障碍、糖尿病、营养不良、酒精中毒性肝硬化、恶性贫血、慢性感染、肺癌、恶性淋巴瘤、心肌梗死、肾病综合征及部分慢性肾衰竭患者。此外，长期食用精加工食品和烹调过度的食品，也可导致锌的缺乏。

（三）血清铜的测定

铜在人体内主要经十二指肠和小肠上段吸收入血，经肝脏代谢后，形成铜蓝蛋白，铜蓝蛋白再从肝脏进入血液和各处组织。人体内以肝、肌肉、骨骼含铜量最高。最后铜经胆汁、肠壁、尿液和皮肤排泄。

铜是体内很多金属酶的组成成分；作为赖氨酸氧化酶的组成部分，可促进骨骼、血管、皮肤中胶原蛋白的相互交联；也参与一些氧化酶的催化过程，对保持神经系统的正常功能起重要作用；能加速过氧化物分解，对胆固醇代谢、机体防御、激素分泌等过程也均有影响。血清铜的主要测定方法有分光光度法（比色法）、原子吸收分光光度法、阳极溶出伏安法。

1. 检验原理

双环己酮草酰二腙比色法：在血清中加入稀盐酸，使之与白蛋白结合的铜释放出来，然后用三氯醋酸沉淀蛋白质，过滤。在滤液中加入双环己酮草酰二腙，使其与铜离子反应生成稳定的蓝色化合物，与同样处理的标准液比较，在620nm波长处进行比色测定，即可求得血清铜的含量。

2. 方法学评价

双环己酮草酰二腙比色法选择性较好，特异性高，但灵敏度低，血清用量大且需去除蛋白质，不易自动化。

3. 参考值

血清铜：成年男性 $10.99 \sim 21.98 \mu mol/L$，成年女性 $12.56 \sim 23.55 \mu mol/L$。

4. 临床意义

（1）血清铜增高　见于重症感染如肝炎；恶性肿瘤如白血病、霍奇金淋巴瘤；贫血如巨幼细胞贫血、再生障碍性贫血、重型及轻型地中海贫血；口服避孕药、雌激素治疗、甲亢、风湿热、创伤、结缔组织病以及铜中毒等。

（2）血清铜降低　见于威尔逊病（肝豆状核变性）、丝卷综合征、蛋白质营养不良及慢性局部缺血性心脏病、长期腹泻等。

（四）铅的测定

铅是一种具有神经毒性的重金属元素，主要通过肠道、呼吸道、皮肤吸收入血。大部分经肾脏随小便排出；少部分经肠道随粪便排出。

铅主要引起造血系统、神经系统、消化系统的损害。可引起溶血、贫血；末梢神经炎，出现运动和感觉障碍，也可出现神经意识障碍。

铅的测定方法主要有原子荧光测定法、石墨炉原子吸收光谱法、原子吸收分光光度法、电感耦合等离子体-质谱法（inductively coupled plasma-mass spectrometry，ICP-MS）、阳极溶出伏安法等。

1. 检验原理

石墨炉原子吸收光谱法：血样用 Triton X-100 作为基体改进剂，溶血后用硝酸处理，然后在石墨炉内高温解离为铅蒸气后，用原子吸收分光光度计在 283.3nm 处测定铅的吸光度值，与标准系列比较定量。

2. 方法学评价

血铅容易测定，较其他指标相关性好，且有标准方法，一直为各实验室所采用，便于相互比较。

3. 参考值

全血铅测定：成人血铅<0.97μmol/L（200μg/L）；儿童血铅<0.48μmol/L（100μg/L）。

4. 临床意义

血铅增高见于铅中毒。①急性铅中毒：主要引起消化、神经和造血系统的损害；②慢性铅中毒：长期可致畸、致突变、致癌。

第五节 酶类、激素、嘌呤类检验

一、酶类检验

酶（enzyme）是能催化生物体内化学反应的一类特殊物质。绝大多数酶的本质是蛋白质，其除了具有蛋白质的理化特性外，还具备催化剂的共同性质。临床上测定酶含量的主要表示方式为其作为催化剂的"酶活性浓度"，表示为每单位体积的样本中酶的活性大小，即 U/L。酶活性浓度的测定方法主要有定时法和连续监测法。

（一）丙氨酸氨基转移酶

丙氨酸氨基转移酶（ALT），也称谷丙转氨酶（GPT），是一种参与人体蛋白质新陈代谢的酶，能加快蛋白质氨基酸在体内的转化。其测定的方法主要有手工分析的赖氏法和自动化分析的连续监测法。目前，国内外实验室多采用连续监测法进行测定。

1. 检验原理

连续监测法：ALT 催化氨基从 L-丙氨酸转移到 α-酮戊二酸，生成 α-丙酮酸和 L-谷氨酸。乳酸脱氢酶（LD）催化 α-丙酮酸还原成乳酸，同时将 NADH 氧化成 NAD^+，可在 340nm 处连续监测吸光度的下降速率，从而计算出 ALT 活性浓度。

$$\text{L-丙氨酸} + \alpha\text{-酮戊二酸} \xrightarrow{\text{ALT}} \alpha\text{-丙酮酸} + \text{L-谷氨酸}$$

$$\alpha-丙酮酸+NADH+H^+ \xrightarrow{LD} 乳酸+NAD^+$$

2. 方法学评价

本法在标本测定过程中不需要标准对照，操作简单，精确性好。

3. 参考值

连续监测法：5~40U/L（国际单位）。

4. 临床意义

（1）血清 ALT 活性增高　①肝胆疾病：传染性肝炎、活动性肝硬化、肝癌、黄疸型肝炎、中毒性肝炎、脂肪肝和胆管炎等；②心血管疾病：心肌梗死、心肌炎、心力衰竭时肝淤血和脑出血等；③药物和毒物：氯丙嗪、异烟肼、水杨酸制剂及乙醇、铅、汞或有机磷等。此外甲亢、吸毒等也可引起 ALT 增高。

（2）血清 ALT 活性降低　磷酸吡哆醛缺乏症。

（二）天冬氨酸氨基转移酶

天冬氨酸氨基转移酶（AST），也称谷草转氨酶（GOT），是人体内糖和蛋白质互相转变所需的酶。其测定的方法主要有手工分析的赖氏法和自动化分析的连续监测法。目前，国内外实验室多采用连续监测法进行测定。

1. 检验原理

连续监测法：AST 可催化 L-天冬氨酸和 α-酮戊二酸生成草酰乙酸，草酰乙酸、NADH 和 H^+ 在苹果酸脱氢酶（malic dehydrogenase，MD）作用下产生 NAD^+，连续监测在 340nm 处 NADH 的吸光度下降速率来计算酶活性。

$$L-天冬氨酸+\alpha-酮戊二酸 \xrightarrow{AST} 草酰乙酸+L-谷氨酸$$

$$草酰乙酸+NADH+H^+ \xrightarrow{MD} L-苹果酸+NAD^+$$

2. 方法学评价

由于产物草酰乙酸不稳定，易转变为丙酮酸，故试剂中加入 LD，并适当延长预孵育期，可将内源性丙酮酸转化为乳酸，减少其在测定中对检测结果的影响。

3. 参考值

连续监测法：5~40U/L（国际单位）

4. 临床意义

AST 在心肌细胞内含量较多，心肌梗死、急性心肌炎时都有不同程度的升高。心力衰竭伴肝出血时也明显升高。血清中 AST 也可来源于肝细胞，急性黄疸型肝炎、肝细胞性黄疸、梗阻性黄疸均可引起血清 AST 的升高，有时可达上限的 5~10 倍。肌炎、胸膜炎、肾炎及肺炎等也可引起血清 AST 的轻度增高。

（三）γ-谷氨酰基转移酶

γ-谷氨酰基转移酶（γ-GT 或 GGT）又称 γ-谷氨酰基转肽酶（γ-GTP 或 GGTP），是一种含有疏基的线粒体酶，参与体内谷胱甘肽的代谢。血清中的 γ-GT 主要来自肝胆系统。γ-GT 的测定方法有多种，如重氮反应比色法、对硝基苯胺比色法等。目前，国内外实验室多采用连续监测法进行测定。

1. 检验原理

连续监测法：以 L-γ-谷氨酰-3-羧基对硝基苯胺（GCNA）为底物，甘氨酰甘氨酸（双甘肽）作为 γ-谷氨酰基的受体，在 pH 为 7.7 的条件下，GGT 催化底物生成 γ-谷氨酰双甘肽和黄色的 2-硝基-5-氨基苯甲酸，在 410nm 波长处连续监测吸光度的增高速率，其与 GGT 活性成正关系。

$$L-\gamma-谷氨酰-3-羧基对硝基苯胺 + 双甘肽 \xrightarrow{GGT} \gamma-谷氨酰双甘肽 + 2-硝基-5-氨基苯甲酸$$

2. 方法学评价

GCNA 第 3 位上有亲水基团羧基，可使其溶解度增高，稳定性更好，也可减少其自身的水解作用。本法由于产物摩尔消光系数较小，样品用量大，故需较长的孵育时间并采用底物启动模式。

3. 参考值

连续监测法：健康成年男性为 11~50U/L，健康成年女性为 7~32U/L（国际单位）。

4. 临床意义

血清 GGT 主要来源于肝胆系统，诊断肝胆疾病的敏感性很高。血清 GGT 的升高主要见于肝胆肿瘤，原发性肝癌、胰腺癌、壶腹周围癌；胆道梗阻，梗阻性黄疸、胆石症、胆道炎症、肝外梗阻；急性肝炎等。此外，酗酒、口服避孕药或长期服用某些药物，如苯巴比妥、苯妥英钠、安替比林时也可使血清 GGT 增高。

（四）碱性磷酸酶

碱性磷酸酶（alkaline phosphatase，ALP）属磷酸单酯水解酶，是一种含锌的糖蛋白，在碱性环境中（最适 pH 为 10.0）可以水解各种天然及人工合成的磷酸单酯化合物，是一组特异的磷酸酯酶。ALP 广泛存在于人体的各器官组织中。血清中 ALP 主要来自肝脏和骨骼。其测定方法，国内早期推荐磷酸苯二钠比色法，现在国内外实验室多推荐采用连续监测法。

1. 检验原理

连续监测法：ALP 在 pH 为 10.0 的条件下，以磷酸对硝基苯酚（4-NPP）为底物，2-氨基-2-甲基-1-丙醇（AMP）为磷酸酰基的受体物质。在 ALP 催化下，4-NPP 分裂出磷酸酰基，生成游离的对硝基苯酚（4-NP 或 PNP）。4-NP 在碱性溶液中变成醌式结构，呈现较深的黄色。在波长405nm处连续监测吸光度的增高速率，计算ALP活性大小。

$$4\text{-NPP}+\text{AMP} \longrightarrow 4\text{-NP}+\text{X-OPO}_2\text{H}_2$$

2. 方法学评价

本法AMP和二乙醇胺（DEA）都可作为激活型缓冲液参与反应，增进酶促反应的速率，而DEA的激活作用比AMP更强。因此使用不同缓冲液的方法测得的ALP活性参考区间不同。

3. 参考值

连续监测法：所用单位为国际单位。

女性：1~12岁，<500U/L；15岁以上，40~150U/L。

男性：1~12岁，<500U/L；12~15岁，<750U/L；25岁以上，40~150U/L。

4. 临床意义

血清中的ALP主要来源于肝脏和骨骼，故其测定主要用于肝、胆、骨病的诊断。

（1）ALP升高　主要见于变形性骨病、成骨细胞瘤、佝偻病、软骨病；甲状旁腺及甲状腺功能亢进，遗传性磷酸酶过多症；急性肝炎、阻塞性黄疸、肝硬化、肝坏死、原发性和继发性肝癌等。此外，妊娠、消化道溃疡、营养不良、重金属中毒、维生素D缺乏症以及一些抗生素、巴比妥类药物等，均可引起不同程度的ALP升高。

（2）ALP降低　主要见于甲状腺功能减退症、低镁血症、恶性贫血、维生素C缺乏症、磷酸酶过少症、慢性肾炎、乳糜泻等。

（五）肌酸激酶

肌酸激酶（creatine kinase，CK）催化肌酸和ATP或磷酸肌酸和ADP之间的磷酸转移的可逆性反应，生成的磷酸肌酸中含高能磷酸键，是肌肉收缩时能量的直接来源。CK广泛分布于全身，有三种同工酶，分别为CK-BB（CK_1）、CK-MB（CK_2）、CK-MM（CK_3）。

CK的测定方法有比色法、酶偶联法、荧光法和化学发光法四大类，其中以酶偶联法最为常用，是国际临床化学家联合会（International Federation of Clinical Chemists，IFCC）推荐的参考方法，也是我国检验学会推荐的常规方法。

1. 检验原理

酶偶联法：以N-乙酰半胱氨酸（N-acetyl-L-cysteine，NAC）为激活剂，利用CK催化逆反应生成的ATP，经偶联己糖激酶（HK）和葡萄糖-6-磷酸脱氢酶（glucose-6-phosphate dehydrogenase，G-6PD），连续监测NADPH在340nm处吸光度的上升速率来计算酶活性大小。

2. 方法学评价

酶偶联连续监测法反应速度快，不需做血清空白对照，故在临床使用广泛。反应在开始时，反应速率呈现一个缓慢上升的延滞期，测定中应注意，避免影响结果的准确性。该法辅助酶、辅酶较多，含 CK 激活剂、CK 辅酶、辅助酶的辅酶、稳定剂、干扰物 AK 的抑制剂等，成分复杂，需做好标准化工作。

3. 参考值

成年男性：38~174U/L；成年女性：26~140U/L。

4. 临床意义

CK 主要用于早期诊断急性心肌梗死（acute myocardial infarction，AMI），同时也可对 AMI 的病情估计和预后判断提供一定的参考价值。另外，还可用于肌病、心脑血管病的诊断和疗效观察。

（1）CK 增高　见于病毒性心肌炎、假性肥大性肌营养不良、多肌炎、骨骼肌损伤、进行性肌萎缩、脑膜炎、脑血管意外及甲状腺功能低下等疾病。此外，剧烈运动、各种插管和手术、肌内注射氯丙嗪和抗生素、跌打损伤也可引起 CK 不同程度的升高。

（2）CK 降低　见于甲亢、长期卧床者。

（六）乳酸脱氢酶

乳酸脱氢酶（LD）是一种含锌的糖酵解酶，属于氧化还原酶类里面的脱氢酶系，是主要的糖无氧酵解和糖异生代谢路径参与酶。乳酸脱氢酶可催化乳酸氧化成丙酮酸或催化丙酮酸还原成乳酸。LD 存在于所有体细胞的细胞质中，其中含量最多的组织是骨骼肌、肾、心肌。

依据 LD 的催化特性，其测定方法分两大类：一类为催化丙酮酸转化的逆向反应（P–L），另一类为催化乳酸转化的正向反应（L–P）。其中正向反应的连续监测法是 IFCC 和我国检验学会推荐的常规方法。

1. 检验原理

乳酸和 NAD 作为酶底物，在 340nm 波长处检测吸光度的上升速率，吸光度的上升速率与标本中 LD 活性成正比关系。

$$L\text{-乳酸}+NAD^+ \longrightarrow 丙酮酸+NADH+H^+$$

2. 方法学评价

LD 测定的正向反应法线性范围较宽，重复性好于逆向反应；底物抑制作用小，线性反应持续时间较长。不足之处为需要的底物浓度较高，反应速度较慢。

3. 参考值

L–P 连续监测法：114~240U/L。

4. 临床意义

血清中 LD 活性增高主要见于心肌梗死、肝病、肺梗死、白血病、恶性肿瘤、恶性淋巴瘤等。运动后、肾病综合征、肝病、胆道炎、甲状腺功能减退等可呈轻度升高。肝炎、休克、白血病、溶血性贫血及晚期恶性肿瘤等可呈中度或显著升高。同时，某些肿瘤转移后所致的胸腹水、进行性肌营养不良、心肌炎、胸腹膜炎、胆道疾病中 LD 的活性也可升高。

二、激素的检验

激素是由内分泌器官产生，再释放进入血液循环，并转运到靶器官和靶组织中发挥一定效应的微量化学物质，同时也是内分泌系统传递信息的活性物质。不同种类的激素，其组成不同，功能也各不相同。激素功能的发挥主要是通过结合能识别激素并与之特异结合的物质，即激素受体（hormone receptor）来完成的。

激素按化学本质不同，可分为蛋白质及肽类激素、氨基酸衍生物类激素、类固醇类激素与脂肪酸衍生物类激素四种。本节主要介绍临床常见的激素检验项目。

（一）血清促甲状腺激素测定

促甲状腺激素（thyroid stimulating hormone，TSH）为腺垂体合成和分泌的糖蛋白，血中甲状腺激素水平的变化，可负反馈地引起血清 TSH 水平出现指数次方级的显著变化。在反映甲状腺功能紊乱上，血清 TSH 是比甲状腺激素更敏感的指标，且其测定干扰因素少，测定结果更可靠。现在国内外均推荐以血清 TSH 测定作为甲状腺功能紊乱的首选筛查项目。

血清 TSH 的测定均用免疫化学法，根据标记物的不同有放射免疫、酶免疫、荧光免疫、化学发光免疫、电化学发光免疫等多种免疫标记分析技术供选择。目前，国内血清 TSH 测定的首选推荐方法为化学发光免疫分析技术。

1. 检验原理

化学发光免疫分析技术（chemiluminescence immunoassay，CLIA）是用化学发光物质直接标记抗原、抗体或酶底物，化学发光物质经催化剂的催化和氧化剂的氧化，产生一个激发态的中间体，当这种激发态的中间体回复到基态时，发射出光子，光信号检测仪可以检测光子的数量，其多少与待测物的浓度成一定比例。与同样处理的标准品比较，可计算出待测物的含量。

2. 方法学评价

化学发光免疫分析技术是一种成熟的、先进的超微量活性物质检测技术，也是目前最先进的标记免疫测定技术。其应用范围广泛、灵敏度高、特异性强、方法稳定快速、检测范围宽、操作简单、自动化程度高，灵敏度和精确度比酶免疫分析、荧光免疫分析高几个数量级，可以完全替代放射免疫分析。但其受溶血、脂血等干扰因素的影响较大。

3. 参考值

化学发光免疫分析技术法：正常值 0.2~7U/L。

4. 临床意义

TSH 测定配合甲状腺激素水平的测定，对甲状腺功能紊乱的诊断及病变部位的判断很有价值。①原发性甲状腺功能亢进时，T3、T4 增高，TSH 降低，主要病变在甲状腺；继发性甲状腺功能亢进时，T3、T4 增高，TSH 也增高，主要病变在垂体或下丘脑。②原发性甲状腺功能低下时，T3、T4 降低而 TSH 增高，主要病变在甲状腺；继发性甲状腺功能低下时，T3、T4 降低而 TSH 也降低，主要病变在垂体或下丘脑。③其他可引起 TSH 分泌下降的因素有活动性甲状腺炎、急性创伤、皮质醇增多症、应用大量皮质激素、慢性抑郁症、慢性危重疾病等。可引起 TSH 分泌增多的因素有长期服用含碘药物、居住在缺碘地区、Addison 病等。此外，收集标本时还应注意 TSH 分泌的昼夜节律性，清晨 2~4 时最高，以后逐渐下降，至下午 6~8 时最低。

（二）血清甲状腺激素测定

甲状腺激素是由甲状腺所分泌的生物活性物质，包括三碘甲状腺原氨酸（T3）和甲状腺素（T4），二者均为酪氨酸的含碘衍生物。其合成过程包括甲状腺对碘的摄取、碘的活化及甲状腺球蛋白的碘化。合成的甲状腺激素由甲状腺腺泡分泌释放入血后，大部分与血浆蛋白质结合形成可逆复合物，这些蛋白质包括甲状腺素结合球蛋白、清蛋白和前清蛋白。小部分呈游离状态，这部分是甲状腺激素发挥功能的主要部分。

血清甲状腺激素检测的项目包括总 T3（TT3）、总 T4（TT4）、游离 T3（FT3）、游离 T4（FT4）四项。其测定方法有竞争性荧光免疫分析法、化学发光检测法和电化学荧光免疫分析法。目前实验室大多采用标记免疫的方法直接测定血清中的甲状腺激素。

1. 检验原理

采用 CLIA 法检测，原理见"血清促甲状腺激素测定"。

2. 方法学评价

见"血清促甲状腺激素测定"。

3. 参考值

CLIA 法　TT3：1.34~2.73nmol/L；TT4：78.4~157.4nmol/L；FT3：3.67~10.43pmol/L；FT4：11.2~20.1pmol/L。

4. 临床意义

血清 TT3、TT4、FT3、FT4 测定，对甲状腺功能紊乱的类型、病情评估、疗效监测上，均有重要价值，特别是和 TSH 检测联合应用，对绝大部分甲状腺功能紊乱的类型、病变部位均可做出诊断。甲状腺激素血清水平异常升高，常见于甲状腺功能亢进症、甲状腺炎、甲状腺抵抗综合征等；而异常低下，应考虑甲状腺功能减退。

（1）TT3　甲状腺功能亢进，包括弥漫性毒性甲状腺肿、毒性结节性甲状腺肿，血清中总 T3 水平显著升高；T3 型甲亢，如功能亢进性甲状腺腺瘤、缺碘所致的地方性甲状腺肿、T3 毒血症等，其中总 T3 水平升高比总 T4 更加明显；亚急性甲状腺炎、使用甲状腺制剂治疗过量、甲状腺结合球蛋白结合力增高症等，血清中总 T3 水平也明显升高；轻型甲状腺功能低下、黏液性水肿、呆小症、慢性甲状腺炎、甲状腺结合球蛋白结合力下降、非甲状腺性低 T3 综合征等患者血清中总 T3 水平明显下降。

（2）TT4　甲亢、T3 毒血症、大量服用甲状腺素、慢性甲状腺炎急性恶化期、甲状腺结合球蛋白结合力增高症等患者血清总 T4 水平显著升高；原发或继发性甲状腺功能减退时血清总 T4 水平显著降低。

（3）FT3　甲状腺功能亢进包括甲状腺危象时，FT3 明显升高，缺碘也会引起 FT3 浓度的代偿性升高，此外 T3 型甲亢、弥漫性毒性甲状腺肿、初期慢性淋巴细胞性甲状腺炎（桥本甲状腺炎）等 FT3 也明显升高；甲状腺功能减退、低 T3 综合征、黏液性水肿、晚期桥本甲状腺炎等 FT3 明显降低；应用糖皮质激素、苯妥英钠、多巴胺等药物治疗时也可出现 FT3 降低。

（4）FT4　甲状腺功能亢进包括甲状腺危象、多结节性甲状腺肿、弥漫性毒性甲状腺肿、初期桥本甲状腺炎等 FT4 水平均明显升高；部分无痛性甲状腺炎、重症感染发热、重危患者以及应用肝素和胺碘酮等药物后，也会引起 FT4 升高；甲状腺功能减退、黏液性水肿、晚期桥本甲状腺炎以及应用抗甲状腺药物后，其 FT4 降低比 FT3 明显；服用苯妥英钠、糖皮质激素等药物后，FT4 的水平也可降低。

（三）血清肾上腺髓质激素的测定

肾上腺是由中心部的髓质和周边部的皮质两个独立的内分泌器官组成。肾上腺髓质主要合成和分泌肾上腺素（epinephrine，E）、去甲肾上腺素（norep-inephrine，NE）、多巴胺（dopamine，DA），这三种具有生物学活性的物质在化学结构上均含有儿茶酚及乙胺侧链，故统称为儿茶酚胺类激素。肾上腺素和去甲肾上腺素的主要终产物是 3-甲氧基-4-羟苦杏仁酸（香草扁桃酸，vanillylmandelic acid，VMA），多巴胺的主要终产物为 3-甲氧基-4-羟基乙酸（高香草酸，homovanillic acid，HVA），大部分 VMA 和 HVA 随尿排出体外。儿茶酚胺类激素均以酪氨酸为原料合成。目前国内儿茶酚胺类激素测定的首选方法为高效液相色谱法（high performance liquid chromatography，HPLC）。

1. 检验原理

高效液相色谱法采用氧化铝分离血清中的 E 和 NE，使用阳离子交换柱反相高效液相色谱电化学检测法测定。

2. 方法学评价

本法线性范围宽，灵敏度、准确度好，特异性高，干扰因素少。

3. 参考值

血清 E：109~437pmol/L，NE：0.616~3.240nmol/L。

4. 临床意义

血清肾上腺髓质激素升高见于嗜铬细胞瘤、神经母细胞瘤、脑梗死、重症肌无力、进行性肌营养不良、低血糖、心肌梗死、躁狂性精神病等。

血清肾上腺髓质激素降低见于帕金森病、癫痫、肾上腺切除后、风湿热、营养不良等。

（四）血清肾上腺皮质激素测定

肾上腺皮质由球状带、束状带和网状带构成，可分别合成和分泌以下三类激素。①球状带分泌盐皮质激素（mineralocorticoid）：主要包括醛固酮（aldosterone）和脱氧皮质酮（deoxycortone）；②束状带分泌糖皮质激素（glucocorticoids，GC）：主要包括皮质醇（cortisol）及少量的皮质酮（corticosterone）；③网状带分泌性激素：包括脱氢异雄酮（dehydroepian drosterone）、雄烯二酮（androstenedione）及少量雌激素。这三类激素都是胆固醇的衍生物，故统称为类固醇激素。临床上常测的肾上腺皮质激素主要是皮质醇，皮质醇测定的方法有荧光光度法、电化学分光免疫分析法（electro chemiluminescence immunoassay，ECLIA）、HPLC、发射免疫法等。电化学分光免疫分析法快速、简便、灵敏，为目前临床实验室最常用的方法。

1. 检验原理

ECLIA：待测抗原与标记抗原竞争性地与生物素化的抗体结合。待测抗原的量与标记抗原和生物素化的抗体所形成的免疫复合物的量成反比，再加入链霉亲和素包被的磁性微粒捕获该复合物，在磁场的作用下，磁性微粒被吸附至电极上，其他游离成分被吸弃。电极加压后产生光信号，其强度与样品中一定范围内的抗原含量成反比。

2. 方法学评价

电化学发光免疫分析法干扰因素较少，但其操作过程较复杂。测定时收集标本还需注意皮质醇分泌的昼夜节律性变化。

3. 参考值

皮质醇：7~10 时 71.0~536.0nmol/L；16~20 时 64.0~340.0nmol/L。

4. 临床意义

（1）皮质醇升高　常见于皮质醇增多症、高皮质醇结合球蛋白血症、肾上腺癌、垂体促肾上腺皮质激素腺瘤、异位促肾上腺皮质激素综合征、休克、严重创伤等；此外应激、妊娠、口服避孕药、长期服用糖皮质激素药等也可使皮质醇升高。

（2）皮质醇降低　常见于肾上腺皮质功能减退症、垂体功能减退、Graves 病、家族性皮质醇结合球蛋白缺陷症；服用苯妥英钠、水杨酸钠等药物后也可使皮质醇的水平降低；严重的肝病、肾病和低蛋白血症，其皮质醇也降低。

三、嘌呤类检验

核苷酸是组成核酸的基本成分，分为嘌呤核苷酸和嘧啶核苷酸，核苷酸的代谢紊乱主要发生在嘌呤核苷酸，嘌呤核苷酸在体内的代谢路径分为合成路径和分解路径，合成路径包括从头合成路径和补救路径，而其分解路径只可通过肝脏代谢后生成尿酸，最终以尿酸的形式排出体外。在这些代谢路径中最常见的代谢紊乱症状为高尿酸血症，并可进一步发展成为痛风。本部分主要介绍高尿酸血症中血清尿酸的检测。

血清尿酸的检测方法有磷钨酸还原法、尿酸酶法、高效液相色谱法。其中磷钨酸还原法步骤繁杂，影响因素多，灵敏度和特异性不高，现已淘汰。高效液相色谱法和尿酸酶法中的尿酸酶紫外分光光度法是尿酸检测的参考方法。目前，尿酸酶法中的尿酸酶-过氧化物酶法检测尿酸为国家卫生健康委临床检验中心推荐的临床常规检测方法。

1. 检验原理

尿酸酶-过氧化物酶法：尿酸在尿酸酶催化下，氧化生成尿囊素、二氧化碳和过氧化氢，过氧化氢与3,5-二氯-2-羟苯磺酸（DHBS）和4-氨基安替比林（4-AAP）在过氧化物酶的催化下，生成红色的醌亚胺化合物，在波长520nm处进行比色，吸光度的大小与尿酸浓度成正比。

$$尿酸+O_2+2H_2O \xrightarrow{\text{尿酸酶}} 尿囊素+H_2O_2+CO_2$$
$$H_2O_2+DHBS+4\text{-}AAP \longrightarrow 醌亚胺化合物+H_2O$$

2. 方法学评价

尿酸酶-过氧化物酶法第一步反应特异性高，但过氧化物酶催化反应特异性较差，若标本中存在维生素C、胆红素等还原性物质时，对尿酸测定结果有负干扰。若在尿酸测定试剂中加入胆红素氧化酶，则能消除胆红素的干扰。

3. 参考值

血清尿酸：男性正常值210~420μmol/L，女性正常值150~350μmol/L。

4. 临床意义

（1）血清尿酸升高　见于①肾功能减退，血清尿酸上升，因其受肾外因素影响较多，血中浓度变化不一定与肾损伤平行；②嘌呤核苷酸代谢紊乱，血清尿酸可明显升高；③核酸分解代谢增加，血尿酸升高，见于白血病、多发性骨髓瘤、恶性肿瘤等。

（2）血清尿酸降低　见于①各种原因引起的肾小管重吸收功能损害；②尿酸合成减少，肝功能严重受损（如急性肝坏死等）；③使用大剂量糖皮质激素等药物后以及慢性镉中毒，嘌呤合成受到抑制。

📝 **思考题**

1. 名词解释：空腹血糖、微量元素的概念和种类，不同年龄段人群血糖的参考值。

2. 脂类代谢紊乱、血钙降低以及尿酸升高分别有哪些临床意义？

3. 如何根据血清TT3、TT4、FT3、FT4、TSH测定结果判断甲状腺功能紊乱的类型？

第四章
临床免疫学检验

学习目标

1. 各种免疫细胞的作用。

2. 抗体、补体、细胞因子、免疫分子、过敏反应的概念。

临床免疫学检验（clinical immunology test）是研究免疫技术及其在临床疾病中应用的一门学科。学科发展最早可追溯至 19 世纪末，1896 年，Widal 发现伤寒病人的血清与伤寒杆菌可发生特异性凝集现象，利用这种凝集现象可有效诊断伤寒病，这就是最早利用抗原抗体反应进行血清学诊断的技术，即著名的肥达试验（Widal test）。经典的免疫技术免疫凝集试验、免疫沉淀试验和补体结合试验逐渐建立，至今在免疫检验诊断中仍发挥重要作用。

随着新技术的发现，标记免疫技术在现代免疫学技术中占据了关键地位。基于该技术的荧光免疫试验、放射免疫试验、酶免疫试验、化学发光免疫试验等新技术飞速发展，具有特异性、灵敏性高，操作简便，反应快速、稳定，可自动化的特点，目前已广泛应用于临床实验室，为多种临床疾病的诊断、疗效监测、预防和预后提供重要依据。

第一节 免疫学基础

免疫学（immunology）是研究人体免疫系统组织结构和生理功能的学科，通过揭示免疫系统识别抗原后发生免疫应答的规律以及在这个过程中产生的免疫保护及免疫损伤机制，阐明免疫功能异常所致疾病发生发展的机制和规律。掌握免疫学基本理论知识是学习临床免疫学检验的重要保障。

免疫系统是机体发挥免疫功能的物质基础，它通过识别和清除外源性和内源性抗原物质，实现免疫防御（immune defense）、免疫自稳（immune homeostasis）和免疫监视（immune surveillance）的功能，维持机体内环境生理功能及动态平衡。免疫系统由免疫器官和组织、免疫细胞和免疫分子构成。

一、免疫器官和组织

免疫器官根据其功能不同，分为中枢免疫器官和外周免疫器官。

（一）中枢免疫器官

中枢免疫器官（central immune organ）又称初级淋巴器官（primary lymphoid organ），人类中枢免疫器官由骨髓和胸腺组成，是免疫细胞发生、分化、发育和成熟的场所，并对外周免疫器官的发育和全身免疫功能起调节作用。

1. 骨髓

骨髓（bone marrow）是各类血细胞和免疫细胞发生及成熟的场所，骨髓中多能造血干细胞（hemopoietic stem cell，HSC）一部分可分化为淋巴样祖细胞，进一步发育成各种淋巴细胞（T 细胞、B 细胞、NK 细胞）的前体细胞。这些淋巴细胞前体细胞一部分在骨髓中继续分化为成熟 B 细胞或 NK 细胞，即骨髓是 B 细胞分化成熟的场所，成熟的 B 细胞和 NK 细胞随血液循环迁移并定居于外周免疫器官。另一部分淋巴细胞前体细胞随血流进入胸腺发育为成熟 T 细胞。

2. 胸腺

胸腺（thymus）是 T 细胞分化、发育、成熟的场所。在胸腺微环境作用下，经过阳性选择和阴性选择的选择性发育过程，大多数的前 T 细胞（胸腺细胞）死亡，只有少数胸腺细胞分化发育成具有特征 CD 抗原、T 细胞抗原受体、其他 T 细胞受体（多种细胞因子受体、丝裂原受体）及获得自身免疫耐受和 MHC 限制性抗原识别能力的成熟 T 细胞。

（二）外周免疫器官和组织

外周免疫器官和组织（peripheral immune organ and tissue）又称为次级淋巴器官（secondary lymphoid organ），包括淋巴结、脾脏及屏障器官（皮肤和黏膜相关淋巴组织），是成熟淋巴细胞定居和启动初次免疫应答的场所。

1. 淋巴结

淋巴结（lymph node）数量众多，人体大约有 500~600 个淋巴结，主要位于非黏膜部位，沿淋巴管道分布。淋巴结是淋巴细胞定居、滤过淋巴液和产生免疫应答的主要场所，也是淋巴细胞再循环的起点、中途点和归巢的终点。外来病原微生物和异物抗原随淋巴液进入淋巴结后，由于淋巴液在淋巴窦内流动缓慢，巨噬细胞可对其进行清除，再将清洁后的淋巴液输出，完成淋巴液过滤；T 细胞和 B 细胞接受抗原刺激，活化增殖并分化为效应 T 细胞和浆细胞及少量免疫记忆细胞，在淋巴结内产生适应性免疫应答。同时，可随淋巴液进入血液循环发挥免疫作用。

2. 脾脏

脾脏（spleen）是最大的外周免疫器官，富含血液。脾脏是 T 淋巴细胞和 B 淋巴细胞定居、对血源性抗原产生免疫应答的场所；有清除血液中的病原体及异物，实现滤过血液的作用；还可以合成补体和干扰素等生物活性物质。

3. 屏障组织

屏障组织（barrier organs）包括黏膜相关淋巴组织（mucosal-associated lymphoid tissue，MALT），又称黏膜免疫系统和皮肤相关淋巴组织（skin-associated lymphoid tissue，SALT）。

二、免疫细胞

免疫细胞（immunocyte）是指参与免疫应答或与免疫应答有关的细胞。根据免疫细胞在体内的作用不同分为三类：淋巴细胞、抗原提呈细胞和其他免疫细胞。

（一）淋巴细胞

淋巴细胞（lymphocyte）是适应性免疫应答的主要细胞，大致可分为 T 淋巴细胞（以下简称 T 细胞）、B 淋巴细胞（以下简称 B 细胞）和 NK 细胞（natural killer cells，NK）。

1. T 细胞

T 细胞（T lymphocyte）又称胸腺依赖淋巴细胞（thymus-dependent cell），主要介导细胞免疫应答。在 T 细胞发育的不同阶段，细胞表面表达不同种类的膜表面分子，包括受体、抗原和其他分子。这些膜表面分子识别、接受、传递外界信号发挥效应功能，也可作为鉴别 T 细胞及 T 细胞亚群的重要标志。膜表面分子主要包括 T 细胞受体（T cell receptor，TCR）和白细胞分化抗原（leukocyte differentiation antigen）。TCR 又称 T 细胞抗原受体，可表达于所有成熟 T 细胞表面，是 T 细胞表面的特征性标志。白细胞分化抗原是指有核细胞在分化、发育、成熟、活化过程中，出现或消失的细胞表面分子，国际上以分化簇（cluster of differentiation，CD）对其命名。根据细胞表面 CD 分子，T 细胞可分为不同亚型。其中成熟 T 细胞主要表达 CD4 或 CD8 分子，CD4$^+$ T 细胞即辅助 T 细胞（helper T cell，Th），CD8$^+$ T 细胞即细胞毒性 T 细胞（cytotoxic T cell，CTL 或 Tc）。它们是 T 细胞辅助受体，可分别识别 MHC-Ⅱ类-抗原肽复合物和 MHC-Ⅰ类-抗原肽复合物，促进 T 细胞与抗原提呈细胞相互作用，参与 T 细胞活化和增殖信号的转导。

2. B 细胞

B 细胞（B lymphocyte）又称骨髓依赖性淋巴细胞（bone marrow dependent lymphocyte），主要介导体液免疫应答。与 T 细胞类似，B 细胞也有众多膜表面分子，用以识别抗原、与其他免疫细胞和免疫分子相互作用。其中，B 细胞受体（B cell receptor，BCR）是 B 细胞特异性识别和结合抗原的重要结构，属于膜型免疫球蛋白（membrane immunoglobulin，mIg）。B 细胞识别的抗原包括 T 细胞依赖抗原（TD-Ag）和 T 细胞非依赖抗原（TI-Ag）。其通过 BCR 直接识别、结合抗原，TD-Ag 需要在 B 细胞内加工处理，形成的抗原肽-MHC-Ⅱ类分子复合物提呈给 TCR 以活化 Th 细胞，活化 Th 细胞再激活 B 细胞；而 TI-Ag 是在无 Th 细胞辅助的情况下激活 B 细胞。激活的 B 细胞可分化为产生抗体的浆细胞和记忆性 B 细胞，执行体液免疫功能。

3. NK 细胞

自然杀伤细胞（natural killer cells，NK）来源于骨髓，并在骨髓内发育成熟，成熟后的 NK 细胞分布于外周血和脾脏，少量存在于淋巴结和其他组织，参与特异性免疫和非特异性免疫。NK 细胞膜表面分子主要包括 CD56、CD16、杀伤细胞活化和抑制受体（killer-cellactivatory receptor，KAR；killer-cell inhibitory receptor，KIR）。该细胞抗肿瘤作用是非特异性、无须抗原刺激，能够直接杀伤肿瘤，也可在病毒感染早期通过趋化作用聚集到感染部位发挥抗感染作用并可在活化后分泌多种细胞因子，发挥免疫调节作用。

（二）抗原提呈细胞

抗原提呈细胞（antigen-presenting cell，APC）是指在免疫应答过程中，具有摄取、加工、处理抗原并将抗原信息提呈给淋巴的一类细胞，主要包括树突状细胞、单核-巨噬细胞、活化 B 细胞等，下面介绍前两种 APC。

1. 树突状细胞

树突状细胞（dendritic cell，DC）是机体中专属的 APC，来源于骨髓，进入外周血后再分布到外周淋巴器官组织中，但数量极少。抗原提呈和免疫激活作用是其最重要的功能，可将其细胞膜表面的抗原肽-MHC 分子复合物提呈给相应的 T 细胞。DC 与其他 APC 不同的是，除了已活化或记忆性 T 细胞，还可将抗原提呈给初始 T 细胞，刺激其增殖。

2. 单核-巨噬细胞

单核细胞（monocyte）来源于骨髓，进入外周血后仅存留数小时至数日，移行至全身组织器官，分化发育为巨噬细胞（macrophage）。这类细胞的抗原提呈作用弱于 DC，可将抗原肽-MHC Ⅱ类分子复合物提呈给 $CD4^+$ T 细胞，发挥 APC 功能。另外，其吞噬能力很强，又被称为大吞噬细胞，可吞噬和清除病原微生物，发挥免疫防御的功能。

（三）其他免疫细胞

中性粒细胞（neutrophil）、嗜酸性粒细胞（eosinophil）、嗜碱性粒细胞（basophil）和肥大细胞（mast cell）等，又称炎性细胞，在特异性免疫和非特异性免疫中也可发挥作用，如清除抗原、介导免疫调节等。

三、免疫分子

免疫分子是由免疫细胞或其他相关细胞合成并分泌的具有生物功能的蛋白质及低分子多肽，主要包括抗体、补体、细胞因子和人类白细胞分化抗原等，参与免疫应答或免疫调节。

（一）抗体

抗体（antibody，Ab）是 B 细胞经抗原刺激后，转化的浆细胞合成并分泌的能与抗原发生特异性结合的免疫球蛋白（immunoglobulin，Ig），免疫球蛋白是血清中一类主要蛋白质，1968 年和 1972 年世界卫生组织和国际免疫学会联合会决定，将具有抗体活性或化学结构与抗体相似的球蛋白统一命名为免疫球蛋白。抗体主要存在于血清及其他体液中，是介导体液免疫应答的重要效应分子。

抗体根据重链抗原性差异可将其分为五种，即 μ 链、γ 链、α 链、ε 链、δ 链，对应的抗体类型分别称为 IgM、IgG、IgA、IgD、IgE。抗体结构中分子质量小的一对肽链称为轻链（light chain，L 链），可分为 κ（kappa）和 λ（lamda）两型。各类抗体分子轻链均含有 κ 型和 λ 型，但同一个抗体分子中，两条轻链和两条重链的类型相同。

（二）补体系统

补体（complement，C）系统由大约 50 多种蛋白质和蛋白质片段组成，广泛存在于血清、组织液和细胞膜表面，是一个复杂的限制性蛋白酶解系统。根据其生物学功能可分为补体固有成分、补体调节蛋白和补体受体。一般情况下，补体成分是由肝脏合成的具有酶活性的蛋白质组成，通常以无活性的前体在血液中循环，以英文字母"C"表示。当受到触发因素刺激时，补体依次被激活，并启动一系列级联酶解反应，最终形成的活性物质可溶解细胞、调理吞噬、引发炎症反应、清除免疫复合物和免疫调节等。三种激活补体系统途径：经典激活途径、旁路途径和凝集素途径。

（三）细胞因子

细胞因子（cytokine）是由细胞合成并分泌的一类具有多种生物活性的低分子质量蛋白质、糖蛋白或多肽的总称，包括白细胞介素、集落刺激因子、干扰素、肿瘤坏死因子、生长因子和趋化因子等多种类型。细胞因子主要以自分泌和旁分泌与靶细胞特异性受体结合以发挥效应，并构成复杂的细胞因子网络，一种细胞可分泌多种细胞因子，也可接受多种细胞因子的作用，同一种细胞因子可对不同靶细胞产生不同作用。细胞因子生物学效应表现出多效性、重叠性、协同性和拮抗性等特点。由于细胞因子种类繁多，生物学作用广泛，目前主要体现在以下几个方面：参与非特异性免疫应答、介导和调节特异性免疫应答、诱导细胞凋亡和刺激造血。

（四）人类白细胞分化抗原

人类白细胞分化抗原（human leukocyte differentiation antigen，HLDA）定义见于 T 细胞，包括黏附分子、细胞因子受体、免疫球蛋白的 Fc 受体、补体受体等。它们主要通过受体-配体结合的作用方式参与 T 细胞、B 细胞识别、黏附和活化，另外，也可在免疫细胞分化、成熟、迁移，在炎症反应等生理、病理过程中发挥重要作用。

第二节 传染性疾病的检验诊断

传染性疾病（infectious diseases）是由各种病原体引起的能在人与人、动物与动物或人与动物之间相互传播的一类疾病。中国目前的法定报告传染病分为甲、乙、丙 3 类，共 40 种，见表 4-1。此外，还包括国家卫生健康委员会决定列入乙类、丙类传染病管理的其他传染病和按照甲类管理开展应急监测报告的其他传染病。

表 4-1 传染性疾病分类

类别	疾病名称
甲类传染病	鼠疫、霍乱
乙类传染病	新型冠状病毒肺炎、传染性非典型肺炎、艾滋病、病毒性肝炎、脊髓灰质炎、人感染高致病性禽流感、麻疹、流行性出血热、狂犬病、流行性乙型脑炎、登革热、炭疽、细菌性和阿米巴痢疾、肺结核、伤寒和副伤寒、流行性脑脊髓膜炎、百日咳、白喉、新生儿破伤风、猩红热、布鲁氏菌病、淋病、梅毒、钩端螺旋体病、血吸虫病、疟疾
丙类传染病	流行性感冒、流行性腮腺炎、风疹、急性出血性结膜炎、麻风病、流行性和地方性斑疹伤寒、黑热病、包虫病、丝虫病，除霍乱、细菌性和阿米巴性痢疾、伤寒和副伤寒以外的感染性腹泻病

传染性疾病的病原体（pathogen）包括病原微生物（细菌、真菌、病毒、衣原体、立克次体、支原体、螺旋体）以及寄生虫等。致病病原体突破机体防御黏附后侵入人体，在

宿主体内定居、繁殖、蔓延、扩散及产生毒素引起致病作用。而人体有完整的免疫系统，机体对入侵的病原体启动免疫应答，抵御和清除入侵的病原体，使机体恢复健康。免疫应答包括非特异性免疫（先天性免疫）及特异性免疫（获得性免疫）。病原体侵入宿主引起的致病作用与宿主免疫应答过程相互抗衡，造成机体发生一系列病理损伤，导致传染性疾病的发生、发展和结局。本节主要介绍目前常见传染性疾病的检测及临床意义。

传染性疾病的免疫学检验包括病原体抗原的检测和宿主免疫应答产生的针对病原体的抗体、补体的检测。本节介绍某些传染性疾病的免疫学检验方法及临床意义。

一、传染性疾病非特异性标志物

传染性疾病非特异性标志物是临床诊疗中对疾病进行诊断、监测的指标，其中以炎症标志物为主。病原微生物感染生物机体时，机体往往出现炎症反应以达到消灭和局限损伤因子，清除和吸收坏死组织和细胞，修复损伤的目的。在炎症反应过程中多种炎症标志物产生水平升高，通过检测炎症标志物的浓度能够对是否产生炎症及炎症的严重程度进行判断，实现疾病辅助诊断、疗效监测、预后判断的目的。

目前，传染性疾病非特异性标志物主要有降钙素原、C-反应蛋白、血清淀粉样蛋白 A、白细胞介素 6 等，这些标志物在体内的含量不受抗菌药物、免疫抑制剂和激素的影响，可作为疾病判定的可靠指标。

（一）降钙素原

降钙素原（procalcitonin，PCT）是激素降钙素的前体，正常生理状态下 PCT 只由甲状腺 C 细胞合成，在血浆内含量很少，在全身性细菌、真菌和寄生虫感染情况下，PCT 可由甲状腺以外组织大量产生，血浆内 PCT 含量迅速升高。

1. 常用检测方法

（1）酶联免疫吸附法　酶联免疫法应用双抗体夹心法测定 PCT 水平。用纯化的 PCT 抗体包被微孔板制成固相抗体，向包被单克隆抗体的微孔中依次加入 PCT，再与辣根过氧化物酶（HRP）标记的 PCT 抗体结合，形成抗体-抗原-酶标抗体复合物，底物四甲基联苯胺（TMB）显色。TMB 在 HRP 酶的催化下转化成蓝色，并在酸的作用下转化成黄色。颜色的深浅与样本中的 PCT 呈正相关。

（2）免疫化学发光法　运用双单克隆抗体，分别是被标记的降钙素抗体（结合 PCT 分子降钙素部位），未标记的抗钙素抗体固定在反应管的内壁（结合 PCT 分子抗钙素部位）。反应过程中，两个抗体与 PCT 分子结合形成免疫复合体，发光部位于反应管的表面，仪器收集到的光信号越强表示 PCT 的浓度越高。该方法操作简便，特异性强，敏感性高，测定的低限值为 0.1ng/mL，2h 即可出结果。

（3）胶体金免疫层析法 胶体金免疫层析法是一种半定量的检测方法，包括胶体金标记的抗降钙素的单克隆抗体和用作包被的抗降钙素多克隆抗体。金标单克隆抗体与标本中的 PCT 结合，形成金标记的抗原抗体复合物。该复合物在反应膜上移动，与固定在膜上的抗降钙素抗体结合形成抗体-抗原-抗体的复合物。当 PCT 高于检测下限时，该复合物呈红色带，颜色深浅与样品中的 PCT 浓度成正比。未结合的示踪物扩增到对照区，结合并产生红色的对照色带。半定量 PCT 检测方法简单、报告结果快、不受标本数量和特殊设备限制，然而由于半定量检测需要肉眼观察色带，不同操作者的判断可能截然不同，尤其是接近阳性下限时比较难判断，有时可能误导临床医生的治疗。因此胶体金免疫层析法比较适合急诊科、ICU 等重症监护患者的定性判断。

2. 临床意义

PCT 在血中的半衰期为 25~30h，体内稳定性好，血清和血浆中的检测值无明显差异。健康人血液中，PCT 水平<0.05ng/mL。在暴露于细菌内毒素后 2~4h 开始上升，6~8h 内迅速增加至峰值后达到平台，24h 后降至正常水平。在病毒感染或非感染性发热条件下 PCT 检测水平低。

目前，PCT 主要用于细菌感染或脓毒症的早期诊断、感染类型的鉴别、疾病严重程度判断和疾病预后评估等方面。

（二） C-反应蛋白

C-反应蛋白（C-reactive protein，CRP）是一种环状五聚体蛋白，分子质量为 105ku，是白介素-6、白介素-1、肿瘤坏死因子刺激肝脏上皮细胞合成的。正常人血清中 CRP 含量极微，一般小于 10μg/mL，但在急性炎症反应阶段其含量可迅速增加 1000 多倍。并且其在感染性炎症和非感染性炎症等多种疾病中均可显著升高，是人体非特异性炎症反应中最主要、最敏感的标志物之一。超敏 C-反应蛋白是使用高敏感的检测方法，检测方法具有检测到≤0.5mg/L 的 CRP 的能力。

1. 常用检测方法

（1）透射免疫比浊法 血清或血浆中的 CRP 与抗 CRP 抗体结合后，形成免疫复合物，在一定时间内复合物聚合出现浊度。当光线通过溶液时，可被免疫复合物吸收。免疫复合物量越多，光线吸收越多。光线被吸收的量在一定范围内与免疫复合物的量成正比。

（2）散射免疫比浊法 一定波长的光沿着水平轴照射溶液，光线可被 CRP-抗 CRP 抗体免疫复合物颗粒折射，发生偏转，光线偏转的角度与发射光的波长和抗原抗体免疫复合物颗粒大小和多少密切相关。散射光的强度与复合物的含量成正比，即待测抗原 CRP 越多，形成的复合物也越多，散射光也越强。

2. 临床意义

CRP 是由肝脏响应炎症和/或感染性刺激产生的急性期蛋白质。感染发生后 6~8h 即开始升高，24~48h 达到高峰，高峰值可达正常的数百倍，感染消除后其含量急骤下降，一周即可恢复，CRP 持续时间与病程相当，可作为监测病情的指标。CRP 一般在病毒感染时无显著升高，可为疾病早期感染类型的鉴别诊断提供依据。

（三）白细胞介素-6

白细胞介素-6（interleukin 6，IL-6）是一种多功能循环细胞因子，它与机体炎症、宿主抵抗、组织损伤的免疫作用相关。IL-6 可由多种不同的细胞（激活的巨噬细胞、淋巴细胞等）所分泌，通过与高亲和力的受体复合物结合而发挥其生物学作用。

1. 常用检测方法

（1）免疫化学发光法　方法同"PCT"的检测。

（2）酶联免疫吸附法（ELISA）　采用两株识别不同表位的抗 IL-6 单克隆抗体，其中一株作为包被抗体，以识别和结合待检标本中的 IL-6，另一株作为酶标抗体，与结合于包被抗体的 IL-6 的另一表位结合，并催化底物显色，根据标准品 OD 值绘制标准曲线，在标准曲线上查出待检标本中 IL-6 的含量。

（3）流式细胞术　流式细胞术是检测细胞内 IL-6 的一种方法，采用细胞因子抗体与生物素标记的细胞因子配对抗体和标本中的细胞因子结合形成"三明治"复合物，再与加入的标记有藻红蛋白的链霉亲和素（SA-PE）反应。通过流式细胞分析仪进行荧光发光强度检测，从而得到标本中的细胞因子浓度。

2. 临床意义

IL-6 检测目前主要用于传染性疾病的辅助诊断，IL-6 浓度>7pg/mL，表示可能存在感染；7~150pg/mL，表示存在轻微感染；150~250pg/mL 提示有细菌感染或全身性炎症反应；>250pg/mL 提示脓毒血症。

（四）血清淀粉样蛋白 A

血清淀粉样蛋白（serum amyloid A protein，SAA）是属于载脂蛋白家族中的异质类蛋白质，与 C-反应蛋白（CRP）相似，是一种主要由肝脏细胞产生的蛋白质。在正常人的血清中 SAA 以恒量存在，在急性和许多慢性炎症时血浆 SAA 水平明显升高。

1. 常用检测方法

（1）散射比浊法　方法同"CRP"散射比浊法，散射比浊法是检测激光通过溶液时光线被粒子颗粒折射、偏转的情况确定抗原抗体复合物颗粒大小和浓度。

（2）透射比浊法　方法同"CRP"透射比浊法。

2. 临床意义

血液中 SAA 的水平变化对传染性疾病的诊断具有重要价值，当 SAA≥10mg/L 时，提示感染事件风险增加。血液中 SAA<10mg/L 时，提示感染的风险不高。SAA 在细菌感染

和病毒感染均可升高，但在细菌感染急性期，SAA 水平显著高于病毒感染急性期，SAA 水平持续高于 100mg/L 对于细菌感染的急性期具有较强的提示性作用。SAA 在感染急性期的 48~72h 内可增加数百至上千倍，并且在疾病恢复期迅速下降，可对疾病进行疗效观察。

二、传染性疾病病原体免疫学检验

传染性疾病的实验室诊断以微生物检验为主，标本中病原体的检出是诊断疾病的金标准。免疫学检验则用于辅助诊断、预后判断和疗效观察，以非特异性标志物及抗原、抗体检测为主。下面介绍目前临床上常见的传染性疾病病原体抗原、抗体检测及临床意义。

（一）结核分枝杆菌感染的检验

结核分枝杆菌（*Mycobacterium Tuberculosis*，TB）是结核病的病原体，兼性细胞内寄生菌，主要经呼吸道传播。TB 感染机体后，可诱导机体产生抗感染的细胞免疫，也能产生抗 TB 的抗体反应。目前认为抗体在抗结核免疫方面无保护作用，但高滴度的抗体可作为结核病的辅助诊断方法。

常用检验项目及临床意义如下。

1. 结核菌素试验

（1）方法　将旧结核菌素和结核菌素纯蛋白衍生物两种菌体蛋白注入皮内后，如受试者已感染结核分枝杆菌，则结核菌素与致敏淋巴细胞特异性结合，形成迟发型超敏反应。患者表现为皮肤出现红晕或硬结，根据红晕或硬结直径进行结果判读。

（2）临床意义　结核菌素试验可用来检测疑似结核病的患者，例如，医治有结核症状的人或胸部影像异常的病人。或者作为筛选试验，例如，用于结核病人的接触者或者有并存疾病的高危者。

2. 结核分枝杆菌抗体检测

（1）方法　常用 ELASA 和胶体金法，以结核分枝杆菌外膜抗原检测待测样本中的结核分枝杆菌抗体。

（2）临床意义　结核分枝杆菌感染机体后，可刺激机体产生 IgM、IgG、IgA 类抗体，目前认为，IgG 抗体水平可辅助诊断活动性肺结核。

3. 结核感染特异性 T 细胞检测

（1）方法　常用酶联免疫斑点法（T-SPOT）检测，样本中的致敏 T 细胞在结核分枝杆菌特异混合多肽 A 抗原刺激下分泌干扰素（IFN）-γ，采用碱性磷酸酶标记的抗 IFN-γ 抗体结合分泌的 IFN-γ，并加入底物显色。显色的斑点数与 IFN-γ 含量成正比。

（2）临床意义　结核感染特异性 T 细胞检测主要用于活动性肺结核、肺外结核、潜伏性结核、免疫抑制的结核患者检测以及抗结核疗效的评估。

（二）甲型肝炎病毒感染

甲型肝炎病毒（hepatitis A virus，HAV）是甲型病毒性肝炎（甲肝）的病原体，主要经粪-口途径传播感染，它对环境因素有较强的抵抗力，可通过水源或食物导致暴发流行。甲型肝炎多为急性，积极治疗预后良好，目前其免疫学检验主要以血清中特异性抗体及粪便中病毒抗原作为 HAV 感染的特异性诊断指标。

常用检验项目及临床意义如下。

（1）抗-HAV IgM/IgG 检测　HAV 感染机体后可产生抗-HAV IgM、IgG、IgA、IgE 等各类抗体，其中检测以 IgM 和 IgG 型最为常见。常用的检测方法包括 ELISA、CLIA、胶体金法。

（2）临床意义　抗-HAV IgM 是甲型肝炎感染的特异性标志，在甲型肝炎感染的早期（发病后 1~4 周），抗-HAV IgM 即可出现，持续 8~12 周后抗体滴度逐渐下降至消失，因此，该抗体检测阳性可作为急性 HAV 感染或者复发的诊断指标。抗-HAV IgG 出现晚于 IgM 抗体，一般于感染后 4 周出现，可持续多年甚至终身，具有保护性，注射甲型肝炎疫苗也可产生该抗体。抗-HAV IgG 检测阳性不能区分现症感染，主要适用于流行病学调查和疫苗效果评估。

（三）乙型肝炎病毒感染

乙型肝炎病毒（hepatitis B virus，HBV）是乙型病毒性肝炎（简称乙肝）的病原体，主要经血液传播，唾液、精液和阴道分泌物、乳汁等均可携带病毒，未经阻断治疗的 HBV 携带者母亲通过垂直传播到胎儿或新生儿，也是病毒传播的主要传播途径。临床上诊断 HBV 感染以检测血清或血浆中的病毒蛋白（抗原）或机体产生的相应抗体来实现。

常用检测项目及临床意义如下。

1. 乙肝五项

乙肝表面抗原（HBsAg）、乙肝表面抗体（HBsAb）、乙肝 e 抗原（HBeAg）、乙肝 e 抗体（HBeAb）、乙肝核心抗体（HBcAb）。这五项是经典的 HBV 免疫学标志物，也称"两对半"。检测方法常使用酶联免疫吸附法（ELISA）或化学发光法（CLIA）。

2. 临床意义

（1）HBsAg　它是乙型肝炎患者血清中首先出现的标志物，先于临床症状及肝功能试验异常 1~7 周，在急性肝炎潜伏期即可显示阳性，具有早期诊断价值。HBsAg 定量采用化学发光法，可了解疾病进程、转归，评价抗病毒治疗效果，判断何时停药，成为病情监测和疗效评估的重要指标。

（2）HBsAb　HBsAb 是一种保护性抗体，表示机体对 HBV 有免疫力，一般在 HBV 感染恢复期、既往感染及接种乙肝疫苗后出现。如 HBsAb 和 HBsAg 同时阳性，提示急性重型肝炎或慢性活动性肝炎或发生不同亚型 HBV 感染。

（3）HBeAg　HBeAg 阳性是乙型肝炎传染性的标志，提示 HBV DNA 复制活跃，传染性较强。通常在 HBsAg 后出现并与其同时阳性。HBeAg 阳性持续超过三个月，有慢性化转化的倾向。在治疗过程中，监测 HBeAg 可作为抗病毒药物疗效考核的指标之一。

（4）HBeAb　HBeAb 阳性提示急性乙型肝炎病情恢复，病毒 DNA 复制减少或终止。也可出现在慢性乙型肝炎、肝硬化或无症状的 HBsAg 携带者血清中，长期存在但无保护作用。HBeAb 消失伴 HBeAb 出现称为 HBeAg 血清转换，机体由免疫耐受转为免疫激活，传染性降低，是慢性乙型肝炎治疗的近期目标。

（5）HBcAb　乙型肝炎病毒核心抗原（HBcAg）主要存在于 HBV 颗粒中，一般在血清中难以检测，目前未作为常规检测项目。HBcAb 是 HBcAg 对应抗体，包括 IgM、IgG、IgA 三类。HBcAb-IgM 在发病早期即可出现，是急性乙型肝炎感染特异性血清学指标之一。HBcAb-IgG 在血清中可长期存在，是既往感染的标志。

（四）丙型肝炎病毒感染

丙型肝炎病毒（hepatitis C virus，HCV）是丙型肝炎的病原体，传播途径主要经血液传播，也可经母婴传播、性传播等其他途径，具有高度传染性。HCV 起病隐匿，感染后若未经及时、有效治疗慢性化概率较高。感染病程长，存在不同程度的肝组织病变并进行性加重，部分患者可转化为原发性肝癌。临床上常用免疫学检测 HCV 感染以针对特异性抗体抗 HCV 抗体。

常用检验项目及临床意义如下。

（1）抗 HCV 抗体　抗 HCV 抗体是一种非保护性抗体，结果阳性是诊断 HCV 感染的重要依据之一。

（2）临床意义　主要采用 ELISA 法，用重组或合成 HCV 多肽作为包被抗原，检测血清中的相应抗体。该方法在一些人群中存在假阳性问题，主要作为筛选试验。也可采用 CLIA，定量检测待测血清中抗 HCV 抗体浓度。针对抗 HCV 抗体 ELISA 检测结果阳性的可疑者，可采用重组免疫印迹法（recombinant immunoblot assay，RIBA）进行确认。RIBA 是将 HCV 重组抗原以条带形式包被在硝酸纤维素膜上，分别与待检血清和酶标抗体温育，显色判断结果，该方法被称为确认试验。

（五）流行性感冒病毒感染

流行性感冒病毒（influenza virus）简称流感病毒，是流行性感冒（流感）的病原体，主要通过空气中的飞沫、人与人之间的接触或与被污染物品的接触传播。流感病毒根据核蛋白抗原性不同，分为甲、乙、丙三型。同型病毒根据表面抗原不同分为若干亚型。该病毒致病力强，易发生变异，其中以甲型流感病毒最为显著，若人群对变异株缺乏免疫力，可引起世界性暴发和大流行。临床上对流感病毒感染的免疫学检测以病毒的抗原、抗体检测为主。

常用检测项目及临床意义如下。

1. 病毒抗原检测

（1）方法 常用检测项目包括甲型流感病毒抗原、乙型流感病毒抗原检测。采用荧光免疫法、ELISA法，以标记的特异性抗体检测待测标本（例如鼻咽分泌物）中流感病毒抗原。

（2）临床意义 病毒特异性抗原在感染早期可呈阳性结果，具有诊断意义，但阴性不能完全排除病毒感染。

2. 病毒抗体检测

（1）方法 常用检测项目包括甲型流感病毒抗体检测、乙型流感病毒抗体检测。采用血凝抑制试验、补体结合试验或ELISA等可检测感染急性期和恢复期2份血清的抗体效价。

（2）临床意义 感染急性期和恢复期抗体效价升高4倍及以上，有助于回顾性诊断和流行病学调查，但不能用于早期诊断。

（六）新型冠状病毒肺炎

新型冠状病毒（2019-novel coronavirus，2019-nCoV），国际病毒分类委员会正式命名为"严重急性呼吸综合征冠状病毒2"（severe acute respiratory syndrome coronavirus 2，SARS-CoV-2），是新型冠状病毒肺炎，简称新冠肺炎（novel coronavirus pneumonia，NPC），世界卫生组织命名为"冠状病毒病2019"（corona virus disease 2019，COVID-19）的病原体。作为典型的呼吸道病毒，其传播途径主要包括呼吸道飞沫传播、接触传播和气溶胶传播，病毒传播速度快，疾病严重程度高。

实验室和影像学检查是临床上诊断COVID-19的主要手段，实验室检查包括一般实验室检查、病原学检查、血清学抗体和抗原检查。其中，与免疫学检测有关的以一般实验室检查中的感染相关非特异性生物标志物检查（见传染性疾病非特异性标志物部分）及病毒抗体和抗原检查为主。

常用检验项目及临床意义如下。

1. 病毒抗体检测

（1）方法 目前SARS-CoV-2特异性抗体检测项目包括总抗体、IgM/IgG、IgM和IgG。可采集急性期和恢复期双份血清标本进行检测，检测方法包括化学发光免疫试验（CLIA）、酶联免疫吸附试验（ELISA）、固相膜免疫试验三大类。

（2）临床意义 SARS-CoV-2目前实验室检查主要通过病毒核酸检测进行确诊，但由于标本质量、患者感染后的个体差异等原因，核酸检测可出现假阴性。针对疑似病例，未接种新型冠状病毒疫苗，新型冠状病毒血清学 IgM 和 IgG 抗体阳性可作为诊断指标，提供感染证据。

在临床应用中，对新型冠状病毒血清学 IgM 和 IgG 抗体同时检测并联合两项结果的阴阳性和抗体滴度进行综合判读，目前有四项组合模式，提供不同的临床意义。

①IgM 阳性、IgG 阴性：结果提示受检者可能处在感染早期，当间隔一周后再次检测，如若检测结果 IgG 转阳，则可确诊为 SARS-CoV-2 感染急性期。但应排除患者患其他疾病或服用某些药物，造成病毒 IgM 型抗体假阳性。

②IgM 阳性、IgG 阳性：两种抗体同时检测阳性，结果提示受检者处在 SARS-CoV-2 感染急性期。间隔一周左右再次检测，如若 IgG 抗体滴度持续明显增高（超过 4 倍），则可确诊为感染急性期或近期感染。

③IgM 阴性、IgG 阳性：结果提示受检者处在感染中晚期或既往感染，通过动态观察 IgG 水平变化，如若 IgG 抗体没有滴度的变化，排除假阳性的结果，则可确认。

④IgM 阴性、IgG 阴性：提示受检者可能处于"窗口期"，体内尚未产生相关特异性抗体或抗体含量较低，导致实验室未检出。间隔一周左右再次检测，如若结果仍均为阴性可排除疑似病例诊断；若 IgM 抗体阳性，提示感染的可能性大。

2. 病毒抗原检测

（1）方法　新型冠状病毒抗原检测可直接检测出人体样本中是否含有新型冠状病毒，诊断快速、准确、操作简便，对设备和人员要求低。目前，病毒抗原的检测方法基于荧光免疫层析试验双抗体夹心法，使用两种特异性抗体去识别和结合一个病毒抗原（病毒结构蛋白）的不同表位，一个抗体被荧光标记，最终形成荧光标记特异性抗体-抗原-特异性抗体复合物，检测荧光信号，信号强度与病毒抗原含量成正比。

（2）临床意义　病毒抗原结果检测阳性提示待测样本中存在 SARS-CoV-2 结构蛋白抗原，但不能排除细菌感染或其他病毒感染。阴性结果提示待测样本中未检测到 SARS-CoV-2 结构蛋白抗原，但不能排除待测样本中抗原含量低于检测限、标本采集不当、保存运输不当抗原降解而出现假阴性结果。

第三节　过敏反应的检验诊断

Ⅰ型超敏反应（hypersensitivity），又称过敏反应（anaphylaxis），主要是由特异性 IgE 抗体介导的肥大细胞和嗜碱性粒细胞释放介质所导致的免疫应答反应。肥大细胞和嗜碱性粒细胞的细胞膜上结合的 IgE 抗体（通过抗体 Fc 片段与细胞表面的 FcεRI 受体结合）与再次接触的相同抗原结合形成桥联，刺激肥大细胞和嗜碱性粒细胞活化并迅速脱颗粒，释放大量介质包括组胺、白细胞三烯、血小板活化因子等，从而作用于效应器官，引起平滑肌收缩、毛细血管扩张和通透性增加、炎症渗出等。

过敏反应发生速度快，通常在再次接触相同抗原后的数秒至数分钟即可出现症状，但也可延迟到接触抗原 1h 后出现症状。过敏反应的症状往往反应发生快、消退快。这种反应可发生于局部（例如瘙痒、流泪），也可发生于全身（例如过敏性休克），全身性反应严重时有可能危及生命。

在过敏反应中，诱发 IgE 类抗体产生并导致免疫反应的抗原称为变应原（allergen），又称过敏原（anaphylactogen）。变应原种类很多，可按照进入的途径进行分类。

1. 花粉

植物花粉是最早认识的变应原之一，花粉传播有区域性和季节性，因此花粉引起的过敏反应也有明显的季节性与地域性，每年如期发作，过期即可自愈，离开发作地区也可自愈。疾病发作时可累及多个器官，如眼、鼻、咽喉，患者表现出皮肤瘙痒、流泪、流涕、打喷嚏、咳嗽、鼻塞、鼻痒等症状。

2. 尘土

尘土是引起吸入型哮喘、过敏性鼻炎等疾病的重要变应原，而实际上患者吸入尘土出现过敏反应是因尘土中真菌、人和动物皮屑、螨虫、植物纤维等混合物这些具有变应原性的物质诱发。

3. 食物

食物摄入是引起过敏反应常见的原因之一，引起食物过敏的变应原可分为植物性变应原、动物性变应原及食品添加剂变应原。

（1）植物性变应原 包括花生、大豆、坚果、麦类等。

（2）动物性变应原 包括牛乳、鸡蛋、鱼类、甲壳类等。

（3）食品添加剂变应原 木瓜蛋白酶、亚硫酸盐、谷氨酸钠等。

食物源性过敏反应的临床表现各不相同，可以单独发生也可联合出现。最常见的临床表现为皮肤表现，患者往往表现形式多样，急性荨麻疹、血管性水肿、麻疹样瘙痒性皮炎均可出现。其次是胃肠道表现，可见恶心、呕吐、腹泻及腹痛甚至痛性痉挛等症状。呼吸道表现较为少见，其症状包括喷嚏、流涕；严重时可表现为支气管痉挛、喉水肿。变应原是引起过敏反应的主要原因，明确变应原才能制定有效的避免措施，进行有效的免疫治疗。目前变应原的检测可分为体内检测和体外检测两类，下面将从这两类常用检测项目、方法及临床意义进行介绍。

一、体内检测

过敏反应体内检测包括皮肤试验和激发试验。

（一）皮肤试验

目前皮肤试验主要包括皮肤点刺试验和皮内试验两种，二者原理相同，当某种变应原通过点刺、皮内注射等方式进入致敏者皮肤时，可与吸附在肥大细胞和（或）嗜碱性粒细胞上的特异性抗体 IgE 结合，导致肥大细胞脱颗粒并释放生物活性介质如组胺等，出现局部毛细血管扩张（红晕、红斑）、通透性增强（风团、水肿）及瘙痒。阳性结果为局部皮肤出现红斑、红晕、风团甚至瘙痒，即表示对变应原过敏。

常用检测项目及临床意义如下。

1. 皮肤点刺试验

皮肤点刺试验也称皮肤挑刺试验、经皮试验，可有效测定过敏性疾病一种或多种变应原，是目前公认的变应原体内检测方法。试验时将变应原提取液和阳性对照液（组胺）、阴性对照液（生理盐水）滴于受检者前臂内侧皮肤，用点刺针穿过液滴刺入表皮进行点刺。皮肤点刺试验设备要求低，操作简单，假阳性较皮内试验少，但敏感性相较皮内试验低，结果受受检者皮肤状况、药物及主观因素影响较大，且适合检测的变应原种类较少，较难满足临床变应原检测的需求。

2. 皮内试验

皮内试验是测定变应原的另一种有效手段。皮肤消毒后，用注射器将 0.01~0.02mL 变应原提取液（尘螨、花粉、动物皮屑、食物、青霉素或血清等）、阳性对照液、阴性对照液注入皮内，使皮肤形成直径为 2~3mm 的皮丘，多选择受试者前臂内侧为注射部位，注射后 15~25min 内观察结果。皮内试验敏感性高，但由于影响因素较多，可出现假阳性或假阴性的结果。虽然通过皮内试验寻找变应原是防治过敏反应的重要途径，但可引起过敏的物质很多，而能被用于皮内试验的变应原数量有限。因此，该法应用范围相应受限。

3. 临床意义

通过皮肤试验可检测出引起过敏反应的变应原，为患者避免接触变应原、防止过敏疾病再次发生提供预防和治疗依据。另外，皮肤试验为用药方案和疫苗制剂的选择同样提供重要依据。一些药物，例如青霉素、链霉素等抗生素易引起超敏反应，严重时危及生命，在使用前均应进行皮内试验，阳性结果需更换其他药物。但对于食物引起的过敏反应，皮肤试验的效果差，一般不选择该类方法。

（二）激发试验

激发试验主要用于过敏反应（Ⅰ型超敏反应），也可用于Ⅳ型超敏反应。它是指在医疗设备监控下，模拟自然发病条件，从相对安全的小剂量开始逐渐增加变应原剂量，观察受检者有无过敏反应的发生，用以确定引发过敏反应的变应原种类。激发试验根据其原理分为特异性和非特异性两种。

1. 特异性激发试验

直接对受试者使用特定变应原进行试验，以明确变应原。例如，口服食物激发试验、职业相关变应原的支气管激发试验。口服食物激发试验是诊断食物过敏试验标准化流程的一个重要环节，包括单盲口服食物激发试验和开放性口服食物激发试验。单盲口服食物激发试验是用食物模拟、混合食物、食物蛋白提取物胶囊等方法将试验食物隐藏，在医生知道食物种类，受试者不知道的情况下进行 1~2 次试验。开放性口服食物激发试验是在医生和受试者均知道试验摄入的食物种类的情况下进行试验。最终应根据患者的病史及变应原检测结果选择可能致敏的食物。

2. 非特异性激发试验

不直接对受试者使用变应原，例如，让受试者吸入雾化后的甲基胆碱或组胺并观察患者对过敏反应的敏感性，从而对患者进行病因分析，或者对药物疗效进行判定。

3. 临床意义

激发试验可用于过敏反应变应原的检查，特别是皮肤试验难以获得肯定结果时，可用于排除皮肤试验中的假阳性反应和假阴性反应。该方法由于具有诱发严重过敏反应的风险，多数试验用于科学研究。但食物激发试验和支气管激发试验通常作为食物变态反应及哮喘诊断的金标准，常用于临床。

二、体外检测

体外血清学检测包括血清总 IgE（total IgE，tIgE）检测以及变应原特异性 IgE（specific IgE，sIgE）检测。

1. 血清总 IgE

血清总 IgE 是血清中非特异性 IgE 和特异性 IgE（sIgE）的总和，正常人血清总 IgE 含量低，为 20~200IU/mL。通常大于 333IU/mL 时为异常升高。目前检测方法包括 ELISA、CLIA、免疫比浊法。

临床意义：血清总 IgE 水平升高通常见于过敏性疾病，如过敏性哮喘、过敏性鼻炎、湿疹等。除过敏性疾病之外，免疫性疾病、感染（寄生虫、真菌、病毒）、某些肿瘤疾病和其他情况（输血、川崎病、肝脏疾病等），也可出现血清总 IgE 水平显著升高。因此，血清总 IgE 水平升高只能提示过敏反应的可能性大，但不能用于确诊，需结合患者病史、临床表现及其他检查综合评估。

2. 变应原特异性 IgE

发生过敏反应的受试者血清中通常存在针对其致敏变应原的特异性 IgE 抗体（sIgE）。目前，体外变应原特异性 sIgE 检测在过敏反应相关疾病的诊断中发挥重要作用，临床应用广泛。临床常用的免疫学检测方法包括 ELISA、免疫印迹法、荧光酶免疫试验、CLIA 和蛋白芯片法，下面主要介绍前三种方法。

（1）ELISA　ELISA 是食品工业中最常用的过敏原检测方法，目前包含手工、半自动、全自动操作方法。特别是全自动操作，可配合全自动酶免疫仪实现从样本稀释、加样、温育、清洗、结果判读和报告生成等全程自动化操作的变应原检测系统。ELISA 检测结果可半定量或定量，临床上多采用定量方法检测变应原含量，以更好地监测过敏反应程度，判断疾病预后。

（2）免疫印迹法　免疫印迹法是一种将高分辨率蛋白质凝胶电泳和免疫化学分析技术相结合的杂交技术。其试验原理为将多种特异性变应原提取物包被在特制的纤维素膜条上，与受检血清进行反应。如果血清中含有某种或某几种变应原 sIgE，则与膜条上相应的变应原结合，与加入酶标记的单克隆抗人 IgE 抗体结合后再加入底物，最终出现肉眼可见的颜色。通过与标准膜条比较，可确定变应原种类。该方法能够一次性确定多种变应原，目前已在国内广泛应用。

（3）荧光酶免疫试验　荧光酶免疫试验（fluoresence enzyme immunoassay，FEIA）原理是酶标记抗人 IgE 抗体与受检血清中的 sIgE 反应后加入底物，使用的标记物为能催化荧光底物的酶，经酶促反应生成稳定且高效的荧光物质，荧光强度与 sIgE 含量成正比。目前，临床上常用的 ImmunoCAP 系统就属于此方法，操作简单、灵敏度高、特异性强及不受主观因素影响，是迄今为止常用的变应原 sIgE 检测系统。

临床意义：sIgE 水平升高对过敏反应疾病的诊断以及判断变应原具有重要价值。水平越高，与过敏疾病的相关性越强。值得注意的是，slgE 含量虽然可以客观反映机体的致敏情况，但 sIgE 检测应该与皮肤试验互为补充，不能相互替代，二者均为过敏反应疾病特异性诊断的重要手段。

第四节　自身免疫性疾病的检验诊断

自身免疫性疾病（autoimmune disease，AID）是由于机体对其正常器官、组织、细胞产生免疫应答引起的损伤或功能障碍所致的疾病。正常情况下，免疫系统具有识别"非我"能力，并对"非我"产生免疫应答。同时具有识别"自我"的能力，阻止对自身组织细胞成分产生免疫应答，这种现象称为自身免疫耐受（autoimmune-tolerance）。在某些情况下，机体存在与自身组织细胞（即自身抗原）发生免疫应答反应的抗体（即自身抗体或自身反应性 T 淋巴细胞），这种现象称为自身免疫（autoimmunity）。正常个体中也存在自身免疫，尤以老年人多见，但自身免疫并不一定会致病。当一种或多种调节免疫耐受的机制被打破，才可能引起自身免疫性疾病，可以说自身免疫耐受是维持机体免疫平衡的重要因素。

自身免疫性疾病种类繁多，是包含特异性单一器官损伤至多器官受累的系统性疾病。根据受累器官组织的范围将其分为器官特异性和系统非特异性两大类，本节将对这两大类 AID 中最常见的几种疾病的免疫学检验进行介绍。

一、器官特异性自身免疫性疾病

桥本氏甲状腺炎（Hashimoto thyroiditis）又称慢性自身免疫性甲状腺炎、慢性淋巴细胞性甲状腺炎，是器官特异性自身免疫性疾病的典型疾病，主要由淋巴细胞或抗体介导的免疫应答导致甲状腺滤泡损伤，为该疾病特异性病变。大约 50% 的桥本氏甲状腺炎患者在起病初期表现为甲状腺功能低下。其余的大多数患者则在起病时功能正常（尽管有一小部分患者以功能亢进为最初表现），但最终发展为甲状腺功能减退。

该多见于 30~50 岁女性，起病隐匿，发展缓慢病程较长，主要表现为非对称性甲状腺肿大，多数为弥漫性，少数可为局限性，部分以颜面、四肢肿胀感起病。几乎所有患者体内均可检测到抗甲状腺成分的抗体，包括抗甲状腺过氧化物酶抗体（anti-thyroid peroxidase antibodies，TPOAb）及抗甲状腺球蛋白抗体（anti-thyroglobulin antibodies，TgAb）阳性，可作为桥本氏甲状腺炎诊断的有效指标。

常用检验项目及临床意义如下。

1. 甲状腺过氧化物酶抗体（TPOAb）

饮食中的碘进入甲状腺后，先由甲状腺过氧化物酶（thyroid peroxidase，TPO）进行活化，形成碘原子参与酪氨酸的碘化，生成 T3 和 T4，即甲状腺激素。在正常情况下，TPO 不能外溢出甲状腺进入血液循环，但在甲状腺滤泡病变遭到破坏时，TPO 释放入血，引起机体免疫应答产生 TPOAb。目前临床测定应用高度纯化的天然或重组的人 TPO 作为抗原，利用化学发光免疫试验、酶联免疫吸附试验等方法进行 TPOAb 的检测。

2. 甲状腺球蛋白抗体（TgAb）

（1）方法　Tg 主要以胶体形式储存于甲状腺滤泡腔中，病理状态下释放到血液中诱发产生 TgAb。TgAb 是一组针对甲状腺球蛋白不同抗原决定簇的多克隆抗体，分子质量为 660ku。目前临床测定多应用甲状腺球蛋白作为抗原，利用化学发光免疫试验、酶联免疫吸附试验等方法进行抗体的检测。

（2）临床意义　高达 90% 的桥本氏甲状腺炎患者体内可检测到高浓度的 TPOAb，且 TPOAb 浓度与临床征象常表现一致，浓度越高淋巴细胞浸润越严重，甲状腺滤泡破坏也越严重。TgAb 的临床意义与 TPOAb 相似，但与 TPOAb 相比，TgAb 在桥本氏甲状腺炎的阳性率为 60%~70%，灵敏度和特异性均较低，将二者联合检测可增加敏感性，提高疾病检出率。

二、 系统非特异性自身免疫性疾病

（一）系统性红斑狼疮

系统性红斑狼疮（systemic lupus erythematosus，SLE）是一种常见的自身免疫性疾病，易发于育龄期女性，以临床表现多样，病程波动、复发和缓解交替出现为特点，以全身症状、皮肤黏膜、骨骼肌肉、肾脏和中枢神经系统受累最为多见。患者可出现发热、皮疹、关节痛、肾损害、心血管病变等临床表现，SLE 累及多系统、多脏器，主要由于患者体内产生针对核酸、核蛋白和组蛋白的抗核抗体及其他自身抗体，自身抗体随血液循环到达全身并与相应抗原形成抗原抗体复合物沉积到各个组织脏器，激发免疫应答，造成慢性损伤，多种自身抗体的存在成为 SLE 的特征，检测自身抗体可协助疾病诊断。

1. 抗核抗体

抗核抗体（antinuclear antibody，ANA）是一组以自身各种细胞核成分作为靶抗原的自身抗体的总称，是自身免疫性疾病重要的诊断指标之一。ANA 以 IgG 型为主，无器官和种属特异性，检验标本大多数是血清，少量是胸腔积液、关节滑液和尿液。

（1）检测方法　目前临床常用间接免疫荧光试验（indirect immunofluorescence assay，IIF）作为 ANA 的筛查试验。其原理是将组织细胞（灵长类肝组织、Hep-2 细胞）作为检测基质与受检血清反应，如果受检样本中存在 ANA，血清中 ANA 可与细胞核抗原结合形成抗原抗体复合物，加入荧光素（常用异硫氰酸荧光素，FITC）标记的抗人 IgG 反应，形成标记抗人 IgG 抗体-抗原-抗体复合物，在荧光显微镜下观察基质荧光强度和荧光核型。患者血清倍比稀释后检测，可对 ANA 含量做半定量（效价）测定，通常认为 ANA 效价>1∶80 为阳性。

（2）临床意义　未经治疗的 SLE 患者 ANA 检出阳性率在 95% 以上，且抗体效价较高（1∶100 以上），核型以核均质型多见，低效价均质型可见于类风湿性关节炎、慢性肝脏疾病等。高效价的核颗粒型常见于混合性结缔组织病（MCTD），也可见于 SLE、硬皮病、干燥综合征等其他自身免疫性疾病。高效价的核膜型常见于 SLE 疾病活动期，对 SLE 有一定的诊断价值，并可提示病情。核仁型常见于硬皮病，SLE 偶见。可见，ANA 阳性可在多种疾病中出现。

2. 抗双链 DNA 抗体

抗双链 DNA 抗体（anti-double-strand DNA antibody，抗 dsDNA 抗体）作为 ANA 针对靶抗原的特异性自身抗体中的一种，是以双链 DNA 这一重要遗传物质作为靶抗原的自身抗体。

（1）检测方法　常用的检测方法是 IIF 和 ELISA，IIF 检测原理是以绿蝇短膜虫为抗原基质，其动基体由 dsDNA 组成，当受检血清中存在抗 dsDNA 抗体时，可与动基体 dsDNA 结合，加入 FITC 标记的抗人 IgG 反应，形成标记抗人 IgG 抗体-抗原-抗体复合物。在荧光显微镜下可观察到动基体处有致密荧光。同时选择 Hep-2 细胞、肝组织作为基质，阳性可见 Hep-2 细胞核均质荧光、肝细胞周边型荧光。受检血清倍比稀释可对抗 dsDNA 抗体效价进行测定，通常绿蝇短膜虫基质片上抗体 1∶10 为阳性，具有临床诊断价值。

（2）临床意义 抗 dsDNA 抗体是 SLE 患者特征性抗体，具有重要的诊断价值，是目前 SLE 分类诊断标准之一。同时，抗 dsDNA 抗体效价与疾病活动度明显相关，是动态监控病情的指标之一。

3. 抗核抗体谱

抗核抗体谱是一组广义的 ANA，即细胞内全部抗原的自身抗体的总和。随着检测技术的进步，ANA 靶抗原成分已从细胞核扩展到整个细胞，包括细胞核、细胞质、细胞骨架及细胞分裂周期蛋白。根据细胞内各个靶抗原成分的理化特性不同将其区分，形成抗核抗体谱。目前，已有商品化抗核抗体谱试剂盒。例如，15 项抗核抗体谱，利用 15 种细胞抗原（nRNP/Sm、Sm、SS-A、SS-B、Scl-70、PM-Scl、Jo-1、Ro52、CENPB、PCNA、dsDNA、核小体、组蛋白、核糖体 P 蛋白和 AMA-M2）检测受检者样本中 IgG 类自身抗体。

（1）检测方法 常用的检测方法是免疫印迹试验（immunoblot test，IBT），其原理是商业化包被的细胞抗原的硝酸纤维素膜条与受检者血清反应，如血清中存在相应抗体，则与膜条上的抗原区带结合，加入酶标记的抗人 IgG 抗体后形成酶标记抗体-抗原-抗体复合物，再加入酶底物，复合物所在区带位置显色。参照标准带即可判读 ANA 抗体的类型。

（2）临床意义 抗 Sm 抗体是 SLE 的特异性抗体，对早期、不典型的 SLE 或经治疗后的回顾性诊断具有很大价值，目前与抗 dsDNA 抗体共同作为 SLE 分类诊断的标准之一。抗核小体抗体对 SLE 的诊断特异性高达 97%~99%，与抗 Sm 抗体、抗 dsDNA 抗体联合检测可提高 SLE 检出率。此外，抗核糖体 P 蛋白抗体也是 SLE 特异性抗体，但敏感性较低，可与其他抗核抗体谱中 SLE 相关抗体联合评价。

（二）类风湿性关节炎

类风湿性关节炎（rheumatoid arthritis，RA）是一种慢性系统性自身免疫性疾病，可发生于各个年龄，高发年龄见于 30~50 岁，女性发病率约为男性的 3 倍。类风湿性关节炎主要以对称性累及肢体远端小关节（包括掌指关节、近端指间关节、腕关节、足关节）的持续性滑膜炎为特征表现。疾病呈不可逆、进行性发展，滑膜炎症可逐渐导致关节软骨破坏和骨质侵蚀，造成关节畸形、影响关节功能。一些患者还可出现关节外表现，包括血管炎、间质性肺炎、皮下结节、骨骼肌无力和萎缩等。RA 患者体内可产生包括类风湿因子、抗环瓜氨酸肽抗体、抗角蛋白抗体等多种自身抗体，实验室检查自身抗体可辅助 RA 诊断。

常见检验项目及临床意义如下。

1. 类风湿因子

类风湿因子（rheumatoid factor，RF）是一种以机体产生的变性 IgG 的 Fc 片段作为靶抗原刺激免疫系统产生的多种抗变性 IgG 自身抗体，主要为 IgM，也有 IgG、IgA 和 IgE。

（1）检测方法　目前临床常用检测方法包括胶乳凝集试验、散射比浊法及 ELISA。

①胶乳凝集试验：该方法是将 IgG 吸附于聚苯乙烯胶乳颗粒上作为检测试剂，如受检者血清中存在 RF，则可与 IgG-胶乳凝集颗粒结合，出现凝集反应。该方法只能定性或半定量检测 RF-IgM 型，受检者血清倍比稀释进行检测，可根据凝集结果对 RF 进行半定量（效价）检测，通常 1:40 以上为阳性。

②散射比浊法：该方法已实现自动化，对 RF-IgM 可进行定量检测。目前已成为临床检测 RF 的主要方法。

③ELISA：该方法可检测 RF 的不同 Ig 类型，包括 RF-IgM、RF-IgG、RF-IgA 和 RF-IgE，主要以酶标记抗体的不同来实现。

（2）临床意义　RF 在 RA 患者中的检出阳性率很高（75%～85%），高效价的 RF 有助于 RA 的早期诊断。在 RA 患者中，高效价 RF 也预示关节破坏严重，易出现关节功能障碍，以及出现肺部受累等关节外表现。RF 对 RA 诊断的敏感性和特异性分别在 66% 和 82% 左右，且 RF 在 SLE、进行性系统性硬化症等自身免疫性疾病患者和部分老年人的血清中也可呈阳性，但效价较低。因此，RF 不具有 RA 严格特异性，结果阳性不能作为诊断疾病的唯一标准，需结合患者临床表现及其他检查综合诊断。

2. 抗环瓜氨酸肽抗体

抗环瓜氨酸肽抗体（anti-cyclic citrullinated peptide antibodies，ACPA）是以瓜氨酸化的蛋白为靶抗原的自身抗体，大多数 RA 患者血清中含有 ACPA，目前也是诊断 RA 常用的实验室检查项目之一。

（1）检测方法　目前临床最常用的检测方法是 ELISA，在 ELISA 微孔板包被人工合成的环瓜氨酸肽作为抗原，检测受检者血清中是否存在 ACPA。该方法可半定量或定量血清中 ACPA-IgG 型抗体。

（2）临床意义　ACPA 对 RA 的敏感性与 RF 相似，但特异性高达 95%，明显高于 RF。目前 ACPA 与 RF 共同作为 RA 分类诊断标准之一，联合检测可提高 RA 诊断效能。

第五节　肿瘤标志物的检验与临床应用

肿瘤标志物（tumor markers，TM）是在肿瘤发生和增殖过程中，由肿瘤细胞本身合成、释放，或由机体对肿瘤细胞反应而产生的标志肿瘤存在和生长的一类物质；肿瘤标志物检测能够帮助进行肿瘤筛查、诊断、预后、评估治疗效果以及检测肿瘤复发。自 1978 年 Herberman 在美国国家癌症研究所（National Cancer Institute，NCI）召开的人类免疫及肿瘤免疫诊断会上首次提出肿瘤标志物概念以来，肿瘤标志物的检测广泛应用于临床，以辨别和追踪肿瘤的存在和发展。近年来，随着免疫学、分子生物学和生物化学等基础医学的研究深入、检测技术的发展和方法学的进步，肿瘤标志物逐步成为临床诊断中可依赖的指标。

肿瘤标志物临床使用的目的在于：①肿瘤的早期发现，早期诊断，开展高危人群中肿瘤筛查和正常人群中肿瘤普查；②良-恶性肿瘤的鉴别，估计肿瘤负荷和发展速度，判断肿瘤的预后；③评价手术放疗和化疗综合治疗肿瘤的疗效；④肿瘤康复后随访动态监测，尽早发现肿瘤复发和转移；⑤当今还通过肿瘤细胞表面标志选择性进行单克隆抗体治疗。

一、常用肿瘤标志物的临床意义

1. 甲胎蛋白（AFP）

（1）参考值　AFP<20μg/L。

（2）临床意义

①AFP 是诊断原发性肝癌的最佳标志物，诊断阳性率为 60%~70%；

②血清 AFP>400μg/L 持续 4 周，或 200~400μg/L 持续 8 周者，结合影像检查，可做出原发性肝癌的诊断；

③AFP 可早于影像学 6~12 月出现异常，为肝癌的早期诊断提供重要依据，建议肝硬化患者定期复查 AFP；

④病毒性肝炎、肝硬化患者血清中 AFP 浓度可有不同程度升高，其水平常<300μg/L；

⑤内胚层癌、畸胎瘤、睾丸癌、卵巢癌、胃癌等伴肝转移者 AFP 可升高；

⑥妇女妊娠 3 个月后，AFP 开始升高，7~8 个月时达高峰，一般在 400ng/mL 以下，分娩后 3 周恢复正常。若在妊娠期 AFP 异常升高，要排除胎儿神经管缺损、畸形可能。

2. α-L-岩藻糖苷酶（AFU）

（1）参考值　ELISA 法和分光光度连续监测法为 234~414μmol/L。

（2）临床意义

①AFU 是对原发性肝细胞性肝癌检测的又一敏感、特异的标志物；

②原发性肝癌患者血清 AFU 活力显著高于其他各类疾患（包括良性肿瘤、恶性肿瘤）；

③血清 AFU 活性动态曲线对判断肝癌治疗效果、估计预后和预示复发有着极其重要的意义。但是，血清 AFU 活力测定在某些转移性肝癌、肺癌、乳腺癌、卵巢癌或子宫癌，甚至在某些非肿瘤性疾患如肝硬化、慢性肝炎和消化道出血等也有轻度升高；

④在使用 AFU 时应与 AFP 同时测定，可提高原发性肝癌的诊断率，有较好的互补

作用。

3. 癌胚抗原（CEA）

（1）参考值 ≤5.9μg/L。

（2）临床意义

①CEA 升高主要见于结/直肠癌、胃癌、肝癌、肺癌、胰腺癌、乳腺癌、卵巢癌、子宫及子宫颈癌、泌尿系肿瘤等，其他恶性肿瘤也有不同程度的阳性率；

②肝硬化、肝炎、肺气肿、肠道憩室、直肠息肉、结肠炎等良性病 CEA 也可升高；

③癌症病人的胸腔积液、腹水、消化液、分泌物中的 CEA 常升高；

④正常人中吸烟者 CEA 可升高。

4. 糖类抗原 125（CA125）

（1）参考值 <2.5 万 u/L（男性及 50 岁以上女性）；<4.0 万 u/L（20~40 岁女性）。

（2）临床意义

①CA125 对卵巢上皮癌的敏感性可达约70%；

②其他非卵巢恶性肿瘤（宫颈癌、宫体癌、子宫内膜癌、胰腺癌、肺癌、胃癌、结/直肠癌、乳腺癌）也有一定的阳性率；

③良性妇科病（盆腔炎、卵巢囊肿、子宫内膜异位症、盆腔炎等）和早期妊娠可出现不同程度的血清 CA125 含量升高；

④在许多良性和恶性胸腔积液、恶性腹水中也可发现 CA125 升高。

5. 糖类抗原 15-3（CA15-3）

（1）参考值 <2.5 万 u/L。

（2）临床意义

①CA15-3 可作为乳腺癌辅助诊断，术后随访和转移复发的指标；

②其他恶性肿瘤也有一定的阳性率，如肺癌、结肠癌、胰腺癌、卵巢癌、子宫颈癌、原发性肝癌等；

③肝脏、胃肠道、肺、乳腺、卵巢等非恶性肿瘤性疾病，阳性率一般<10%。

6. 糖类抗原 19-9（CA19-9）

（1）参考值 0~40ku/L。

（2）临床意义

①血清 CA19-9 可作为胰腺癌、胆囊癌等恶性肿瘤的辅助诊断指标，对监测病情变化和复发有很大意义；

②胃癌、结/直肠癌、肝癌、乳腺癌、卵巢癌、肺癌等患者的血清 CA19-9 水平也有不同程度的升高；

③某些消化道炎症患者血清 CA19-9 也会升高，如急性胰腺炎、胆囊炎、胆汁淤积性胆管炎、肝炎、肝硬化等。

7. 糖类抗原 50（CA50）

（1）参考值　0~2.0μg/L。

（2）临床意义　CA50 在多种恶性肿瘤中可检出不同的阳性率，胰腺癌和胆囊癌的阳性检出率居首位，其他依次为肝癌、胃癌、结直肠癌、卵巢与子宫癌、恶性胸腔积液等。

8. 糖类抗原 242（CA242）

（1）参考值　<20IU/mL。

（2）临床意义

①CA242 用于胰腺癌、大肠癌的辅助诊断，有较好的敏感性（80%）和特异性（90%）；

②肺癌、肝癌、卵巢癌患者的血清 CA242 含量也可见升高。

9. 糖类抗原 72-4（CA72-4）

（1）参考值　<6.7μg/L。

（2）临床意义

①CA72-4 是目前诊断胃癌的最佳肿瘤标志物之一，若与 CA19-9 及 CEA 联合检测可以监测 70% 以上的胃癌；

②CA72-4 水平与胃癌的分期有明显的相关性，有转移者更高；

③结/直肠癌、胰腺癌、肝癌、肺癌、乳腺癌、卵巢癌也有一定的阳性率；

④良性胃病患者中，其检出率仅 0.7%。

10. 神经元特异性烯醇化酶（neuron specific enolase，NSE）

（1）参考值　<16.3ng/mL。

（2）临床意义

①NSE 是小细胞肺癌（SCLC）的肿瘤标志物，诊断阳性率为 91%；

②有助于小细胞肺癌和非小细胞肺癌（NSCLC）的鉴别诊断，对小细胞肺癌的疗效观察和复发监测也有重要价值；

③神经母细胞瘤、神经内分泌细胞瘤的血清 NSE 浓度可明显升高。

11. 鳞状上皮细胞糖类抗原（squamous cell carcinoma antigen，SCCA）

（1）参考值　≤1.5μg/L。

（2）临床意义

SCCA 是鳞癌的肿瘤标志物，适用于宫颈癌、肺鳞癌、食管癌、头颈部癌、膀胱癌的辅助诊断，治疗观察和复发监测。

12. 前列腺特异抗原（prostate specific antigen，PSA）

（1）参考值　<4.0μg/L。

（2）临床意义

①PSA 是目前广泛应用于前列腺癌的肿瘤标志物；

②前列腺癌血清 PSA 升高，阳性率在 50%～80%，前列腺增生、前列腺炎、肾脏和泌尿生殖系统的疾病也可见血清 PSA 升高；

③良性前列腺增生血清中游离 PSA 的比例是显著增高的；

④有关前列腺损伤的各种检查均可引起 PSA 的明显升高；

⑤PSA 水平随年龄的增加而增加，一般以每年 0.04ug/L 的速度递增。PSA 水平与前列腺的体积有关。

13. 前列腺酸性磷酸酶（prostatic acid phosphatase，PAP）

（1）参考值 ≤4.0μg/L。

（2）临床意义

①前列腺癌时，血清 PAP 浓度明显升高，其升高程度与肿瘤发展基本呈正相关；

②病情好转时，PAP 水平降低，若再次升高时，常提示癌症有复发、转移及预后不良。

二、常用的肿瘤标志物的组合

肿瘤标志物敏感性和特异性均有限，肿瘤早期阶段的肿瘤标志物检测阳性率低，至今尚未发现"金标准"的肿瘤标志物。并且，有些肿瘤细胞可产生多种标志物，单一的肿瘤标志物难以准确反映肿瘤的复杂性。因此，采用联合检测将是提高肿瘤标志物诊断价值的有效方法。

（1）肿瘤普查四项 AFP、CEA、Fer、β2-MG。

（2）肿瘤三项 AFP、CEA、CA199。

（3）消化道肿瘤六项 AFP、CEA、CA199、CA242、CA724、CA50。

（4）胃癌三项 CEA、CA724、CA199。

（5）肝胆肿瘤五项 AFP、CEA、CA199、CA125、CA50。

（6）肺癌三项 CEA、NSE、CYFRA211。

（7）前列腺癌两项 PSA、FPS。

（8）前列腺癌三项 PSA、FPSA、PAP。

（9）妇科肿瘤五项 AFP、CEA、CA125、CA153、CA199。

（10）卵巢癌二项 CA125、CEA。

（11）乳腺癌二项 CA153、CA199。

三、肿瘤标志物的应用

肿瘤标志物非常之多，单个标志物的敏感性或特异性往往偏低，不能满足临床要求，理论上和实践上都提倡一次同时测定多种标志物，以提高敏感性和特异性。肿瘤标志物对于肿瘤有一定提示作用，但一次超过参考值，并不能说明肿瘤是否发生或复发，只有多次的动态监测结果才能被称为"有意义"。肿瘤标志物不是肿瘤诊断的唯一依据，临床上需结合临床症状、影像学检查等其他手段综合考虑，肿瘤确诊病理诊断结果才是"金标准"。因患者个体差异、患者具体临床情况等因素，肿瘤标志物的分析要结合临床情况，从多个角度比较，才能得出客观真实的结论。

思考题

1. 人体免疫系统有哪些免疫细胞？简述各种免疫细胞的作用。
2. 请简述乙肝"大三阳""小三阳"的临床意义。
3. 举例说明常见肿瘤标志物的临床应用。

常用血清肿瘤
标志物检测的临床
应用和质量管理

第五章
临床微生物学检验

学习目标

1. 掌握常见细菌的大小、形态、基本结构、特殊结构。
2. 了解芽孢形成的临床意义，以及细菌和病毒的检验方法。

第一节　微生物学基础知识

一、微生物与微生物学

微生物（microorganism）是一群个体微小、结构简单、肉眼不能直接看到，必须借助光学显微镜或电子显微镜放大几百、几千甚至几万倍才能看到的微小生物。它们虽然形体微小、结构简单，但其代谢作用在保证自然界食物链的形成，维持人类和动、植物的生存和生命的延续等方面都十分重要。微生物种类繁多，可达数十万种以上。

微生物除具有一般生物生命活动（如新陈代谢、生长繁殖和遗传变异等）的共性外，还有其自身的特点：①多以独立生活的单细胞或细胞群体的形式存在，细胞无明显分化，一般都能自行进行其全部生命活动过程；②新陈代谢能力旺盛，生长繁殖速度快；③适应能力强，易变异；④种类多、分布广、数量大。

1. 微生物的分类

按照微生物有无细胞基本结构、分化程度和化学组成等不同，可将其分成三种类型。

（1）非细胞型微生物　这类微生物体积微小，能通过细菌滤器，无细胞结构，无产生能量的酶系统，由单一核酸（DNA 或 RNA）和蛋白质衣壳组成。必须在活的易感细胞内生长繁殖。属于这类型的微生物是病毒。

（2）原核细胞型微生物（prokaryote）　它们由单细胞组成，细胞核的分化程度较低，仅有原始核，染色体仅为单个裸露的 DNA 分子，无核膜和核仁。细胞壁由肽聚糖构成，缺乏完整的细胞器。属于这类微生物的有细菌、放线菌、螺旋体、支原体、衣原体、立克次体。

（3）真核细胞型微生物（eukaryote）　它们大多由多细胞组成，细胞核分化程度高，有典型的核结构（有核膜、核仁和染色体），通过有丝分裂进行繁殖。属于这类型的微生物有真菌、藻类等。

2. 微生物与人类的关系

微生物的个体虽然微小，但它们能在适宜的环境中利用不同的有机物和无机物迅速生长繁殖，并产生相应的代谢产物，被其他生物所利用。因此，微生物在自然界物质循环方面起着十分重要的作用。

自然界中的绝大多数微生物对人类和动植物是有益的，有些还是必不可少的。但是，其中也有一小部分可引起人或动植物的病害，这些具有致病性的微生物称为病原微生物（pathogenic microorganism），如对人类致病的称为人类病原微生物，对动物致病的称为动物病原微生物。但人类病原微生物与动物病原微生物有时有交叉的作用，即动物病原微生物也能引起人类疾病，故这类微生物又称为人畜共患病原微生物。

二、细菌的形态与结构

细菌（bacterium）是一类具有细胞壁的单细胞原核型微生物，在一定环境条件下，细菌有相对稳定的形态和结构。了解细菌的形态和结构，对研究细菌的生理功能、致病机制、免疫性以及鉴别细菌、诊断和防治疾病等具有重要意义。

（一）细菌的大小

细菌个体微小，需用显微镜放大数百至上千倍才能看到，通常以微米作为测量单位。不同细菌大小不一，同种细菌随菌龄和环境变化有所差异。多数球菌的直径约为 $1.0\mu m$，中等大小的杆菌长 $2.0\sim3.0\mu m$，宽 $0.3\sim0.54\mu m$。

（二）细菌的形态

细菌的基本形态有球形、杆形和螺形三种。根据形态分别称为球菌、杆菌和螺形菌，如图 5-1 所示。

1. 球菌（coccus）

菌体呈球形或近似球形。按其分裂方向和分裂后排列形式的不同可分为①双球菌（dip-

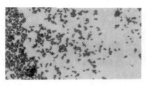
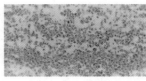
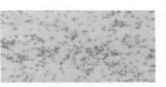

球菌（革兰染色）　　　杆菌（革兰染色）　　　螺形菌（革兰染色）

图 5-1　细菌基本形态

lococcus）：沿一个平面分裂，分裂后两个菌体成双排列，如脑膜炎奈瑟菌；②链球菌（streptococcus）：沿一个平面分裂，分裂后多个菌体呈链状排列，如溶血性链球菌；③葡萄球菌（staphylococcus）：沿多个不规则的平面分裂，分裂后菌体呈葡萄状排列，如金黄色葡萄球菌。此外，还有沿两个垂直平面分裂，分裂后每四个菌排列在一起的四联球菌，沿三个平面分裂，分裂后八个菌体叠在一起的八叠球菌。无论何种球菌，有时可看到单个菌体存在。

2. 杆菌（bacillus）

杆菌种类很多，其长短粗细随种而异，如炭疽芽孢杆菌长 3.0～10μm，宽 1.0～1.54μm，流感嗜血杆菌长仅有 0.3～1.4μm，宽 0.3～0.4μm，多数呈直杆状，也有的菌体微弯、两端钝圆膨大或平切，长丝状或短球状。杆菌多为分散存在，少数呈链状、栅栏状、八字或分支状排列。

3. 螺形菌（spirillar bacterium）

螺形菌菌体弯曲，可分为两类：①弧菌（vibrio）：菌体只有一个弯曲，呈弧形或逗点状，如霍乱弧菌；②螺菌（spirillum）：菌体有数个弯曲，如鼠咬热螺菌。

通常细菌在适宜条件下培养 8～18h，形态较为典型。当培养基成分、pH、培养时间及温度等环境条件改变时或细菌受抗生素等作用后，菌体则可能出现多形态。所以，在细菌的研究、鉴别及实验室诊断时应引起注意。

（三）细菌的结构

细菌的结构包括基本结构和特殊结构两部分。基本结构是各种细菌所共有的，包括细胞壁、细胞膜、细胞质和核质等；特殊结构是某些细菌在一定条件下所特有的结构，包括荚膜、鞭毛、菌毛和芽孢等。

1. 细胞壁

细胞壁（cell wall）是包被于细胞膜外的坚韧而富有弹性的复杂结构。细胞壁的主要功能是：①维持菌体固有外形，保护细菌抵抗低渗的外环境；②与细胞内外物质交换相关。细胞壁上有许多微孔，可使水和直径小于 1nm 的物质自由通过，并阻留大分子物质，因而它与细胞膜共同完成细胞内外物质交换；③决定了菌体的抗原性。细胞壁为表面结构，携带多种决定细菌抗原性的抗原决定簇；④与细菌致病有关。革兰阴性菌细胞壁上的脂多糖具有内毒素作用。细胞壁的主要成分是肽聚糖，又称黏肽（mucopep-tide），为原核生物细胞所特有，但不同种类其含量有显著差异。

2. 细胞膜

细胞膜（cell membrane）是位于细胞壁内侧紧包在细胞质外面的一层富有弹性、具有半渗透性的生物膜。厚 5~10nm，占细菌干重的 10%~30%。细菌细胞膜的结构与其他生物细胞膜基本相同，为脂质双层并镶嵌有多种蛋白质，这些蛋白质是具有特殊作用的酶和载体蛋白。细胞膜的主要功能是：①具有选择性通透作用，与细胞壁共同完成菌体内外物质交换；②细胞膜上有多种呼吸酶，如细胞色素酶和脱氢酶，可以转运电子，完成氧化磷酸化，参与细胞呼吸过程，与能量产生、储存和利用有关；③细胞膜上有多种合成酶，是细菌细胞生物合成的重要场所。如肽聚糖、磷壁酸、脂多糖等均可由细胞膜合成；④形成中介体。中介体是细胞膜内陷、折叠形成的囊状结构，电镜下可见，多见于革兰阳性菌。中介体扩大了细胞膜的表面积，增加了膜上酶的含量，加强了膜的生理功能，与细胞分裂、呼吸、细胞壁合成和芽孢形成等有关。

3. 细胞质

细胞质（cytoplasm）是由细胞膜包裹着的透明胶状物，其基本成分是水、蛋白质、脂类、核酸及少量的糖和无机盐，且细胞质的成分随菌种、菌龄和生长环境而变化。

4. 核质

细菌是原核细胞，没有核膜和核仁，故称为核质或拟核。核质由一条细长的闭合双链 DNA 反复盘绕卷曲而成。核质具有细胞核的功能，决定细菌的遗传性状，是细菌遗传变异的物质基础。

5. 荚膜

荚膜（capsule）是某些细菌在细胞壁外包绕的一层较厚的黏液性物质。用一般染色法荚膜不易着色，在显微镜下不仅能看到菌体周围有一层透明圈，用特殊的荚膜染色法可将荚膜染成与菌体不同的颜色。荚膜的形成与细菌所处的环境有关，在人和动物体内或营养丰富的培养基中容易形成，环境不良或在普通培养基上则易消失。荚膜形成的意义是：①荚膜成分具有抗原特异性，可对细菌进行鉴别和分型；②荚膜本身无毒性，但具有抗吞噬细胞的吞噬作用，保护细菌免受或抑制体内溶菌酶、补体及其他杀菌物质的杀伤，因而荚膜与细菌的致病力密切相关；③荚膜中潴留着大量水分，可保护细菌免受干燥，在不良环境中维持菌体的代谢。

6. 鞭毛

鞭毛（flagellum）是某些细菌表面附着的细长呈波状弯曲的丝状物。经特殊的鞭毛染色后普通显微镜下可见。按鞭毛数目和排列方式，可分为单毛菌、双毛菌、丛毛菌和周毛菌四种。鞭毛是细菌的运动器官，有鞭毛的细菌能位移运动，可作为鉴别细菌的一个指标。有些细菌的鞭毛与致病性有关，如霍乱弧菌、空肠弯曲菌等借鞭毛的运动穿透小肠黏膜表面的黏液层，使菌体黏附于肠黏膜上皮细胞而导致病变。

7. 菌毛

菌毛（pilus）为大多数革兰阴性菌和少数革兰阳性菌体表遍布着的比鞭毛细短而直硬的丝状物，在电镜下才可见。菌毛与细菌的运动无关。菌毛有两种，即普通菌毛和性菌毛。普通菌毛遍布于菌体表面，短而直，约数百根。普通菌毛是细菌的黏附器官，细菌借此可牢固黏附于呼吸道、消化道或泌尿生殖道黏膜上皮细胞上，进而侵入细胞而致病。无菌毛的细菌则易被黏膜细胞纤毛的运动、肠蠕动或尿液冲洗而排除，因此，普通菌毛与细菌的致病性有关。性菌毛比普通菌毛长而粗，仅有 1~4 根，为中空管状。通常把有性菌毛的细菌称为雄性菌（F^+ 菌），无性菌毛的细菌称为雌性菌（F^- 菌），性菌毛能将 F^+ 菌的某些遗传物质转移给 F^- 菌，使 F^- 菌获得 F^+ 菌的某些性状。细菌的耐药性、毒力等性状可通过此种方式转移。

8. 芽孢

芽孢（spore）是某些细菌在一定环境条件下，细胞质脱水浓缩，在菌体内形成的圆形或椭圆形的小体。芽孢形成后，菌体细胞即失去活性，芽孢可暂时留于菌体，但通常是菌体崩溃，芽孢游离于环境中。芽孢不易着色，用特殊染色才能着色。芽孢具有菌体的酶、核质等成分，能保存细菌全部生命活性，但芽孢代谢相对静止，不能分裂繁殖。芽孢是细菌抵抗不良环境的特殊存活形式，即细菌的休眠体。芽孢若遇适宜的环境条件，又可吸水膨大，酶活性恢复，形成新的菌体。一个细菌只能形成一个芽孢，一个芽孢也只能形成一个菌体，所以芽孢不是细菌的繁殖方式，而菌体能进行分裂繁殖，故无芽孢的菌体称为繁殖体。

芽孢形成的意义是①芽孢的大小、形状和在菌体中的位置随种而异，可用以鉴别细菌；②芽孢对高温、干燥、化学消毒剂和辐射等有较强的抵抗力，在自然界分布广泛并可存活几年至数十年，一旦进入机体后可转为繁殖体，故防止芽孢污染环境具有重要的医学意义。芽孢抵抗力强与其结构和成分有关，芽孢含水量少，呈高度脱水状态，并有致密且厚的芽孢壁，内含有大量耐热的吡啶二羧酸钙盐（占芽孢干重的 5%~15%）；③由于芽孢抵抗力强，故医疗器械、敷料、培养基等进行灭菌时，要以杀灭芽孢为标准。

第二节　人体正常菌群

一、菌群

1. 正常菌群

自然界中广泛存在着各种微生物。人类与自然环境接触密切，因此，在正常条件下，人体的体表以及与外界相通的口腔、呼吸道、消化道、泌尿生殖道等都有一定种类和数量的细菌寄居。这些菌群对宿主一般无害，甚至有益，故称为正常菌群（normal flora）。寄居在人体各部位的菌群见表5-1。

表5-1　寄居人体各部位的菌群

部位	主要菌群
皮肤	表皮葡萄球菌、金黄色葡萄球菌、痤疮丙酸杆菌、类白喉杆菌、绿脓杆菌、分枝杆菌、需氧芽孢杆菌、链球菌、念珠菌
口腔	链球菌、链杆菌、念珠菌、葡萄球菌、卡他布兰汉菌、棒状杆菌、放线菌、螺旋体、肺炎链球菌、奈瑟球菌、乳酸杆菌、双歧杆菌
鼻咽腔	葡萄球菌、肺炎链球菌、甲型链球菌、乙型链球菌、奈瑟菌、棒状杆菌、嗜血杆菌、放线菌、不动杆菌、痤疮丙酸杆菌、韦荣球菌、绿脓杆菌、变形杆菌
眼结膜	葡萄球菌、链球菌、奈瑟菌、棒状杆菌、不动杆菌、分枝杆菌
外耳道	表皮葡萄球菌、类白喉杆菌、链球菌、假单胞菌、念珠菌
泌尿生殖道	葡萄球菌、链球菌、棒状杆菌、分枝杆菌、大肠杆菌、类杆菌、不动杆菌、乳酸杆菌、念珠菌、支原体、奈瑟菌、拟杆菌、双歧杆菌
肠道	大肠埃希菌、双歧杆菌、产芽孢杆菌、拟杆菌、棒状杆菌、肺炎克雷伯菌、变形杆菌、假单胞菌、葡萄球菌、链球菌、韦荣球菌、八叠球菌脆弱类杆菌、念珠菌

正常菌群的生理功能：正常菌群对保持人体生态平衡和内环境的稳定有重要作用。

（1）营养和代谢作用　正常菌群参与人体物质代谢、营养转化和合成，胆汁、胆固醇及激素的转化等。有的菌群可合成宿主所必需的维生素，如 B 族维生素和维生素 K 等。

（2）免疫作用　正常菌群可刺激机体免疫系统的发育和成熟，并能促进免疫细胞的分裂、产生抗体和佐剂作用，从而保护机体抵御致病菌的攻击。

（3）生物屏障与拮抗　正常菌群在人体能构成一个生物屏障，从而阻止外来细菌的入侵。正常菌群还可通过夺取营养、产生脂肪酸和细菌素等机制来拮抗致病菌的生长。

（4）生长和发育　正常菌群有利于宿主的生长、发育和长寿。若正常菌群发生失调易使宿主衰老。

（5）抗癌作用　正常菌群可使致癌物质和辅助致癌物质转化为非致癌物质。

2. 条件致病菌

正常菌群在宿主体内具有相对稳定性，一般不致病，只有当机体免疫力降低，寄居部位改变或菌群失调时方可致病。这些菌群称为条件致病菌或机会致病菌（opportunistic pathogen）。这些细菌在体内引起的感染又称为内源性感染。

二、生态失调及菌群失调症

（一）菌群失调概念

生态失调是指宿主、正常微生物群与外环境共同适应过程中的一种反常状态。在正常菌群表现为种类、数量和定位的改变；在宿主表现为患病或病理变化。微生态失调是指正常微生物群之间和正常微生物与其宿主之间的微生态平衡，在外环境影响下，由生理性组合转变为病理性组合的状态。严重的菌群失调可使宿主发生一系列临床症状，称为菌群失调症（dysbacteriosis），临床上一般称为二重感染（super infection）。

（二）菌群失调的诱因

凡能影响正常菌群的生态平衡者都可能成为菌群失调的诱因，常见诱因如下。

1. 不适当的抗菌药物治疗

长期大量使用抗生素，不仅抑制了致病菌，也可作用于正常菌群，使条件致病菌或耐药菌增殖，如金黄色葡萄球菌、革兰阴性杆菌和假丝酵母菌等，其大量繁殖进一步促使菌群失调。

2. 病人免疫功能低下

如慢性消耗疾病、肿瘤、过度疲劳、大面积烧伤等患者。

3. 医疗措施影响及外来菌的侵袭

如外伤、手术损伤、器械性检查使局部免疫受损，更易被外来菌入侵。

（三）菌群失调的表现

1. 菌群失调症根据失调程度分类

（1）一度失调（可逆性失调）　去除诱因后，不需治疗可自行恢复。

（2）二度失调（菌种数量比例失调）　去除诱因后失调状态仍持续存在，如慢性腹泻。

（3）三度失调（菌交替症）　外来菌代替了原来菌群，其中严重者可引起二重感染。

2. 定位转移

正常菌群由正常定居部位转移到非正常定居部位引起的感染。如大肠埃希菌可由结肠转移至呼吸道引起肺炎或转移至泌尿道引起肾盂肾炎、膀胱炎等。

3. 内源性感染

原来在肠道、口咽、尿道、阴道等部位的正常菌群，随外科手术、插管、拔牙等因素到达其他部位引起的感染。

（四）菌群失调的常见菌类

1. 球菌

金黄色葡萄球菌、粪肠球菌。

2. 杆菌

以革兰阴性杆菌为主，如铜绿假单胞菌、大肠埃希菌、变形杆菌、产气肠杆菌、阴沟杆菌、流感嗜血杆菌等。

3. 厌氧菌

产气荚膜梭菌、艰难梭菌、类杆菌等。

4. 真菌

白念珠菌、曲霉菌、毛霉菌等。

（五）实验室检查法原则

1. 细菌总数的测定

细菌总数测定是为了显示某一生态环境内微生物（特别是细菌、真菌与放线菌）的总菌数，包括死菌与活菌计数。

（1）直接计数法　是利用血细胞计数板在显微镜下直接计数细菌数的方法。该法的优点是直接快速，但不能区别死菌与活菌。

（2）电子计数法　电子细胞计数器能更快地提供计数结果，且比较精确。

（3）分离划线半定量法　临床标本检验中均应平板划线分离细菌，按规定取材进行四区划线，经培养观察各区菌落数，即可对标本中细菌量作出半定量估计。如菌落仅在第一区生长为少量（+）；在一、二区生长为中量（++）；一、二、三区均有生长为多量（+++）；四个区均有生长者为大量（++++）。报告时写明细菌名称及注明菌量以供临床分析参考。

2. 各部位正常菌群的检测

（1）上呼吸道及口腔正常菌群的检测　该法较复杂，目前只能通过定性、定量法，需氧培养与厌氧培养进行检测。

（2）肠道正常菌群的检测　肠道菌群数量大，种类多，全部测出相当困难。在实际工作中，只能以其中的主要种类作为一种指标检测，反映总体结构的变化。肠道菌群以厌氧菌检测为主，因肠道中厌氧菌占99%以上。

（3）皮肤正常菌群的检测　检测可按面积定量。

（4）阴道正常菌群的检测　采集阴道检测样本时，既要考虑采集部位，同时要选择适宜的采集方法，不同的方法对正常菌群的定性定量及定位原则存在一定差距。目前多采用直接刮取分泌物法、冲洗法和吸附法。此外，其培养也需根据其菌种与生物学性状的不同而采用不同的方法。

第三节 真菌

一、真菌的基本性状

真菌（fungus）是一类具有典型细胞核和完整细胞器，无根、茎、叶、不含叶绿素的真核细胞型微生物。真菌种类多，分布广，其中大多数对人体无害，甚至有利，如可食用真菌，用真菌酿酒、发酵以及生产抗生素等，然而有些真菌也是动植物病害的原因之一。少数真菌可以引起人类感染性、中毒性及变态反应性疾病。特别是属于人体正常菌群的真菌，由于滥用抗生素引起菌群失调和（或）应用激素、抗癌药物导致机体免疫功能降低等，会引起真菌的机会性感染。

二、真菌的生物学性状

与细菌相比，真菌的大小、形态、结构和化学组成均有很大的差异。真菌比细菌大几倍至几十倍，用普通光学显微镜的低倍镜或高倍镜就可看见。真菌的菌体外有一层坚硬的细胞壁，但其中缺乏肽聚糖，而含有多聚 N-乙酰葡萄糖组成的大分子几丁质（chitin），故其不受青霉素或头孢菌素的作用。真菌的细胞膜含固醇而细菌无。

真菌按形态可分为单细胞和多细胞两类。单细胞真菌呈圆形或卵圆形，如酵母菌（yeast）或类酵母菌（yeast-like fungus），以出芽方式繁殖，对人致病的主要有白假丝酵母菌和新生隐球菌；多细胞真菌系由菌丝与孢子组成，菌丝伸长分支，交织成团，这类真菌，称丝状菌（filamentous fungus），又称霉菌（mold）。有些真菌可因环境条件（如营养、温度、氧气等）的改变，而两种形态发生互变，称为二相性（dimorphic）。这些真菌在体内或在含有动物蛋白的培养基上 37℃ 培养时呈酵母型，在普通培养基上 25℃ 培养时呈丝状菌型。多细胞真菌的菌丝和孢子形态不同，是鉴别真菌的重要标志。

1. 菌丝

真菌在适宜环境中，由孢子出芽长出芽管，逐渐延长呈丝状，称为菌丝（hypha）。菌丝可有多种形态，如螺旋状、球拍状、结节状、鹿角状和梳状等。不同种类的真菌可有不同形态的菌丝，故菌丝的形态有助于真菌的鉴别。

2. 孢子

孢子（spore）是真菌的繁殖结构，可分有性与无性两类。有性孢子是由同一菌体或不同菌体上的两个细胞融合经减数分裂形成。无性孢子由菌丝上的细胞直接分化或出芽形成。

病原性真菌大多形成无性孢子。真菌的孢子抵抗力不强，加热 60~70℃ 短时间即死亡。孢子与细菌芽孢不同，其区别见表 5-2。

表 5-2　真菌孢子与细菌芽孢的区别

特点	真菌孢子	细菌芽孢
抵抗力	不强，60~70℃短时间即死	强，煮沸短时间不死
数目	一条菌丝可产生多个孢子	一个细菌体只形成一个芽孢
作用	繁殖方式之一	不是繁殖方式
形状	形状多种多样	圆形或椭圆形

三、培养与繁殖

（一）培养特性

真菌的营养要求不高，在一般的细菌培养基上能生长。常用沙保培养基（含 4% 葡萄糖、1% 蛋白胨、2% 琼脂），pH 4.0~6.0，并需较高的湿度与氧。浅部病原性真菌的最适温度为 22~28℃，生长缓慢，约 1~4 周才出现典型菌落。某些深部病原性真菌一般在 37℃ 生长最好，生长较快，经 3~4d 即长出菌落，其营养要求和培养条件与病原性细菌相似。因细菌和污染真菌生长迅速会影响病原性真菌的检出。故分离真菌时常在沙保培养基中加入一定量的氯霉素和放线菌酮，前者用以抑制细菌，后者用以抑制污染真菌的生长。真菌的菌落有以下两类。

1. 酵母型菌落

酵母型菌落为单细胞真菌的菌落形式，形态与一般细菌菌落相似，光滑湿润，柔软而致密，菌落偏大，培养物镜检可见圆形或卵圆形的单细胞性芽生孢子，无菌丝，如隐球菌菌落。有些单细胞性真菌孢子出芽形成芽管，芽管延长不与母细胞脱离，形成假菌丝，假菌丝由菌落向培养基深部生长，这种菌落称为类酵母型（或酵母样）菌落，如假丝酵母菌。

2. 丝状菌落

丝状菌落是多细胞真菌的菌落形式，由许多管状、分支的菌丝体组成。菌落依真菌菌丝不断繁殖成孢子，呈现羊毛状、鹅毛状、棉絮状、绒毛状及粉末状，并在正背两面显现各种不同的颜色。丝状菌落的结构和颜色常作为鉴别真菌的依据。真菌可从中心向四周同步生长形成圆形的集落，故临床体癣、股癣、叠瓦癣等皮肤损害表现为圆形或多环形，采集标本时应注意此特征。

（二）繁殖方式

真菌依靠其孢子及菌丝进行繁殖，繁殖方式比其他微生物略微复杂，除有性繁殖各有其特点外，无性繁殖主要有以下几种形式。

1. 出芽繁殖

出芽繁殖为酵母菌（或类酵母菌）的主要繁殖方式。单细胞真菌出芽，芽的孢子脱离母细胞即完成繁殖。

2. 分裂繁殖

分裂繁殖以二分裂法进行繁殖，此种类型不常见。有些双相型真菌在体内繁殖是以此种方式。

3. 芽管繁殖

有些真菌的孢子可萌发芽管，芽管延长后形成菌丝。

4. 生隔繁殖

有些分生孢子在分生孢子梗某一段落形成一横隔，原生质浓缩后形成一个新的孢子，该孢子又可再独立进行繁殖。

四、变异性与抵抗力

真菌容易发生变异。在培养基上多次传代或培养时间过久，其形态、培养性状甚至毒力都可发生改变，如菌落的性状、色素会因选择不同的培养基和不同的培养条件等有所不同。

真菌对干燥、日光、紫外线及一般消毒剂有较强的抵抗力，紫外线在距离 1m 照射丝状菌和假丝酵母菌时，需 30min 才可将其杀死。但真菌不耐热，60℃ 1h 下的真菌菌丝和孢子均被杀死。真菌对常用于抗细菌感染的抗生素均不敏感，灰黄霉素、两性霉素 B、制霉菌素、克霉素、酮康唑等对多数真菌有抑制作用。

（一）致病性

与细菌一样，真菌引起机体感染同样需要具备一定的毒力。但是，对真菌致病性的研究仅限于少数种类的真菌。新生隐球菌的荚膜有抗吞噬作用，白假丝酵母菌的芽管和细胞壁中的糖蛋白有致病作用，前者可增强黏附力，后者有内毒素活性；荚膜组织胞浆菌是双相型真菌，其酵母型菌体在巨噬细胞内可继续繁殖并扩散；此外，真菌还可产生毒素。不同的真菌致病方式不同，真菌致病方式大致如下。

1. 病原性真菌感染

病原性真菌感染主要为外源性真菌感染，可引起皮肤、皮下组织和全身性真菌感染，其致病机制尚不完全了解。浅部真菌如皮肤癣菌嗜角质蛋白的特性使其侵犯部位只限于角化的表皮、毛发和指（趾）甲，由于真菌在局部大量增殖，其代谢产物作用和机械刺激引起局部炎性和病变。深部真菌的感染真菌被吞噬后不被杀死，会继续在细胞中生存、繁殖，引起慢性肉芽肿炎症和组织溃疡坏死。

2. 条件致病性真菌感染

条件致病性真菌感染主要为内源性真菌感染，如假丝酵母菌、曲霉、毛霉，这些真菌的致病性不强，属于条件致病性真菌，其导致感染与机体抵抗力降低及菌群失调等因素有关。条件致病性真菌感染通常发生于肿瘤、糖尿病、长期应用广谱抗生素、激素及免疫抑制剂或应用导管的过程中。

3. 真菌变态反应性疾病

真菌变态反应性疾病主要是敏感者通过吸入或食入真菌孢子或菌丝而引起的各种类型的变态反应，如过敏性鼻炎、支气管哮喘等。

4. 真菌性中毒

有些真菌本身有毒性，而有些真菌可产生毒素。由于粮食受潮易发生霉变，人及牲畜食入本身有毒性的真菌或真菌产生的毒素后，可引起急、慢性中毒，称为真菌中毒症，如镰刀菌和黄曲霉菌。

5. 真菌毒素与肿瘤的关系

近年来不断发现些真菌产物和肿瘤有关，特别是黄曲霉毒素。根据荧光分析黄曲霉毒素有二十多种衍生物，其中黄曲霉素 B_1 致癌作用最强。在肝癌高发区粮油作物中，黄曲霉污染率很高，试验饲料中含 0.015mg/kg 的黄曲霉毒素可诱发大鼠肝癌。此外，镰刀菌的 T-2 毒素可诱发大鼠胃癌、脑部肿瘤等。

（二）免疫性

真菌在自然界分布广泛，但真菌病的发病率较低，说明人体对真菌有较强的非特异性免疫力。在感染过程中，也可产生特异性的细胞免疫和体液免疫，但一般免疫力不强。

五、检验方法

（一）直接检查法

1. 不染色标本直接检查

可从人（或动物）体内直接采取标本制片、显微镜下直接观察，若发现有真菌菌丝或孢子存在时可初步判定为真菌感染。但除少数真菌外，多数不能确定其种类，如直接镜检为阴性，也不可轻易否定真菌感染的可能性，有时需反复检查或做其他方法检查。

（1）标本制备　将少量标本置于载玻片上，加一滴封固液，上覆盖盖玻片，如为毛发或皮屑等标本，可稍加温，但勿煮沸，压紧盖玻片，驱除气泡并吸去周围溢液后镜检。

（2）检查方法　先用低倍镜（在弱光下）观察有无菌丝或孢子，再用高倍镜检查其特征。注意真菌的孢子和菌丝显淡绿色。

（3）封固液　在制片时根据不同的标本，滴加不同的封固液，以便使真菌丝和孢子结构更加清晰地显示出来。

2. 染色标本检查

标本经染色后检查可以更清楚地观察到真菌的形态和结构，有时还可提高阳性检出率。根据菌种和检验要求的不同而选用不同的染色方法，常用的真菌染色法如下。

（1）革兰染色　各种真菌均为革兰阳性，为深紫色。革兰染色常用于酵母菌、假丝酵母菌、孢子丝菌及组织胞浆菌等染色。

（2）乳酸酚棉蓝染色　该法适用于各种真菌的直接检查，培养物涂片检查及小培养标本保存等。

（3）糖原染色　糖原染色又称过碘酸 Schiff 染色（简称 PAS 或 PASH）。该法为真菌染色最常用的方法之一，可用于标本直接涂片及组织病理切片染色检查。

结果：真菌及组织内的多糖成分均呈红色，核为蓝色，背景为淡绿色。

（4）嗜银染色　原理与 PAS 染色相似，用铬酸代替过碘酸，本法直接涂片和组织病理切片均可应用。

结果：真菌染成黑色，菌丝内为旧玫瑰红色，背景淡绿色。

（5）黏蛋白卡红染色法　主要用于新生隐球菌荚膜的染色。

结果：新生隐球菌荚膜和细胞壁呈红色，细胞核呈黑色，背景为黄色。

（二）培养检查法

绝大多数真菌均可进行人工培养，这为真菌的鉴定及临床确定诊断提供了重要依据。

1. 培养基

根据真菌对营养要求的差异及培养目的性的不同而选择不同的培养基。常用培养基及其用途见表 5-3。

表 5-3　常用培养基及其用途

培养基	用途
沙保培养基	真菌的常规培养
放线菌酮氯霉素琼脂	真菌的常规培养

续表

培养基	用途
玉米粉聚山梨酯-80 琼脂	观察白假丝酵母菌的厚膜孢子
马铃薯葡萄糖琼脂	观察真菌菌落色素，用于鉴别
尿素琼脂	用生化反应鉴别真菌（红色癣菌和石膏样癣菌）
心脑浸液葡萄糖血琼脂	深部真菌培养（双相型真菌）

2. 培养方法

（1）直接培养 将患部消毒，以无菌操作取标本接种到培养基上。

（2）试管培养 是实验室中最常用的一种方法，可节约培养基及防止污染，一般用于菌种传代接种与保存。

（3）大培养 系指用平皿或特殊培养瓶培养基接种，培养基用量大且易造成污染。

（4）小培养 该法是观察真菌结构特征及生长发育全过程的有效方法。

（三）真菌的鉴定

真菌的鉴定方法主要有生化反应、芽管形成、厚膜孢子生成、免疫学及分子生物学试验等。在此介绍生化反应。

1. 糖（酶）类发酵试验

常用的糖有单糖（葡萄糖、果糖、半乳糖）、双糖（麦芽糖、蔗糖、乳糖、海菜糖）、三糖（蜜三糖）、多糖（淀粉）；醇类有甘油、甘露醇、山梨醇、肌醇等。

2. 同化碳源试验

一般对双糖类发酵的真菌，都能同化或利用糖类或碳源，主要用于鉴定酵母菌。方法是先将 1mL 含菌生理盐水与已融化的固体同化碳原培养基（45）混合，然后在培养基上分别加入各种糖少许或浸糖干燥的滤纸片，置 25℃ 或 37℃ 培养 24h，如有同化作用，在加入糖或纸片的四周有真菌的生长圈，否则无生长。

3. 同化氮源试验

方法与同化碳原试验相同，但需改用无氮源培养液，不要加糖类，而加硝酸钾，观察对硝酸钾的利用情况，用于酵母菌的鉴定。

4. 明胶液化试验

某些真菌具有明胶酶，可分解明胶蛋白，使其失去凝胶性质而不能凝固。明胶液化试验主要用于鉴别着色真菌、链丝菌、放线菌及诺卡菌等。

5. 尿素分解试验

某些真菌如石膏样癣菌、犬小孢子菌、新生隐球菌产生尿素酶，分解尿素。

6. 测定淀粉样化合物

某些真菌可产生淀粉样化合物，遇碘后可变成蓝色。将真菌接种于淀粉样化合物测试培养基（半固体或液体）上，待生长后，加数滴复方碘溶液，如变蓝，表示有淀粉样化合物产生。

7. 牛乳分解试验

真菌对牛乳中的乳糖和酪蛋白有分解作用，可产生如下反应①酸化：发酵乳糖产酸，使指示剂变色，有时还伴有气体；②凝固：产酸过多，可使酪蛋白凝固；③胨化：凝固酪蛋白质继续水解为蛋白胨，上层液体变清，下层有未被完全胨化的酪蛋白；④碱化：牛乳中的氮变为胺及氨，呈碱性，使指示剂变色。

六、病原性真菌及检验

（一）浅部感染真菌

浅部感染真菌系指主要侵犯人和动物皮肤、毛发及指（趾）甲，引起癣病的真菌，又称皮肤丝状菌或皮肤癣菌（dermatophytes）。一般不侵犯皮下等深部组织及内脏，多因接触患者或患病动物而引起感染。

表面真菌主要寄生于人体皮肤和毛干的最表层，不接触组织细胞，很少引起宿主细胞反应，如秕糠马拉癣菌，可引起皮肤表面出现黄褐色的花斑癣，又称汗斑。

毛癣菌属、小孢子菌属和表皮癣菌属 3 个属中侵犯人类的有 20 多个菌种。皮肤癣菌有嗜角蛋白的特性，其侵犯部位限于角化的表皮、毛发和指（趾）甲，由真菌在局部的增殖及其代谢产物的刺激产生病理反应，即癣症。

皮肤癣菌在沙保培养基上形成丝状菌落。依据菌落的形态、颜色、菌丝和所产生的大分生孢子、小分生孢子的形状、排列方式可作初步鉴定。

（二）各属主要菌种及其特征

1. 毛癣菌属

①主要种别：毛癣菌属（*Trichophyton*）是一类引起浅部真菌感染的皮肤癣菌。最为常见的是红色毛癣菌，占浅部真菌培养阳性率的 56%。

②形态特点：在毛发中可见关节孢子平行排列在毛发内部（发内型）或平行排列在毛发的外部（发外型）。沙保培养基培养物镜检可见单纯分隔菌丝和侧支丛生的葡萄状或梨状的小分生孢子及细长、壁薄、棒状的大分生孢子。某些菌可有厚膜孢子。菌丝形状多样，为螺旋状、球拍状、结节状和鹿角状。

③培养特征：本菌属的菌落性状与色泽各不相同，为白、红、橙或棕色。菌落背面也

是不同的颜色，如葡萄酒色、深红色等。菌落表面呈棉絮状、绒毛状、粉末状等。

2. 小孢子菌属

①主要种别：小孢子菌属（*Microsporum*）的各种菌只侵犯皮肤和毛发，引起头癣和体癣。对人致病的主要菌种有 8 个，常见的菌种为铁锈色小孢子菌、石膏样小孢子菌、犬小孢子菌。

②形态特点：在感染的毛发中可观察到有小孢子菌镶嵌形成的鞘包围着毛发支干。在病变皮肤内可见呈分节或分支断裂的菌丝。在沙保培养基上，镜检本菌可见粗糙、壁厚、呈梭形的大分生孢子，长在菌丝侧支末端的卵圆形小分生孢子，也可见球拍状、破梳状和结节状菌丝及厚膜孢子。

③培养特征：在沙保培养基上菌落为棉絮状、羊毛状或粉末状，并有不同的颜色，如灰色、橘红色、棕色、深褐色等。

3. 表皮癣菌属

表皮癣菌属（*Epidemiologist*）对人致病的只有一个菌种，絮状表皮癣菌。本菌对人有亲嗜性，可侵犯表皮及指（趾）甲，但不侵犯毛发，是人类体癣、股癣、足癣、手癣、甲癣的主要病原菌。

①形态特点：在皮肤病变中呈分枝断裂的有隔菌丝，不产生小分生孢子。在沙保培养基上形成多数为粗棒状、壁薄、有 2~4 个分隔的大分生孢子，在陈旧培养物中还可见较多的厚膜孢子和球拍状菌丝。

②培养特征：在沙保培养基上菌落开始为白色、颗粒状，以后变为绒毛状甚至粉末状，表面有许多辐射状沟，呈草绿色，且培养基常有皱裂，这是本菌的一个重要特征，有一定的诊断价值。

（三）浅部感染真菌的检验

浅部感染真菌的实验室检查方法很多，主要有直接镜检、分离培养和荧光检查。

（1）直接镜检　直接采取病变部位的标本，制片后用显微镜检查有无菌丝及孢子存在，对浅部真菌病的诊断有重要意义。本法迅速简便，是临床真菌检验最常用的方法。

取皮屑、指（趾）甲或病发，置于载玻片上，加 100g/L KOH 并加盖玻片微加热消化后，先用低倍镜检查，如见可疑菌丝、孢子后，再转换高倍镜予以证实。皮屑、甲屑阳性标本，常可见有分支的菌丝。毛发标本，皮肤癣菌的不同菌种导致的毛发真菌感染，可见发内或发外有特征性的菌丝和（或）孢子等，即可初步诊断有皮肤癣菌感染。在经沙保培养基培养或玻片上培养，可根据菌落特征、菌丝和孢子的特点，结合其他鉴定试验（生化反应、毛发穿孔试验等）鉴定为何种皮肤癣菌。

（2）分离培养　取毛发、皮屑、甲屑等标本，先用 70% 酒精浸泡 3~5min 杀死杂菌后，以无菌操作接种 2~3 支沙保斜面培养基，每支点种 2~3 处。置 25℃培养 7~14d，每周观察

2~3 次。可根据菌落形态及颜色并挑取菌落在显微镜下镜检菌丝及孢子的特征进行鉴定。

（3）荧光检查　本法主要用于头癣检查。我国头癣已经少见，但近年来儿童患头癣又有所上升，这与饲养动物，接触感染有关。黄癣主要由许兰毛癣菌引起；黑点癣常由紫色毛癣菌和断发毛癣菌引起；白癣主要由铁锈色小孢子癣菌引起。病发在滤过紫外线灯照射下可发出不同色泽的荧光，如黄癣菌病发呈暗绿色荧光，白癣小孢子菌属的病发呈亮绿色荧光等。

（四）深部感染真菌

深部感染真菌是指侵害人体内脏和深部组织以及引起全身感染的真菌。多数能引起慢性肉芽肿样炎症、溃疡及坏死等病变。由该类真菌引起的疾病，统称为深部真菌病。

深部感染真菌分为两大类。①致病性真菌：此类真菌多由外界侵入机体，导致机体感染，其中以新生隐球菌病最为常见。其他深部真菌，如组织胞浆菌、球孢子菌、芽生菌、副球孢子菌等，导致地方性真菌病，在我国极为少见；②条件致病性真菌：是人体正常菌群的成员，当机体抵抗力下降时才致病，如白假丝酵母菌、曲霉菌和毛霉菌等。

1. 白假丝酵母菌

白假丝酵母菌（*Candida albicans*），也称白念珠菌，广泛存在于自然界，也作为正常菌群存在于人的口腔、上呼吸道、肠道及阴道。当机体抵抗力低下或菌群失调时可导致感染，引起假丝酵母菌病。

（1）生物学特性　菌体圆形或卵圆形，大小 $2\mu m \times 4\mu m$，革兰染色阳性。出芽繁殖时，称为芽生孢子。孢子可伸长成芽管，不与母细胞脱离而形成假菌丝。

白假丝酵母菌在普通琼脂、血琼脂和沙保培养基上均生长良好。需氧，室温或 37℃ 下 2~3d 长出典型酵母样菌落，表面光滑，呈灰白色或奶油色，有酵母气味。培养稍久，菌落增大呈蜂窝状。在玉米粉吐温-80 培养基上可长出厚膜孢子。白假丝酵母菌孢子如图 5-2 所示。

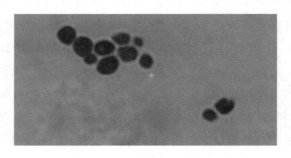

图 5-2　白假丝酵母菌孢子

（2）致病性和免疫性　本菌可侵犯人体许多部位，常见的白假丝酵母菌感染有①皮肤假丝酵母菌病：好发于皮肤皱褶处，如腋窝、腹股沟、乳房下、肛门周围及甲沟等处；②黏膜假丝酵母菌病：鹅口疮、口角糜烂、外阴及阴道炎等；③内脏假丝酵母菌病：肺炎、支气管炎、肠炎、脑膜炎等。

白假丝酵母菌病患者和正常人对该菌抗原皮肤试验和血清学抗体检测均可呈阳性，表明机体可产生一定的免疫力。

（3）微生物学检验

①标本采集：根据临床所致疾病的不同，可取分泌物、痰、粪、尿、血或脑脊液等标本检验。

②检验方法及鉴定：

a. 直接镜检。通常取痰、脓、分泌物标本直接涂片，革兰染色镜检，难以透明的标本先用 100g/L KOH 消化后镜检，镜下可见革兰阳性成群的芽生孢子，可形成假菌丝，厚膜孢子较少见。

b. 培养检查。在沙保培养基上，可见奶油色、酵母样菌落，镜检见有假菌丝及芽生孢子。

c. 鉴定试验：

芽管形成试验。取少许待检的白假丝酵母菌接种于 0.5mL 小牛血清中，混匀，置 37℃水浴或温箱 2~3h，每间隔 1h 取一环菌液，涂片、镜检。有芽管产生者为白假丝酵母菌。

厚膜孢子形成试验。该试验也是鉴定白假丝酵母菌的重要方法之一。用玉米粉聚山梨酯-80 琼脂培养基作小培养，注意水平穿刺接种待检菌，显微镜下观察厚膜孢子及假菌丝。

TZC 试验。将待检菌接种于含 0.05g/L 氯化三苯四氮唑（tetrazolium choride，TZC）的沙保培养基中，经 22~25℃，24~48h 培养，白假丝酵母菌不变色或仅呈淡红色，热带假丝酵母菌为深红色，其他假丝酵母菌或酵母菌为红色。

动物试验。制备该菌的菌悬液，取 1%（约 10 亿个菌/mL）菌悬液，给家兔或小白鼠注射，该菌可致动物发病或死亡，肾、肝见多发小脓肿。涂片及培养均可见本菌及其假菌丝存在。

血清学试验。用特异性抗体血清或单克隆抗体进行玻片凝集试验以鉴定本菌或分型。

2. 新生隐球菌

新生（型）隐球菌（*Cryptococcus neoformans*）又称溶组织酵母菌。广泛分布于自然界，是土壤、瓜果的腐生菌，尤以鸽粪中检出为多。人为外源性感染，主要是免疫力低下者，常引起肺和脑的急性、亚急性或慢性感染。

（1）生物学特性 本菌革兰染色阳性，呈球形，外有宽厚荚膜，折光性强，不易被一般染料所着色，且难以看到，故称隐球菌。通常用墨汁负染色镜检，可于黑色背景下见到圆形或有出芽的透亮菌体，外包一层透明的荚膜。在机体组织中菌体较大，经培养基培养后变小。

营养要求一般，在沙保培养基或血琼脂培养基上于 25℃和 37℃下皆可生长（非致病菌

37℃下不生长），几天后生成酵母型菌落，表面黏稠、混浊，由乳白色渐转为橘黄色，终为棕褐色。在动物体内易形成荚膜，荚膜由多糖组成，根据其抗原性分为 A~D 4 个血清型。经分离培养后，荚膜消失。

（2）致病性　新生隐球菌主要经呼吸道进入人体（鸽粪污染空气），为外源性感染，可侵犯皮肤、黏膜、淋巴结、内脏、骨等，导致炎症和水肿，尤其易侵犯肺和中枢神经系统。人体免疫力低下是发病的主要因素。临床最为常见的是亚急性或慢性脑膜炎，类似肺结核的肺部感染，此外还可引起皮肤黏膜损害。

（3）微生物学检验　标本采集通常采集脑脊液、痰、脓汁、尿液、活体组织及尸体解剖材料检查，其中以脑脊液最多。脑脊液和尿液最好经离心沉淀后取其沉淀物检查。痰液和脓汁标本先用 100g/L NaOH 处理后再做检查。

①直接镜检：常用墨汁涂片法，在玻片上滴一滴墨汁与被检材料混合，加盖片后镜检，如见到圆形或椭圆形的透明菌体，可见圆形芽管，细胞外有宽厚的透明荚膜，比菌体大 1~3 倍，以此作为诊断依据。

②培养检查：在沙保培养基上，室温或 37℃ 2~3d 即可长出典型酵母型菌落。菌落呈黏稠者为有荚膜菌。

3. 卡氏肺孢菌

卡氏肺孢菌（*Pneumocystis carinii*）或称肺囊菌。卡氏肺孢菌广泛分布于自然界，可引起健康人的亚临床感染。当人体免疫力降低，尤其是先天免疫缺陷或因各种原因受到免疫抑制的患者，可导致肺感染，始为间质性肺炎，终至患者窒息死亡。此菌对多种抗真菌药物有抵抗力。

主要从呼吸道或肺组织取材，染色后查包囊。如采集痰液或支气管分泌物涂片，染色镜检；支气管肺泡灌洗液，经离心沉淀，取沉渣涂片，染色镜检；以支气管镜取活检材料作切片、印片或组织磨碎后涂片，染色镜检。染色方法有亚甲胺蓝染色、姬氏染色和亚甲基四胺银染色。亚甲胺蓝染色后囊壁呈紫蓝色，囊内小体不着色，背景淡蓝色。姬氏染色后，囊内小体清晰，易与真菌鉴别，但因菌体周围细胞着色相同而难以辨认。除上述病原检查法，临床可用免疫学方法诊断，如 IFA、ELISA 等。现也用分子生物学方法，如 DNA 杂交和 PCR 等。

4. 申克孢子丝菌

申克孢子丝菌（*Sporothrix schenckii*）广泛分布于自然界，是土壤、木材及植物的腐生菌。申克孢子丝菌通过损伤的皮肤黏膜而感染，是一种职业性疾病。该病主要发生于四肢，皮肤损害的特征为非特异性肉芽肿形成的结节，多数沿淋巴管分布，形成脓疱、脓肿或溃疡。宜从皮肤损害部位尤其有黑点处采集脓汁或活体组织送检。其他标本可采集血液、痰液、骨质及内脏。标本做革兰染色可见梭形或卵圆形小体，多存在于多核或单核细胞内，也可存在于细胞外。该菌容易培养，在沙保培养基上，置室温下经 3~5d 可长出白色的小菌落，后出现皱褶，色泽逐渐加深呈黑褐色。镜检可见细小、分隔、分支菌丝，分生孢子柄的顶端由 3~5 个成群的梨形小分生孢子组成，呈梅花状排列。

5. 曲霉

曲霉（*Aspergillus*）广泛分布于自然界，系条件致病菌，如烟曲霉、黄曲霉、黑曲霉等，引起曲霉病。烟曲霉常常引起人类感染，主要由呼吸道侵入，引起支气管哮喘或肺部感染。多为局限性病变，严重病例可播散至脑、心肌和肾脏。外耳道曲霉病也较为常见，烧伤创面也易继发曲霉感染。有些曲霉能产生毒素，黄曲霉的毒素与恶性肿瘤，尤其是肝癌的发生密切相关。

在沙保培养基上，室温培养，生长迅速，形成丝状菌落，始为白色，逐渐变为灰黑色或黑色，表面呈粉末状。镜检菌丝较粗，有分隔，菌丝顶端有一球形或椭圆形结构，称为顶囊，顶囊上着生孢子柄，孢子柄上着生成串的小分生孢子，此结构特征有助于曲霉菌种间的鉴别，如图 5-3 所示。

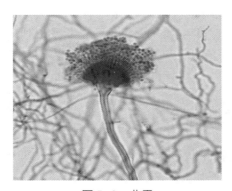

图 5-3　曲霉

第四节　病毒

病毒（virus）是一类个体微小，结构简单，只含一种核酸（RNA 或 DNA），只能在活的易感细胞内以复制方式增殖的非细胞型微生物。病毒在自然界广泛分布，人、动物、植物、真菌及细菌体内均可有病毒寄生。病毒在医学微生物中占有十分重要的地位。由微生物引起的传染症中，病毒性疾病约占 75%，有的病毒性疾病病情严重，死亡率高（如艾滋病、狂犬病等），有的病毒性疾病传染性很强（如流感等）。病毒可引起急性感染，也可引起持续性感染，有的病毒还与肿瘤、先天畸形及自身免疫性疾病有密切关系。近些年不断发现新病毒引起人类疾患，病毒性疾病不仅传染性强、流行广泛，而且缺乏特效治疗药物。

一、病毒的大小与形态

完整、成熟、具有感染性的病毒颗粒称为病毒体。病毒体是病毒在细胞外的存在形式，具有典型的形态结构。观察病毒体的大小形态和结构，是确定和研究病毒的前提。研究病毒的大小和形态的方法有很多，如电子显微镜（超薄切片、磷钨酸盐负染及扫描电镜等）技术、超速离心、分级超过滤及 X 射线晶体衍射技术等。

1. 病毒的大小

病毒体的大小以纳米（nm）表示。各种病毒体的大小差别很大，脊髓灰质炎病毒、鼻病毒为 20~30nm；中等大小的病毒如流行性感冒病毒、腺病毒、疱疹病毒，为 80~150nm；痘类病毒约为 300nm，在光学显微镜下勉强可见。绝大多数病毒体小于 150nm，必须用电子显微镜放大数千倍至数万倍才能看到。

2. 病毒的形态

病毒的形态多种多样。人和动物病毒大多呈球形或近似球形少数呈弹状（如狂犬病毒）、砖形（如痘类病毒）、丝状体（如初分离流感病毒）。

二、病毒的结构与化学组成

病毒在形态和大小方面虽有很大差异，但其结构则有共同之处。病毒的结构可分为基本结构和辅助结构。

1. 基本结构

病毒的基本结构包括核心和衣壳两部分，二者构成核衣壳。裸露病毒的核衣壳就是病毒体。

（1）核心　位于病毒体的中心，由一种类型核酸（DNA 或 RNA）及少量功能蛋白质如病毒核酸多聚酶、转录酶或逆转录酶等组成。病毒核酸具备的功能有：①病毒复制，病毒进入活细胞内，可释放出核酸，自行复制出更多同样的子代核酸；②决定病毒的特性，病毒核酸链上的基因密码记录着病毒全部特性的信息，由它复制的子代病毒体都保存有亲代病毒的一切特性；③感染性，有些核酸进入宿主细胞后能引起后者感染，其感染性较其病毒体低，因为它不易被细胞吸附，易被体液中及易感细胞膜上的核酸酶降解。

（2）衣壳　是包围在病毒核心外面的一层蛋白质结构，由一定数量的壳粒组成。壳粒是衣壳的形态学亚单位，在电镜下可以观察到壳粒彼此都呈对称性排列。对称形式有螺旋对称型、20 面体立体对称型、复合对称型。病毒衣壳的功能包括保护病毒核酸、参与感染过程、具有抗原性等。

2. 辅助结构

某些病毒除具有上述基本结构之外，还有下列辅助结构。

（1）包膜 它是包围在病毒核衣壳外面的双层膜，主要含有蛋白质、多糖及脂类。包膜的主要功能有维护病毒体结构的完整性、具有与宿主细胞膜亲和及融合的性能、表现病毒种、型抗原的特异性。

（2）刺突或纤突 能凝集某些动物红细胞或毒害宿主细胞及辅助病毒的吸附。

三、病毒的增殖

病毒缺乏进行独立代谢的酶系统，因此在细胞外处于无活性或静止状态，只有进入活的易感宿主细胞，由宿主细胞提供合成病毒核酸与蛋白质的原料，如低分子最前体成分、能量、必要的酶和细胞器等，病毒才能增殖。病毒增殖的方式是复制。复制一般可分为吸附、穿入、脱壳、生物合成、装配、成熟与释放七个步骤，为一个复制周期。各个阶段发生变化及周期长短随病毒种类而异。

四、理化因素对病毒的影响

1. 温度

大多数病毒耐冷不耐热。在低温、特别是干冰温度（−70℃）或液氨温度（−196℃）条件下，病毒感染性可保持数月至数年。因此，保存病毒需用低温，但反复冻融数十次可使病毒失活。病毒对温度的敏感性差异颇大，一般加热60℃经30min可使大多数病毒灭活。但乙型肝炎病毒例外，需经100℃10min方可灭活。

2. pH

多数病毒在pH 5.0~9.0稳定，但也因病毒种类而异。肠道病毒在pH 3.0~5.0时稳定，而鼻病毒在pH 3.0~5.0则迅速被灭活。因此，耐酸试验可鉴别这两种病毒。

3. 射线和紫外线

X射线、γ射线或紫外线以不同机制均可使病毒灭活。

4. 化学因素的影响

病毒对化学因素的抵抗力一般较细菌强，可能是因病毒缺乏酶类。

五、病毒感染

1. 病毒感染类型

病毒感染机体后，根据病毒的种类和毒力强弱及机体免疫能力不同，表现出不同的类型。如不引起临床症状的称隐性感染，又称亚临床感染，由于病毒毒力弱，侵入的数量又少，机体的免疫力强，病毒在机体内不能大量增殖，所以不出现临床症状，但机体可获得特异性免疫力，对机体具有保护作用，成为带毒状态，带毒者可经常或间歇地排出病原体传播他人，是重要的传染源；出现明显临床症状的称显性感染或感染性疾病，侵入机体的病毒毒力强，数量多，机体免疫力弱，又经特定的侵入门户和途径，使宿主的组织或细胞受到损害，机体出现明显的临床症状。

按其病程的长短和发病的快慢，可分为急性感染和持续性感染。急性感染（acute infection）特点是起病急，发作突然，病程短（数日或数周），疾病痊愈后病毒在体内消失，如流感病毒、麻疹病毒、水痘病毒、乙型脑炎病毒等；持续性感染（persistence viral infection）的病毒在机体内持续数月至数年，甚至数十年，可出现临床症状，也可不出现临床症状，成为长期病毒携带者，引起慢性进行性疾病，并可成为重要的传染源。此外还可引起自身免疫病或者与肿瘤发生有关。表现为慢性感染（chronic infection）、潜伏性感染（latent infection）、慢发病毒感染（slow virus infection）三种类型。

2. 病毒感染的途径

病毒侵入机体后传播方式有水平传播和垂直传播。前者是在个体之间的传播，后者是在母婴之间的传播。常见途径有以下 6 种。

（1）呼吸道感染　如流感病毒、麻疹病毒、腮腺炎病毒等。

（2）消化道感染　如肠道病毒、甲型肝炎病毒、脊髓灰质炎病毒。

（3）媒介昆虫叮咬感染　如流行性乙型脑炎病毒、森林脑炎病毒。

（4）动物咬伤感染　如狂犬病毒。

（5）接触感染　如传染性软疣病毒、艾滋病病毒。

（6）经胎盘感染　如风疹病毒、乙型肝炎病毒等。

某些病毒可经多种途径感染，如乙型肝炎病毒，可经手术、输血、共用餐具等途径感染；人类免疫缺陷病毒既可通过性接触感染，也可通过胎盘、输血等感染。

3. 病毒感染的传播方式

（1）局部播散　当病毒侵入机体后，如果只在入侵的局部组织中增殖而致病，且不进入血流，这种感染称表面感染（surface infection）。如流感病毒侵入上呼吸道黏膜上皮细胞后，沿黏膜表皮扩散造成呼吸道感染。

（2）经淋巴和血液播散　病毒入侵部位不是病毒侵害的最终靶器官，仅在入侵部位增殖后，再经过淋巴管进入血液，引起第一次病毒血症，病毒随着血液进入组织器官，继续增殖，再次进入血液，引起第二次病毒血症，最终到达靶器官，引起病变和临床症状。如脊髓灰质炎病毒、水痘病毒等。

（3）经神经通道播散　如狂犬病毒通过神经纤维扩散到神经系统，最终靶器官是大脑海马沟回的椎体细胞。

4. 病毒的致病机制

病毒的主要致病作用有两点，病毒在细胞内增殖，引起细胞损伤；病毒作为抗原刺激机体引起免疫反应所造成的病理损害。

六、病毒检验

近些年来随着新的病毒性疾病的不断涌现，人们越来越重视对病毒性疾病的诊治。目前，病毒性疾病的实验室检验一般遵循特异、敏感快速及简便的原则。实验室检查包括病毒分离与鉴定、病毒核酸与抗原的直接检出以及特异性抗体的检测。应取发病早期或急性期等符合要求的标本进行实验室检验。

1. 标本的采集与处理

应取发病早期或急性期的标本检验。由于病毒感染后期机体产生一定的免疫力，这时体内病毒开始减少，以致很难检测到。

2. 采集部位

首先根据临床症状判断是哪种病毒感染，然后选择相应部位取材，如怀疑流感病毒感染可采集鼻咽拭子；轮状病毒感染可采集粪便；乙型肝炎病毒感染可采集血液；乙型脑炎病毒感染可采集脑脊液等。采集时应按照无菌操作技术进行；若存在有菌采集，可加入青霉素等抗生素以杀死杂菌。

3. 采集方法

（1）呼吸道病毒标本　一般采取鼻、咽拭子以及咽漱液用于分离病毒。

（2）肠道病毒标本　一般采取直肠拭子或粪便标本用于分离病毒。

（3）中枢神经系统病毒标本　一般取脑脊液用于分离病毒。

（4）血液病毒标本　一般取 5~10mL 肝素抗凝血。

（5）尿液病毒标本　一般取 5~10mL 中段尿送检。

（6）宫颈及阴道病毒标本　一般采集宫颈及阴道病灶分泌物。

4. 标本的运送与保存

由于病毒不耐热，室温易失活，因此应尽快送检，并且应置 4℃ 环境下运送。为了使病毒标本保存较长时间，可在储存液中加入甘油或二甲基亚砜（DMSO）等保护剂以及加入 Hank 液或小牛血清等以防病毒失活。

七、病毒形态学检验技术

1. 光学显微镜检查

利用光学显微镜可以直接观察到较大的病毒体（如痘病毒），也可以观察到病毒感染宿主细胞后在细胞质或细胞核内出现的包涵体。

2. 电子显微镜检查

病毒颗粒微小，必须借助电子显微镜才能看到病毒的形态。电子显微镜分为透射电子显微镜和扫描电子显微镜，前者用于观察病毒的大小、形态与结构及细胞内的超微结构等，而后者主要用于观察病毒和细菌表面结构及附属结构。

3. 组织细胞培养

目前，组织细胞培养技术是一种应用广泛的病毒培养方法。组织细胞培养是指培养离体的活组织块或分散的活细胞。其中，细胞培养是目前实验室最常用的方法，在病毒学检测中用于病毒的培养鉴定、病毒学实验研究以及病毒疫苗的生产等方面。选择何种细胞培养，往往根据细胞对病毒的敏感性不同而定。能引起细胞病变的细胞一般取自该病毒的自然宿主。研究人的病毒性疾病常用人胚肾、人胚肺和人羊膜细胞，也可用地鼠肾细胞等动物细胞。实验室常用的细胞有原代细胞、传代细胞及二倍体细胞。还有鸡胚培养和动物接种法等方法。

八、病毒的血清学诊断

病毒的血清学诊断方法多用于那些培养困难或培养时间较长的病毒的检测，如甲型肝炎病毒、乙型肝炎病毒、丙型肝炎病毒、人类免疫缺陷病毒等的检测。根据血清学试验原理，用已知的病毒抗原检测患者血清中的抗体水平，具有辅助诊断病毒性疾病的意义。所采用的已知病毒抗原多数为通过基因工程技术制备的重组抗原，其次是从患者标本中分离纯化的抗原。检测抗体的类型对确定患者所处的感染阶段具有指导意义，如检出 IgM 升高，说明患者有近期病毒感染；而检出 IgG 升高，则说明患者处于病毒感染恢复期或曾感染过此病毒。IgG 含量的测定应取患者急性期和恢复期双份血清，若含量升高 4 倍以上表明感染病毒，具有一定的诊断意义。常用的病毒血清学诊断方法有中和试验、补体结合试验、血凝抑制试验、免疫荧光技术、酶联免疫吸附试验、免疫印迹法凝胶扩散试验等方法，其中以 ELISA 最为常用。

九、病毒的分子生物学检测方法

核酸分子杂交技术，其基本原理是用已知的 DNA 或 RNA 片段（探针）来检测样品中未知的核苷酸序列，作为探针的病毒核酸可以用放射性核素（如 P）或非放射性物质（如生物素、地高辛）标记。在适当条件下，核酸探针按照核苷酸碱基互补配对的原则与临床标本的核酸形成双链结构而被保留，然后通过放射自显影或免疫学技术检测标记的核苷酸片段。聚合酶链反应（polymer chain reaction，PCR）目前已发展有 10 余种 PCR 技术类型，在病毒学检测领域常用的有反转录 PCR、巢式 PCR、实时 PCR、竞争性定量 PCR、原位 PCR、多重 PCR 等，已用于乙型肝炎病毒、丙型肝炎病毒、巨细胞病毒、人类免疫缺陷病毒、出血热病毒、柯萨奇病毒、人类乳头状瘤病毒、SARS 冠状病毒等多种病毒的快速诊断。基因芯片技术是继分子克隆、单克隆抗体、PCR 技术之后的又一生物高端技术，是一种以基因序列为分析对象的生物芯片，其中大量已知序列探针被集成在同一个基片上，经过标记的靶核苷酸序列与芯片特定位点上的探针杂交，通过检测杂交信号，对细胞或组织中大量的基因信息进行检测与分析。这项技术广泛应用于疾病诊断和治疗、药物筛选。

📝 **思考题**

1. 细菌的基本结构和特殊结构有哪些？
2. 革兰阳性菌与革兰阴性菌有何区别？
3. 新型冠状病毒诊断的金标准是什么？

第六章
临床血液学检验

学习目标

1. 贫血的概念和分类。

2. 缺铁性贫血、巨幼细胞贫血、再生障碍性贫血的原因、血象、骨髓象及常用的检查方法。

　　临床血液学检验是利用血细胞生理学、血液生化学、血液免疫学、遗传血液学、血液流变学、实验血液学等学科的方法，检查机体造血微环境、造血细胞、骨髓细胞及血栓与止血的各种凝血因子等。因此，临床血液学与检验是以血液学的理论为基础、以检验学的实验方法为手段、以临床血液病为工作对象，创造了一个理论-检验-疾病相互结合、紧密联系的新体系。

第一节　常见贫血的检验诊断

　　贫血是机体单位循环血量的红细胞、红细胞比容、血红蛋白低于正常参考值范围下限的一种病理状态。贫血是一种临床综合征，因此贫血的诊断必须以病史、症状和体征为基础，以实验室检查为依据，全面进行诊断思维，寻找病因，做出病因诊断。

　　许多疾病的首发症状或早期表现为贫血，在一些重要疾病的诊断中尤为重要。机体中的红细胞、红细胞比容、血红蛋白等参数因居住海拔、体位变化等存在差异，标本采集、检验方法的选择及质量控制均可影响红细胞、红细胞比容、血红蛋白的判断。

一、临床资料的收集及分析

1. 病史

全面详细地了解病史可以提供重要的诊断线索。病史包括贫血发生的急缓、既往疾病史、伴发症状的有无以及类型、本次贫血在其他医院的诊断和治疗史；家族史、饮食营养状况、月经/生育史、生活和工作环境、化学药物及放射性物质接触史及密切程度、输血史、长期或近期用药史、地区流行性疾病等。

2. 体格检查

要系统地进行查体，特别要注意有无皮肤、黏膜出血及黄疸，有无肝、脾、淋巴结肿大及骨骼疼痛等。

二、实验室检查

病史和查体可以为贫血病因诊断提供重要价值的线索，但多数情况下要确定贫血的病因还需依赖于实验室检查，尤其是血液学检查，包括外周血常规检查、血细胞涂片检查、网织红细胞检测、骨髓细胞学检查和组织病理学检查等。

三、诊断

多数贫血病人可先根据是否伴有白细胞和血小板异常、网织红细胞增多和红细胞指数异常等进行初始评价分类；然后，根据红细胞形态将贫血分为正细胞性贫血、小细胞性贫血和大细胞性贫血；最后，借助其他实验室检查进一步明确贫血病因。

第二节　缺铁性贫血

缺铁性贫血（iron deficiency anemia，IDA）是由于体内储存铁缺乏、无法满足正常红细胞生成需要时所发生的一种小细胞低色素性贫血。IDA 是最常见的一种贫血，特点是骨髓及其他组织中缺乏储备铁，且铁代谢的指标——血清铁蛋白（serum ferritin）及转铁蛋白（transferrin，Tf）饱和度均降低。携带铁的 Tf 与幼红细胞和网织红细胞膜上的转铁蛋白受体（transferrin receptor，TfR）结合后进入细胞质用以合成血红素。多余的铁主要以铁蛋白和含铁血黄素的形式储存在骨髓、肝和脾的单核巨噬细胞系统；由于其在幼红细胞外，因此被称为细胞外铁。幼红细胞中存在的细颗粒铁蛋白聚合体，称为细胞内铁；这种幼红细胞称为铁粒幼细胞。在机体铁代谢平衡的情况下，储存铁很少被动用；缺铁时，首先被消耗。

铁缺乏的原因主要包括铁丢失过多和摄入不足两种情况，慢性失血是成人铁缺乏最常见的原因，铁摄入不足或需求量增加是妊娠妇女和婴幼儿铁缺乏最常见的原因。铁缺乏将影响血红素的合成，导致血红蛋白合成减少和有缺陷的红细胞生成。此外，铁缺乏将影响含铁酶的活性，造成机体多方面功能紊乱，如更新代谢快的上皮细胞易角化变性，消化系统黏膜萎缩，胃酸分泌减少；运动后乳酸堆积增多、使肌肉功能及体力下降；神经系统功能障碍、智力受损、感觉异常；红细胞膜氧化损伤、变形性差，寿命缩短等。

一、血象

IDA 外周血红细胞形态呈现以小细胞为主，中心浅染区扩大，即典型的小细胞低色素性；钩虫病引起的 IDA 可伴嗜酸性粒细胞增多，还有部分 IDA 的外周血血小板数量增多。

二、骨髓象

IDA 骨髓有核细胞增生活跃或明显活跃，粒红比减低；红系增生明显，以中、晚幼红细胞为主，幼红细胞体小，胞浆量少，胞浆色偏蓝，边缘不整，呈锯齿状如破布。粒系、巨核细胞的细胞形态无变化。

三、铁代谢检查

1. 骨髓铁染色

细胞外铁阴性、细胞内铁明显减少或缺如。

2. 血清铁蛋白（serum ferritin，SF）

SF 由肝细胞合成，是铁的储存形式之一，其含量能准确反映体内储存铁的情况，是诊断 IDA 的较敏感方法。但 SF 为急性时相反应蛋白，在急性炎症、肝病及肿瘤等疾病中会增高，从而影响结果判断。

3. 血清铁（serum iron，SI）、总铁结合力（total iron-binding capacity，TIBC）与 Tf 饱和度（transferrin saturation，TS）测定

（1）SI 是指血清中与 Tf 结合的铁，其含量不仅取决于血清中铁的含量，还受到 Tf 的影响；当 IDA 时，SI 降低。

（2）TIBC 是指血清中的 Tf 所能结合的最大铁量，实际反映转铁蛋白的水平。正常情况下，仅有 1/3 的 Tf 用以结合绝大部分的血清铁。IDA 病人 Tf 合成增加，TIBC 增高。

（3）TS 是指 SI 占 TIBC 的百分率。SI 与 TS 受生理、病理因素影响较大，其敏感性和特异性均低于 SF。

4. 血清可溶性转铁蛋白受体（soluble transferrin receptor，sTfR）测定

sTfR 是细胞膜上 Tf 受体的一个片段，血清中 sTfR 的浓度大致与机体 TfR 总量成比例，其浓度反映了机体对铁的需求，缺铁可迅速导致 TfR 合成增加，而且感染或炎症性疾病不会引起血清中 sTfR 浓度的显著变化。因此，sTfR 测定比 SF 测定更为可靠敏感。

第三节　巨幼细胞贫血

巨幼细胞贫血（megalomaniac anemia，MA）是由于叶酸和（或）维生素 B_{12} 缺乏，引起细胞核 DNA 合成障碍，导致红细胞、粒细胞和巨核细胞三系细胞核浆发育障碍的一种大细胞性贫血。

叶酸和（或）维生素 B_{12} 缺乏直接或间接地抑制脱氧尿嘧啶核苷酸（dUMP）转化为脱氧胸腺嘧啶核苷酸（dTMP），从而合成异常 DNA。MA 时骨髓内的红细胞前体破坏，即无效生成，发生轻度溶血，血清乳酸脱氢酶明显增高，未结合胆红素轻度增高。所以，骨髓内虽有各阶段的巨幼红细胞增多，但仍无法对贫血起到代偿作用，导致红细胞减少。同时，粒细胞和血小板也有减少，可能与也有类似的 DNA 合成障碍和无效生成有关。非造血组织的细胞 DNA 合成也会受到影响，尤其是更新代谢较快的上皮细胞（如胃肠黏膜、口腔和阴道的黏膜细胞），临床上出现相应症状，如反复发作的舌炎，舌面光滑、乳突及味觉消失，食欲缺乏等。此外，维生素 B_{12} 缺乏可阻碍神经鞘磷脂的合成，从而出现神经系统症状。

一、血象

MA 外周血可呈一系、两系或三系细胞减低；红细胞大小不一、形态多样，以大细胞居多，可见呈椭圆形、嗜多色红细胞；中性粒细胞核分叶过多；血小板数正常或减低。部分患者外周血可见幼红细胞及幼粒细胞。

二、骨髓象

MA 骨髓有核细胞增生明显活跃，粒红比减低，红细胞系明显增生，以中、晚幼红细胞为主，可见幼红细胞巨幼改变（细胞体、细胞核与同期细胞比较体积变大，核染色质细致）呈"老浆幼核"；核染色质呈分散的颗粒状浓缩，可见双核及多核、核碎裂及豪焦小体。粒细胞可见巨幼改变。巨核细胞可见核分叶过多现象。

三、细胞化学染色

骨髓铁染色显示铁粒幼细胞增多和细胞外铁增加。糖原染色原始和幼稚红细胞阴性，偶见弱阳性。

四、生化检查

1. 叶酸的测定

一般认为血清中叶酸<6.91nmol/L，红细胞叶酸<227nmol/L 为叶酸缺乏。红细胞叶酸不受近期摄入量或药物的影响，更能准确反映组织内的叶酸水平。

2. 血清维生素 B_{12} 测定

血清维生素 B_{12}<75pmol/L 为缺乏。

3. 在无条件进行上述试验时，可采用试验性治疗达到诊断目的

给病人服用生理剂量的叶酸或肌肉注射维生素 B_{12} 10d。MA 对治疗药物反应很敏感，如果叶酸或维生素 B_{12} 缺乏，用药后 3d 网织红细胞即开始增多，于 5～10d 达高峰；病人的临床症状、血象和骨髓象会有改善和恢复。

第四节　再生障碍性贫血的检验诊断

再生障碍性贫血（aplastic anemia，AA），简称再障，是一组由于不同病因使骨髓造血干（祖）细胞和骨髓微环境受损，造成骨髓造血功能减退或衰竭，外周血三系细胞减低的疾病，主要表现为贫血、出血和感染，免疫抑制治疗有效。患者通常没有肝、脾和淋巴结肿大，无胸骨压痛。

AA 分为遗传性和获得性。遗传性 AA 罕见，如 Fanconi 贫血；绝大多数病人是获得性的。获得性 AA 又分为无明确原因的原发性 AA 和有病因可循的继发性 AA，化学、物理和生物因素均可致 AA。AA 发病机制极为复杂，目前认为包括①自身反应性 T 淋巴细胞损伤造血干细胞；②造血干细胞数量减少和内在缺陷；③造血微环境支持功能缺陷。

一、血象

AA 外周血以全血细胞减少、网织红细胞绝对值降低为主要特征。红细胞形态正常，多为正细胞正色素性，随着疾病进展会有一些变化。中性粒细胞减低，淋巴细胞相对增多。

二、骨髓象

AA 骨髓涂片外观可见油滴增多，骨髓有核细胞增生降低，粒红比正常，三系造血细胞降低，巨核细胞数量明显减少或缺如。骨髓造血细胞未见病态造血。骨髓非造血细胞如组织嗜碱细胞、破骨细胞、纤维细胞等比例增多。显微镜检查可见骨髓小粒空虚，造血细胞明显减少，非造血细胞较多。

三、骨髓活检（髂骨）

所有 AA 病人均应进行骨髓活检以评价骨髓造血面积，活检标本至少应 1cm 长，取材不理想的须重取。全切片增生减低，造血细胞减少（特别是巨核细胞减少），主要为非造血细胞，比例超过 50%，无异常细胞，网状蛋白不增加。

第五节　白血病的检验诊断

白血病是造血细胞的某一系列，主要是某一白细胞系列的前体细胞失去分化成熟能力，在骨髓中和其他造血组织中呈恶性克隆性增生、积聚，并侵犯肝、脾、淋巴结，最终浸润破坏全身组织、器官，使正常造血功能受到抑制。白血病的临床表现为贫血、出血、感染及各器官浸润症状。白血病在儿科恶性肿瘤的发病率中居第一位。

一、细胞形态学检验

对白细胞形态学的检验是诊断白细胞疾病、观察疗效及病情的重要手段之一。血液中白细胞形态学有许多的检查方法，如普通显微镜、相差显微镜、透视电镜等，是诊断白细胞疾病的重要手段。外周血涂片白细胞分类及细胞计数是白细胞疾病诊断的基本检查。在白细胞疾病诊断中骨髓的检查是必不可少的，通常来说骨髓检查模式常包括外周血涂片、骨髓涂片、骨髓切片和骨髓印片。我们在实际工作中将外周血细胞形态学检查作为造血系统疾病一级形态学检查，将外周血涂片、骨髓涂片、骨髓切片和细胞免疫化学染色称为二级形态学检查。骨髓涂片因其检查简单、方便，经瑞氏或 Giemsa 染色后涂片上的细胞结构清晰易于辨认，现仍作为血液系统疾病诊断重要的方法（特别是对白细胞疾病中白血病的分型）。伴随检验技术自动化不断地提高，全自动血细胞分析仪在血细胞的辨别上仍然存在一些缺陷，例如，不能识别幼稚细胞及其类型，因此，细胞形态学检查是全自动血细胞分析仪所不能取代的。

细胞化学染色弥补了单凭细胞形态学对细胞辨认的不足，对恶性白细胞疾病诊断，尤其对急性淋巴细胞白血病和急性髓细胞白血病的鉴别及急性髓细胞白血病亚型之间的鉴别诊断较形态学更为可靠。

二、免疫学检查测验

白细胞分化抗原（leukocyte differentiation antigen）是指血细胞在分化成熟为不同谱系、分化的不同阶段及细胞活化过程中，出现或消失的细胞表面标记分子。在白细胞、红细胞系和巨核细胞系/血小板以及非造血细胞都有表达。不同分化阶段的淋巴细胞、髓系细胞以及造血干-祖细胞具有特异的 CD 抗原表面标志，如 $CD34^+$、$CD90^+$、Lin^- 被视为造血干细胞的重要标志，CD19、CD20、CD21、CD22、CD77 和 CD79 是 B 细胞特异性抗原，它们只表达于 B 细胞上，是鉴别细胞系的重要标志。

（一）淋巴细胞

1. T 淋巴细胞及其亚群

细胞免疫的中枢器官是胸腺，T 祖细胞经血流进入胸腺，在胸腺的微循环中进一步分化发育，获取到 T 细胞表面标志及功能。T 祖细胞的表型：$CD34^+$、TdT^+、$CD7^+$、$CD10^+$；未成熟 T 细胞表型：$CD7^+$、$CD2^-$、$CD3^-$、$CD4^-$、$CD8^-$、TCR^-；T 细胞要发育为有功能的成熟 T 细胞，细胞表面标志必须经历一定的变化：$CD7^+$、$CD2^+$、$CD3^+$、$CD4^-$、$CD8^-$、TCR^-（CD4、CD8 双阴性）→ $CD7^+$、$CD2^+$、$CD3^+$、$CD4^+$、$CD8^+$、TCR^+（CD4、CD8 双阳性）→ $CD7^+$、$CD2^+$、$CD3^+$、$CD4^+$、$CD8^-$、TCR^+ 或 $CD7^+$、$CD2^+$、$CD3^+$、$CD4^-$、$CD8^+$、TCR^+（CD4、CD8 单阳性），单阳性的两群成熟胸腺细胞，进入外周淋巴器官和血液，执行免疫功能。

2. B 淋巴细胞及其亚群

B 细胞的分化主要分为 B 祖细胞、前 B 细胞、未成熟 B 细胞、成熟 B 细胞、活化 B 细胞和浆细胞六个阶段。B 祖细胞（pro-B）：CD19、CyCD22、CD40、CD34、TdT、HLA-DR；前 B 细胞（pre-B）：CD34、TdT 消失，出现 CD9、CD10、CD20、CD74、CyCD79、CDw78、$c\mu^+$；未成熟 B 细胞（immature B cell）：CD9、CD10 消失，出现 SmIgM、CD22，原有抗原

表达增强，其他新的 CD2、CD37、CDw75、CDw76 出现；成熟 B 细胞（mature B cell）：SmIgM、IgG 同时表达，出现 CR、FcR、丝裂原受体，其他抗原继续存在；活化 B 细胞（activated B cell）：伴随 CD23、CD77、CD80、CD86、CD25、CD26、CD30、CD69、CD70、CD71、CD38 激活抗原的产生；浆细胞（plasma B cell）：活化 B 细胞进一步分化为产生抗体的浆细胞，出现 PC-1、PCA-1、CD138 浆细胞特异抗原，CD38 抗原再出现，SmIg 和上述抗原消失。

（二）髓系细胞

从髓系祖细胞分化主要分为终末成熟的细胞：粒细胞、单核细胞、红细胞及血小板。各阶段细胞表面标志性的抗原还不是十分清楚。这里主要简述一下粒细胞和单核细胞表面抗原。①粒细胞和单核细胞上有较强表达的最具代表性的抗原：CD13，在急性髓细胞白血病诊断中非常重要；②以粒系为主，但也存在于单核细胞的抗原：CD15、CD65，其中 CD15 是特异性髓系抗原，强表达在成熟粒细胞，弱表达在单核细胞；③以单核细胞为主，但也表达在粒细胞的抗原：CD14 和 CD33；④基本上只表达在单核细胞表面的抗原：CD16、CD64、CD68、CD91、CDw136、CD155，其中 CD68 是目前发现可靠的检测造血系统内单核-吞噬细胞系统的特异性标志；⑤基本上只表达在粒细胞表面的抗原：CD66、CD16b；⑥表达在造血干、祖细胞的抗原。CD34、CD90 和 CD34 抗原选择性地表达在造血干、祖细胞表面上，是一个阶段特异而非系统特异的抗原。CD90 是比 CD34 更早表达在造血干、祖细胞表面的抗原。

白血病是白细胞在分化到某一阶段受阻后形成克隆性异常增殖的结果，故白血病细胞往往停滞在细胞分化的某一抗原表达阶段，利用白细胞分化不同阶段出现细胞表面标志可以对白血病进行免疫分型，应用流式细胞术可快速确定，与其病情、分型诊断、治疗预后有着非常密切的关系。白血病及恶性淋巴瘤细胞膜或细胞质内的抗原，白细胞分化抗原的检测结合细胞形态学、细胞化学大大提高对白血病分型诊断的准确性。

免疫学分型与 FAB 分型相比，不仅更客观、准确、重复性好，还可鉴别白血病细胞的起源、分化阶段及基因克隆的特点，提高了白血病的诊断效率，可确定形态学不能或很难区分的白血病类型及亚型。免疫表型补充了形态学的不足，提高了分型的正确性，已成为白血病诊断、治疗及基础研究的重要手段，但尚不能取代形态学分型。白细胞免疫标记检测是运用荧光显微镜计数检测、碱性磷酸酶-抗碱性磷酸酶桥联酶标法检测、流式细胞术检测三种方法，利用抗人白细胞分化抗原 CD 系列单克隆抗体来进行血细胞免疫标记检测。

三、细胞遗传学及生物学检验

特异性染色体的异常是恶性血液病发生过程中的重要环节，更代表疾病的本质，细胞染色体分析已成为研究和诊断白细胞疾病特别是恶性白细胞疾病的重要方法之一。近年来，细胞培养和染色体分带技术的研究，特别是采用 FISH 技术、多元 FISH 和多色频谱核型（spectral karyotyping，SKY）检测技术，克隆性染色体异常的检出率明显增高，染色体异常表现与某些急性白血病之间的关系越来越清楚。

随着分子生物学技术的崛起和发展，尤其对染色体易位形成融合基因的检出更反映急性白血病的生物学本质，提出了白血病的 MICM（morphological，immunological，cytogenetics，molecular biology）分型方案。MICM 分型，使恶性白细胞疾病的诊断从细胞水平上升到分子水平，这不仅对识别该类疾病的本质、发病机制和生物学特性有重要意义，而且对指导临床治疗和判断预后也具有实用价值。基于免疫表型、细胞遗传学特征及特殊基因表达的分型方法，已越来越多地被用于制定治疗方案，可用于治疗前的全面诊断及评估。恶性白细胞疾病为多基因肿瘤，染色体易位是导致染色体重排的常见原因，染色体重排在分子水平上形成融合基因，融合基因作为疾病的特异性分子学标志被列入恶性血液系统疾病的分型标准，对协助恶性白细胞疾病的诊断、分型、治疗方案的选择、药物疗效的评估及微小残留病的检测都有重要的意义。

思考题

简述贫血、缺铁性贫血、巨幼细胞贫血、再生障碍性贫血的概念和区别。

第七章
实验室质量控制

学习目标

掌握影响检验前质量控制的因素，室内质量控制的方法，失控后处理方法。

质量控制（quality control，QC）是指为将分析测试结果的误差控制在允许限度内所采取的控制措施。质量控制是实验室检验结果的质量保证，涉及检验过程的每一个步骤，通过分析检验过程的各个环节，检测分析过程中的误差，分析原因，消除误差，确保检验结果的准确、可靠。它包括实验室内质量控制和实验室间质量控制两部分内容。

第一节 全程质量控制

根据《医学实验室质量和能力认可准则》（ISO 15189：2022）专用要求概述，可将检验过程分为检验前、检验、检验后 3 个阶段。它包括从临床医生开具检验申请单开始至检验报告单发至临床的整个过程，即医生申请、患者准备、标本采集、标本标识、标本转运、标本接收、标本处理、标本检验、报告单审核与发放、标本储存与复检和咨询服务等程序。其中从临床医生开具检验申请单至标本送至实验室以前的工作流程为检验前过程，主要由临床医护人员和患者完成；标本送至实验室后至报告单发放以前的工作流程为检验过程，主要由检验人员完成；报告单发出后的工作为检验后过程，也由检验人员完成。为了确保检验结果的准确性，必须进行全过程的质量控制，即对检验前、检验和检验后的各个阶段进行质量控制，称全面质量管理（total quality management，TQM）。

一、检验前质量控制

检验前过程是从临床医生开具检验申请单至标本送至实验室以前的工作流程，主要包括检验申请、患者准备、标本采集、标本标识、标本转运、标本接收和实验室内传递等环节。其中任何一个微小的差错都会导致检验结果的错误，如标本采集错误、标本采集不符合检验要求、标本标识错误等，均会使其后的检验工作失去意义。因此检验前质量控制是全面质量控制的前提，同时也是实验室质量控制最重要的部分。据报道，在临床实验室所有的差错中，检验前差错占全部差错的 60%。检验前过程主要由临床医护人员和患者完成，涉及的人员多、范围广，已经远远超出实验室的管控范围，是目前实验室质量控制最难以把控的部分。

（一）检验申请

检验申请是临床医生根据患者的病情需要提出的申请，一份完整的检验申请单上至少应包括：住院号或门诊号、患者姓名、性别、年龄、申请科室、床位号、临床诊断、检验项目、标本类型、申请日期和申请医生等内容。完成采样后，应在申请单上注明采样时间。

（二）患者准备

检验结果准确的前提是检验标本要合格，而合格的标本需要患者的积极配合。采集检验标本前，临床医护人员或检验人员需将标本采集要求和注意事项告知患者，保证所采集的标本能够客观、真实地反映患者的当前状态。

1. 饮食和生理状态

（1）饮食　不同的食物对检验结果影响不同，如一顿标准餐后，甘油三酯将增高 50%，血糖增加 15%，丙氨酸氨基转移酶及血钾增加 15%；高蛋白饮食可使尿素、尿酸和血氨升高；高脂肪饮食可使甘油三酯大幅增高；高核酸饮食可使尿酸明显增高。所以在做大部分的检验项目要求空腹，部分检验项目还要求采集标本前素食 3d。

（2）饥饿　长期饥饿可使血浆蛋白质、胆固醇、甘油三酯、载脂蛋白、尿素等降低，而血肌酐和尿酸则增高，血液 T3、T4 水平明显降低。

（3）精神和运动　精神紧张、情绪激动和运动可使儿茶酚胺、皮质醇、血糖、白细胞总数及中性粒细胞等升高。

（4）饮酒　长期饮酒者可导致丙氨酸氨基转移酶、天冬氨酸氨基转移酶、γ-谷氨酰转移酶增高；慢性酒精中毒者，血液胆红素、碱性磷酸酶、甘油三酯可增高。

（5）吸烟　长期吸烟者白细胞总数、血红蛋白、碳氧血红蛋白、癌胚抗原等增高，而 IgG 则减低。

（6）月经和妊娠 与生殖有关的激素在月经周期和更年期会有明显的变化，妊娠期部分检验指标的参考值有变化。

（7）生物钟 清晨6~7时促肾上腺皮质激素、皮质醇最高，凌晨0~2时最低；生长激素的峰值在21~23时。

2. 药物

服用药物可对检验结果产生影响，如青霉素可使白细胞总数、红细胞总数、血红蛋白、血小板计数降低，丙氨酸氨基转移酶、天冬氨酸氨基转移酶、总胆红素、尿素升高。

输液不仅可使血液稀释，同时可使体内的某些成分发生较大的变化。最常见的干扰项目是电解质和葡萄糖，输注电解质可使血钾、血钠等明显升高；输注葡萄糖可使血糖含量明显升高，但血钾、胆红素等项目降低。一般情况下，对静脉输注电解质、葡萄糖、氨基酸和蛋白质的患者，应在输液结束后1h采集标本，而对于输注脂肪乳的患者，应在输液结束后8h采集标本。但是在某些急诊的情况下，为了争取诊疗时间，而又急需了解患者的检验结果，可在输液的对侧采集血液，并在申请单上注明输液名称，以便检验人员和临床医生了解患者的情况，减少误判。

（三）标本采集

标本采集时应尽可能地避免一切干扰因素，选择最佳的采集时间，减少饮食、药物、生理、昼夜节律、情绪等干扰因素。根据医生申请单的检验项目和要求的标本类型，选择合适的采集容器。

（四）标本标识

标本采集后应立即标识，标识应清晰、正确，具有唯一性。标识的内容一般包括患者姓名、科室、送检项目、标本类型、采集时间（精确到分钟），患者自行留取的标本也应由医护人员进行标识记录。

（五）标本转运和接收

标本的转运应遵循唯一标识原则、生物安全原则、及时运送原则。标本转运和接收人员应具备相应的专业知识，认真核对标本信息，并进行签字确认，不合格标本应按照要求重新留取。

二、检验过程质量控制

标本送至实验室后至报告单发放以前的工作流程为检验过程，主要在实验室内由检验人员完成。实验过程的质量控制包括人员、环境、仪器、技术、外部供应等要素决定，任何一个因素不能得到有效控制，都会影响检验质量。因此，每个实验都应建立一套适合自己实验室的科学有效的质量管理体系，对与检验质量有关的每一个要素都要进行控制。

（一）环境要素

实验室布局要合理，尽量集中设置和统一管理。实验室的设施与环境要符合实验室的规定要求，实验室应对环境条件进行监控，并进行记录，当环境条件如电源、水质、通风、灰尘、电磁干扰、辐射、温度、湿度、噪声等条件发生改变时，应积极采取应对措施，如影响到检验质量且不能马上解决时，应停止一切检验工作，待恢复后再进行质量控制，质量控制合格后才可继续进行检验。

（二）人员要素

所有工作人员上岗前需进行岗前培训，考核合格后才可上岗。检验技术人员须通过技术职称考试，由科室主任授权，才可进行独立操作。科室每年需对检验人员进行专业知识培训，年底进行考核，考核合格后对检验人员授权。

所有人员在进行检验活动时，应严格按照科室的规章、制度和标准作业程序（standard operation procedure，SOP）进行操作，避免因个人操作因素引起的检验结果差异。

（三）仪器要素

仪器在现代化的实验室中有着举足轻重的作用，95%以上的检验项目都可以通过自动化的仪器分析完成。大型仪器设备的使用、维护和保养应由专人负责，且需经过系统的专业培训并获得上岗资格。实验室应根据仪器的使用说明书制订详细的校准、验证、使用、维护保养程序，并对仪器进行定期或不定期的校准和保养，以保证仪器的各种性能可以满足实验室的质量要求。

（四）检验质量控制

检验质量控制包括室内质量控制、室间质量评价、实验室间比对（见本章第二、三节）。

三、检验后过程质量控制

检验过程是指报告单发出后的所有过程，包括检验结果的审核与发放、标本的储存与处理、咨询服务和与临床科室的沟通。检验后质量控制是全面质量控制的进一步完善和检验工作服务于临床的延伸。

（一）检验结果的审核

检验结果的审核是检验报告发出的最后环节，检验结果的正确和及时发出是检验后质量控制的核心。审核实质上是对检验者确认的检验数据做进一步的审核，一般由专职人员完成，检验者和审核者不能为同一名工作人员（夜班急诊除外）。审核的主要内容包括对检验过程和分析技术的审核以及检验结果与临床符合性的审核。审核者有权对检验过程实施监督，当发现检验过程不符合检验程序或检验数据不符合临床实际时，有权要求检验者对不符合的标本重新进行检测。

（二）检验报告单的发放

报告单应以中文纸质或电子版形式发出，报告单格式应规范、整齐、字迹清晰、内容全面。一份完整的检验报告单应包括以下内容：医院和实验室名称，检验项目和检验方法，患者的姓名、年龄、性别、临床诊断，标本的类别及采集时间，申请医生及申请时间，标本接收时间、报告时间、检验结果、参考范围及异常提示，检验结果报告者和审核者，对于特殊信息需备注，如标本溶血、脂血、黄疸等。

（三）标本的储存和处理

检验后的标本应按照检验项目进行保存，并保存好标本信息，以备标本复检、差错核对以及出现医患纠纷时实验室证据保全的需要。一般标本要求在 2~8℃ 保存一周，特殊标本要求置低温保存两年或更长时间。

保存到期的标本应按照"标本处理操作规程""实验室生物安全手册"进行操作，严禁生物污染并做好登记。

（四）咨询服务及与临床科室的沟通

检验工作者不仅要为临床提供及时、准确的检验报告，还应对临床医护和患者提供检验相关咨询服务。如检验项目的合理选择、标本的正确采集、检验结果的解释，有条件的医院检验医生可参与临床查房及病例讨论。

第二节　室内质量控制

室内质量控制（internal quality control，IQC）是全面质量管理体系中最重要的环节之一。检验人员按照一定的频度连续测定质控品中的特定组分，并采用一系列方法进行分析，按照统计学规律推断和评价本批次测量结果的可靠程度，以此判断检验结果是否可以发出，及时发现并排除影响检验质量的因素。其目的是通过对质控结果的统计分析，推断同批分析患者检测结果的可靠性。长期有效的室内质控工作可以很好地控制实验室检验项目的精密度，提高常规工作中批间或批内标本结果的一致性，其以精密度来衡量。

一、　Levey-Jennings 质量控制法

Levey-Jennings 质量控制法是第一代质量控制技术，1924 年由美国学者休哈特（W. A. Shewhart）提出，最初应用于工业生产。1950 年 Levey 和 Jennings 将其应用于医学检验中，在以后的实践中，人们将其应用于几乎所有的医学检验的定量检测中，通过不断地完善，使之成为目前实验室室内质控的主要方法之一。

二、　Westgard 多规则质量控制法

Westgard 多规则质量控制法是 Westgard 在 Levey-Jennings 质量控制法的基础上创建的，该法的质控图和 Levey-Jennings 质控图非常相似，只是用于判断的质控规则有所不同。该质控法采用两个或两个以上不同浓度的质控品和多个质控规则对分析批进行质量控制，此法在很大程度上提高了误差检出的灵敏度和特异性，是目前实验室应用的主要质量控制方法，又称第二代质量控制技术。

三、失控后原因分析及处理

不同的质控方法有不同的质控规则，如 Westgard 的质控规则有 $1_{2S}/1_{3S}/2_{2S}/R_{4S}/4_{1S}/10_X$，其中 1_{2S} 为警告规则，其他为失控规则，触犯了失控规则判定为失控，此时需对检验的全过程进行回顾分析，查找失控原因，并采取相应的纠正措施，以保证检验结果的准确性和可靠性。

第三节　室间质量评价和实验室比对

室间质量评价和方法学比对是实验室质量管理体系中重要的组成部分，是判断实验室结果准确性的重要手段，也是区域实验室一致性的重要方法，越来越受到临床实验室的重视。

一、室间质量评价

室间质量评价（external quality assessment，EQA）也称能力验证（PT），是由外部独立机构组织，多家实验室共同参与，用以评价实验室对某类或某些检验项目的检测能力。EQA 是一种回顾性评价，参加评价的实验室通过 EQA 的反馈结果改进实验室的检验技术，校正实验室检测系统的准确性以及监控其持续能力。

（一）室间质量评价的目的

临床实验室的室间质量评价可以追溯到 20 世纪 30 年代，为了保证不同实验室梅毒血清学检测的准确性和可比性，美国疾病控制中心首次在一定范围内开展了室间质量评价，我国的室间质量评价最早是 1980 年由卫生部临床检验中心开始组织全国范围内临床化学室间质量评价。现在由国家卫生健康委临床检验中心和各省、自治区、直辖市临床检验中心组织开展此项工作。开展此项工作的目的主要包括：

（1）评价实验室的检验质量，提高检验结果的准确性。

（2）建立参评实验室间检验结果的可比性和一致性，是区域性检验结果互认的基础。

（3）是实验室质量保证的客观依据，为实验室认证、认可、评审、注册、资质认定提供依据。

（4）对市场上同类分析检测系统的质量进行比较，并协助生产单位改进质量。

（5）增加实验室内部和实验室用户（医生和患者）的信心。

（二）室间质量评价的检测要求和评价方法

参加室间质评的实验室在接到质评物后，应按照要求存放质评物，并按照质评计划要求的时间检测和上报检测结果；室间质评物必须在实验室的常规条件下进行检测，即必须与检测患者标本完全相同的条件下，包括标本处理流程、检测环境、检测方法、检测试剂、检测人员等，不准有任何特殊处理。

根据检验结果可将检验项目分为定性项目和定量项目，定性项目的结果分为阳性、弱阳性、阴性，根据测定结果判定，测定结果正确为 100 分，即成绩合格，测定结果错误为 0分，即成绩不合格；定量结果按照偏倚评分方法判断（式 7-1），偏倚评分方法是以测定结果偏离靶值的距离判断每一分析项目结果的正确性。

$$偏倚 = [(测量值 - 靶值)/靶值] \times 100\% \tag{7-1}$$

每次质评活动的每个分析项目在可接受范围内的检测结果应该 ≥80%，否则称为本次活动该分析项目 EQA 成绩不满意；每次室间质评所有评价项目的总成绩需 ≥80% 为可接受成绩，否则称为本次室间质评成绩不满意。对于成绩不合格的项目，实验室应积极寻找原因，并采取修正措施以保证患者结果的准确性，必要时需制定预防措施防止类似问题的再发生。只有认真分析不及格结果，及时采取预防纠正措施，才能在持续改进中提高检验质量，增加区域结果的可比性。

二、实验室比对

实验室比对可分为实验室内部比对和实验室间比对。

（一）实验室内部比对

指在同一个实验室内部，存在两种或两种以上相同或不同的检测系统检测同一检验项目，为了使这两个或多个检测系统有可比性，要有相似的检验结果进行项目比对，其目的是保证同一实验室所发检验结果的一致性。

（二）实验室间比对

实验室的检验项目没有参加 EQA 计划或该项目无 EQA 计划可参加，为了保证本实验检测结果的准确性，实验室可与该项目已通过 EQA 计划的实验室或获得 ISO 15189：2022 认可的实验室或参考实验室的检验结果进行比对。

📝 **思考题**

1. 实验室检验前质量控制包括什么？
2. 实验室室内质量如何控制？

临床检验定量测
定室内质量控制

第八章
医学检验仪器概述

学习目标

了解常见医学检验的仪器。

现代医学检验仪器是人类致力于驾驭和改造物质世界的进程中，用以认识物质世界的化学组成、结构、分布状态、物理特性，揭示生命现象奥秘，洞察其规律的有效手段，是新技术革命中的带头学科。21世纪以来，特别是近20多年以来，随着近代物理学、化学、生物数学、仪器材料学、电子技术、计算机等多种学科的飞速发展，并越来越深入地向生物医学和临床医学的广泛渗透，促进了医学检测理论及实验室仪器和技术的发展，计算机已成为检测仪器的重要组成部分，从而加速了检测仪器的自动化与现代化，大大提高了测量的速度与精度。大量高精密度、高效率检测仪器的广泛应用，促使医学实验室建设达到新的水平。随着基础医学和临床医学的深入发展，临床化学分析技术、临床免疫学分析技术、临床血液学分析技术和临床微生物学鉴定技术的不断更新以及分子生物学技术的崛起并与自动化和信息技术、生物传感器技术、标记免疫分析技术、流式细胞技术、生物芯片技术相结合，医学检验技术和医学检验仪器已发生了划时代的巨变。

第一节 临床化学检测仪器

一、自动生化仪器

随着科学技术和医疗事业的发展，临床化学检验的样品、数量迅速增加，新的检验项目不断增加，传统的手工操作方法已不能满足临床需求。1957 年，美国医师 Skeggs 发明了临床化学自动分析技术，并制成单通道连续流动式临床化学自动分析仪（以下简称自动生化分析仪），建立了临床化学自动分析法的里程碑，同时也开通了整个临床医学检验，如血液学、免疫学、微生物学等检验向自动化分析发展的道路。自动化分析有提高工作效率，提高试验的精密度与准确度，减少产生差错的因素，改进分析方法等许多优点。

　　Olympus 公司以先进的光学技术及精密工艺为起点，经过多年的研制与开发，于 1968 年初成功地生产出日本第一台自动生化分析仪（autimated chemistry analyzer，ACA），从而首次涉足自动生化分析仪器领域。1974 年日本第一台使用速率法的自动生化分析仪 ACA4 型（12 通道）生产。在 21 世纪到来之时，Olympus 公司推出了全新设计的 AU2700 及 AU5400。Olympus 公司新仪器的主要设计思想是使大型实验室的成本消耗降低的同时仪器保养工作量也减少，而工作效率大为提高。

二、干化学分析仪器

　　干化学在 20 世纪 70 年代取得了长足的进展，各种尿液分析仪如 Clinilab、Autlon、Umtron 应用于临床，并逐步实现了自动化、定量化。1974 年联邦德国宝灵曼（Boehringer Mannheim，BM）公司测定血糖的 Reflomat 系统首次问世，美国的 Ames 公司也较早地把干化学应用于尿液和血液化学成分的分析。从干化学分析仪 20 多年来的发展趋势看，除个别大型自动干化学分析系统外，大多干化学分析仪朝着结构更加紧凑、小巧、轻便、便携、操作简易，通用计算机功能大，技术依赖性减少，结果向更为准确和可靠的方向发展。

三、血气分析仪器

　　目前的血气分析只能测定细胞外液（主要是血液），但因其在正确性和重复性方面相当可靠，加上用血量少和测定快速，使血气分析对患者的抢救能提供及时、有效的帮助，目前尚无其他技术和方法可代替。目前有两大发展趋势已日渐明朗：一是离子选择性电极和酶固相电极的应用，使血气分析仪有向其他急诊项目扩展应用的趋势，有的血气分析仪不仅可同时测定与血气分析有关联的 Na^+、K^+、Cl^-、乳酸等项目，还能测定葡萄糖、Mg^{2+}、游离钙项目，以求一次采血在做血气分析的同时能满足更多要求，这种趋势的优点在临床上能一次同时获得更多的信息，但不足之处在于全套测定项目不是每个患者都需要，从而提高了测定成本和费用；二是模块化是自动化仪器普遍发展的趋势，有的血气分析仪由四大模块组成，它不仅让用户有选择的余地，而且需要时可以加装任一模块以满足应用需要。

四、电解质分析仪器

随着临床对电解质代谢紊乱检测需求的增加，要求在测定电解质的同时，还需测定其他项目，如肾功能、血糖、血气等项目的同时测定。因此目前已有不少厂家推出了电解质与血糖、肾功能等同时测定的仪器，例如，美国 BeckmanCX 系列的 ISE 系统，既可单独测定电解质，也可同时测定血糖，尿素、肌酐等项目。瑞士的 AVL、美国的 Nova 也推出电解质与血气，电解质与血糖、尿素、肌酐同时测定的产品。也有不少仪器被设计成可同时测定 Na^+、K^+、Cl^-、Ca^{2+}、Mg^{2+}、Li^+ 等多种离子。

五、电泳仪器

Tiselius 于 1937 年首先运用界面电泳（又称自由电泳）方法分离蛋白质，该方法迄今仍有一定的使用价值，主要是用于研究，特别是测定迁移率以及研究蛋白质组分之间的相互作用。几十年来，发展了采用不同支持物的电泳技术，其中包括滤纸电泳、醋酸纤维素膜电泳、淀粉凝胶电泳、琼脂糖凝胶电泳、聚丙烯酰胺凝胶电泳等。

第二节　临床免疫学检验仪器

一、免疫浊度检测仪器

免疫浊度法是可溶性抗原、抗体在液相中特异结合，产生一定大小的复合物颗粒，当光线通过介质中这种复合物颗粒时，形成光的散射（也含少量吸收），测定这种散射和吸收后的透射光减少或散射光信号强弱作为计算单位，光散射中颗粒的分子质量指的是平均分子质量，在免疫检测中任何反应均会增加溶液中颗粒的平均分子质量，平均分子质量变化越大，光散射信号强度变化越大。

二、放射免疫测定仪器

放射免疫具有高特异和高灵敏两个基本特点。高特异，在于用特异的抗体取代了化学试剂，不再是针对物质的局部基团（当两种待测物有相同基团时，便会出现交叉反应），而是针对待测分子的抗原决定簇，不同物质间差异很大，除组成不同外，尚有三维结构的不同，抗体均能识别。高灵敏，是指创造性地应用了放射性核素示踪技术。由于待测物的浓度太低，已不可能测得其颜色、质量、压力等的变化，改用放射示踪后，不去直接探测待测物的本身，而测定其所标核素的射线，称为"放射性的放大作用"，提高了灵敏度。

三、酶免疫测定仪器

应用不同标记物，根据不同原理、不同技术建立起来的检测方法层出不穷。酶免疫测定（enzyme immunoassay，EIA）是以酶作为标记物的免疫测定方法，利用酶的高效催化作用提高检测的敏感度。根据抗原抗体反应后是否需要分离结合与游离的酶标记物，将酶免疫测定分为均相（homogenous）和异相（heterogenous）两种类型。

四、免疫荧光测定仪器

免疫荧光技术（immunofluorescence techniques）在医学和生物学中的应用已有近 60 年的历史。Coons 等首次用异氰酸荧光物质标记抗体，检查小鼠组织切片中的可溶性肺炎球菌多糖抗原。

五、化学发光免疫测定仪器

建立于 20 世纪 70 年代的化学发光免疫测定（chemiluminescence immunoassay，CLIA）结合了化学发光反应与免疫反应，既具有免疫反应的特异性，又兼有发光反应的高敏感性，较好地满足了上述要求，此外，CLIA 作为一种非放射标记的测定技术，克服了放射免疫测定法的诸多不足。

六、流式细胞仪

流式细胞术（nowcytometry，FCM）是对单个细胞或其他生物微粒（微生物、染色体、人工合成微粒等）进行快速定量分析和分选的一门技术。在分析或分选过程中，在流动液体中处理过的单个细胞或微粒通过聚焦的光源，产生电信号，这些信号代表光散射、荧光、细胞电阻抗等参数，以此测定出细胞或微粒的物理和化学性质，并可根据这些性质分选出高纯度的细胞亚群，以对其进一步培养或分析。包被细胞的液流称为鞘液，所用仪器称为流式细胞仪。流式细胞术综合了光学、电子学、流体力学、细胞化学、免疫学、激光和计算机科学等多门学科和技术，具有检测速度快、测量指标多、采集数据量大、分析全面、方法灵活等特点。流式细胞仪号称检验领域的"CT"，该技术又称定量细胞病理学。

第三节 临床血液学检验和尿液检验仪器

一、血液分析仪器

血液分析仪器（hematology analyzer，HA）是现代临床血液一般检验的常规检测仪器。血液分析仪除了完成红细胞、白细胞、血小板系列的计数之外，还能承担许多相关参数的检测，基本满足了血液一般检验对疾病进行初步归类诊断的需要。血液的许多特性，临床上虽然可通过化学和物理学的方法去获得，但对血液学的评估，几乎总是离不开对血液有形成分进行计数并观察各类细胞的形态。目前，血液分析仪器在我国大中型医院已广泛应用。

二、血液凝固分析仪器

血凝仪器的发展史较生化分析仪器为短，20 世纪 70 年代凝血因子的活性检测方法问世，全自动血凝仪器检测的快速、简便，结果准确及精密度高等特点，极大地提高了检测的速度及质量，提高了仪器检测的灵敏度与特异性，使检测结果更符合临床实际，逐步缩小了不同仪器检测结果的差异，增强了检测结果的可比性。

三、血液流变分析仪器

血液流变学（hemorheology）是从宏观、微观以至亚微观的水平上研究血细胞，血浆成分的流动性质以及血管黏度、弹性的一门科学，也是力学向流体血液渗透而形成的一门新兴交叉学科。血液流变学研究的内容十分广泛，包括血液流动性、血细胞的流变性（包括变形、聚集性和黏附性等）、血液凝固性、血管壁的流变性，血细胞之间及血液与血管壁之间相互作用以及它们在不同疾病状态下的变化规律。

四、尿液分析仪器

尿液化学成分的自动干化学分析自发明至大规模临床应用已有百年历史，且自动化尿液干化学分析仪器也应用了 30 年左右。尿液有形成分的自动分析仪器近年来也已开始在临床应用。仪器的发展已使尿中化学成分、有形成分的分析具有简便、快速、结果准确性和精密度高的特点，大大提高了工作效率。目前，能对尿液中成分分析的项目包括理学检验、化学检验、一体化分析仪器等，已广泛应用于医学检验，其发展方向是进一步提高仪器检测的灵敏度和特异性，使检验结果更符合临床实际。

第四节　临床微生物学检验仪器

一、血培养检测系统

血培养检测系统的发展主要经历了以下几个阶段。①观察指标：从肉眼到放射性标记，再到非放射性标记。②操作：从手工到半自动化，再到全自动化；从开放式到封闭式。③判断结果：从终点判断到连续判读，能记录细菌的生长曲线，一旦出现阳性结果，可随时报告。

二、微生物鉴定和药敏分析系统

准确、快速地发现和鉴定病原体以及时作出病原学诊断，一直是临床微生物学工作者的努力目标。传统的病原微生物鉴定方法首先是进行革兰染色以区分革兰阴性菌还是阳性菌，革兰阴性杆菌进一步做氧化酶试验，革兰阳性球菌做触酶试验和凝固酶试验，再按不同类型进行生物化学和血清学鉴定。

第五节　分子生物学检验仪器

随着科学技术的不断发展，各学科之间的相互渗透，以及先进的电子技术和计算机在仪器中的普及使用，分子生物学仪器的进展十分迅速。分子生物学仪器往往代表着尖端科学技术，自动化程度高，测量的速度和精度大大提高，以往手工操作难以胜任的工作已逐步得以完成。目前，分子生物学仪器不仅已用于常规的医学检验中，而且在临床和基础研究中起着重要的作用，甚至能带来学科的突破，是促进科学技术进步的有力武器。

一、多聚酶链式反应核酸扩增仪器

多聚酶链式反应（polymerase chain reaction，PCR）的问世，引起了一场分子生物学的革命，它大大加快了各种生物基因组结构研究的过程，有力地推动了现代医学由细胞水平向分子水平、基因水平的发展。目前，PCR 已广泛地应用于临床诊断、疗效评估、肿瘤研究、遗传学、法医学、植物分子生物学、DNA 测序、基因治疗及非生物领域。定量 PCR 主要用于测定扩增前后双链 DNA 含量之差，美国 PIE 公司于 1993 年推出了定量 PCR 仪，采用电化学发光原理测定扩增的 DNA 量，其精度可用于测定基因缺失及单个碱基的变异。

二、连接酶链式反应核酸扩增仪器

连接酶链式反应（ligase chain reaction，LCR）技术是美国 FDA 新批准的核酸扩增技术，LCR 技术使用连接酶链反应扩增靶核酸，使灵敏度大大提高，能快速、正确地诊断疾病。LCR 技术可以检测到样品中只有 1~5 个分子的碱基对，LCR 技术可测定感染性疾病，如支原体、乙型肝炎病毒 DNA、衣原体和淋球菌感染，也可以用于诊断肿瘤、基因疾病（序列比较，单点或多点突变等）高重现精度的基因合成和抗药性。

三、核酸定量杂交技术和相关仪器

核酸定量诊断技术的应用价值已得到充分肯定，例如可用于药物疗效预测和疗效观测、判断病情和预后、新药疗效评定等。目前比较成熟的基因定量诊断技术包括杂交法和 PCR 法两大类。杂交法以其准确度高、重复性好而得到医学界的认同；PCR 高度敏感，但受其技术本身的局限性，用于定量检测时只有引入了内参照的竞争 PCR 技术，才可保证结果的精确度，这是 PCR 定量技术的发展方向，同时必须向全自动化方向发展。

1. 核酸定量杂交技术

在 PCR 技术发明之前，膜斑点印迹曾常规用于 HBV DNA 定性检测，近年来有人用于半定量。该技术操作十分烦琐、耗时、敏感度低，不能作为定量手段应用于临床。在医学检验方面，膜斑点杂交技术应逐步被微反应板杂交技术取代，也正是由于在微反应板上操作要比在硝酸纤维素膜或尼龙膜上简便和精确得多，杂交法基因检测技术再次受到青睐。

2. 杂交法和 PCR 法的互补性

PCR 技术的灵敏度很高，检测病毒核酸的低限可达数百个拷贝/mL，常规分子杂交技术的灵敏度很难达到 1pg 以下的检测水平。据报告，PCR 定量检测 HBV DNA 的灵敏度比经典分子杂交法高 10000 倍以上，但是从定量角度看，分子杂交技术的精确度优于 PCR 法。

上述几种杂交定量技术有一个共同的特点，即仅放大杂交信号，不放大检测基因的拷贝数，避免了基因片段放大过程中可能出现的误差；另外，上述杂交法所检测的均是病毒全基因组，一般不会因病毒变异而出现假阴性结果。因此，可根据临床需要，采用相应的定量手段。

四、 DNA 序列测定仪器

早期建立的 DNA 序列测定方法（小片段重叠法）相当费时费力，当时测定 75 个核苷酸序列花费了 9 年时间，消耗 140kg 酵母，花费的人力物力是难以想象的。1975 年人们发展了加减法，这一方法不直接测定 DNA 分子中碱基的组成和顺序，而是测定片段分子的长度来推断其碱基的顺序。1977 年由 Sanger 等提出的酶法以及 Maxam 和 Gilbert 提出的化学降解法均是以这个原理为基础而发展的。至此，核酸序列测定进入了一个新的阶段。在此基础上进行了不断的改进并最终生产出全自动核酸序列测定仪。核酸序列测定从提出之日起，经过不断发展和完善，已经成为一门相当成熟的研究手段。随着分子克隆技术的日臻完善，DNA 序列测定的简便方法和仪器设备应运而生，DNA 序列测定也从手工测定逐步发展到半自动和全自动分析。

思考题

举例说明医学检验实验室常用的酶免疫测定仪器、免疫荧光测定仪器及血液分析仪器。

第二部分
人类健康评价

第九章
人类健康评价体系

学习目标

了解现代医学和传统医学对健康的评价体系，现代医学影响健康的相关指标和中医对健康评价的方式。

党的十八大以来，我国卫生健康事业取得新的显著成绩，医疗卫生服务水平大幅提高，居民主要健康指标总体优于中高收入国家平均水平。随着工业化、城镇化、人口老龄化发展及生态环境、生活行为方式变化，慢性非传染性疾病（以下简称慢性病）已成为居民的主要死亡原因和疾病负担。心脑血管疾病、癌症、慢性呼吸系统疾病、糖尿病等慢性病导致的负担占总疾病负担的70%以上，成为制约健康预期寿命提高的重要因素。同时，肝炎、结核病、艾滋病等重大传染病防控形势仍然严峻，精神卫生、职业健康、地方病等问题不容忽视，重大安全生产事故和交通事故时有发生。党的十九大作出了实施"健康中国战略"的重大决策部署，充分体现了对维护人民健康的坚定决心。为积极应对当前突出健康问题，必须关口前移，采取有效干预措施，努力使群众不生病、少生病，提高生活质量，延长健康寿命。这是以较低成本取得较高健康绩效的有效策略，是解决当前健康问题的现实途径，是落实健康中国战略的重要举措。制定《健康中国行动（2019—2030年）》，进行健康知识普及行动，合理膳食行动，全民健身行动，控烟行动，心理健康促进行动职业健康保护行动，老年健康促进行动，心脑血管疾病防治行动，癌症防治行动，慢性呼吸系统疾病防治行动，糖尿病防治行动，传染病及地方病防控行动。旨在帮助每个人学习、了解、掌握有关预防疾病、早期发现、紧急救援、及时就医、合理用药等维护健康的知识与技能，增强自我主动健康意识，不断提高健康管理能力。在对一般人群、超重和肥胖人群、贫血与消瘦等营养不良人群、孕妇和婴幼儿等特定人群，分别给出膳食指导建议，并提出政府和社会应采取的主要举措。对健康成人、老年人、单纯性肥胖患者以及以体力劳动为主的人群，分别给出身体活动指导建议，并提出政府和社会应采取的主要举措。老年人膳食营养、体育锻炼、定期体检、慢病管理、精神健康以及用药安全等方面，给出个人和家庭行动建议，并分别提出促进老有所医、老有所养、老有所为的社会和政府主要举措。本行动主要针对一般成人、心脑血管疾病高危人群和患者，给出血压监测、血脂检测、自我健康管理、膳食、运动的建议，提出急性心肌梗死、脑卒中发病的自救措施，并提出社会和政府应采取的主要举措。针对癌症预防、早期筛查及早诊早治、规范化治疗、康复和膳食指导等方面，给出有关建议，并提出社会和政府应采取的主要举措。本行动主要针对慢阻肺、哮喘的主要预防措施和膳食、运动等方面，给出指导建议，并提出社会和政府应采取的主要举措。针对糖尿病前期人群和糖尿病患者，给出识别标准、膳食和运动等生活方式指导建议以及防治措施，并提出社会和政府应采取的主要举措。针对艾滋病、病毒性肝炎、结核病、流感、寄生虫病、地方病，分别提出了个人、社会和政府应采取的主要举措。

第一节　现代医学对健康的评价

一、现代医学及健康的概述

（一）现代医学概述及发展史

在人类不断地进化演变的过程中，医学也在人类长期与疾病作斗争的过程中产生和发展，并不断地进步，从最开始的对神明祈祷，再到建立了中国阴阳五行学病理学说等。经历了几千年的历史演变，随着科学的发展进步，现代医学（modern medicine）也慢慢诞生。现代医学是与传统医学相对应的医学，产生于传统医学之后的医学，指来源于传统医学并利用现代科学的方法对经验性的传统医学去粗取精后演化成的科学的医学。

现代医学发展以来的这两三百年，对人类的健康具有巨大贡献。一是有效控制了如天花、鼠疫、霍乱等对人类生存威胁极大的急性传染病。二是通过手术、化疗、介入等治疗手段使无数的人重获新生，这也是现代医学对人类做出的巨大贡献。三是通过对疾病的预防和治疗延长了人类的寿命。

（二）健康的概念及影响因素

1. 人们对健康的认知变化

时代在不断变迁，人们不再把健康单纯地定义为没有疾病就是健康。随着社会及医学的发展，生产力的迅速提高和疾病谱的变化，人们对健康的认识也在逐渐变化。

进入 20 世纪中期以后，健康的定义也在不断发展，由过去单一的生理健康发展到二维健康定义，即生理、心理健康；再到生理、心理、社会良好的三维健康。1948 年，世界卫生组织（World Health Organization，WHO）将健康定义为："不仅是没有病和不虚弱，而且是身体、心理、社会功能三个方面的完满状态"，即三维健康定义。

1990 年 WHO 对健康的阐述是"躯体健康、心理健康、社会适应良好和道德健康四个方面皆健全"，这便是四维健康的新概念。此概念将道德健康纳入健康的范畴，是将其作为精神健康的内容，希望人们能以社会行为的规范准则来约束自己并规整自己的思想行为。

继四维健康的新概念后，WHO 还提出了"健康"应具备的标准。

（1）精力充沛，能从容不迫地应对日常生活和工作。

（2）处事乐观，态度积极，乐于承担任务，不挑剔。

（3）善于休息，睡眠良好。

（4）应变能力强，能适应各种环境变化。

（5）对一般感冒和传染病有一定的抵抗力。

（6）体重适当，体态均匀，身体各部位比例协调。

（7）眼睛明亮，反应敏锐，眼睑不发炎。

（8）牙齿洁白，无缺损，无疼痛感，牙龈正常，无蛀牙。

（9）头发光洁，无头屑。

（10）肌肤有光泽，有弹性，走路轻松，有活力。

健康不仅是指没有疾病或病痛，而且是一种躯体上、精神上和社会上的完全良好状态。也就是说健康的人要有强壮的体魄和乐观向上的精神状态，并能与其所处的社会及自然环境保持协调的关系。

当今社会曝光太多人因心理不健康或者社会功能不完善而发生的各类惨案，给家人、朋友甚至社会带来巨大的影响。也有许多人身体、心理、社会功能都是健康的，但却因为道德的缺失而做出一件件令人毛骨悚然的事情。不难发现，当代学生德智体美劳全面发展的要求也是基于人们对健康认知的改变。

如今许多年轻人就业都要考虑工作是否有双休，是否有定期体检，是否需要加班等一系列影响生活的因素。网络上也曝出许多因熬夜、剧烈运动、不按时体检等原因而对身体造成伤害甚至死亡的例子。青年人如何养生、怎样预防各类疾病等这一类的话题也越来越多，这也体现了人们对健康的重视。

2. 影响健康的因素

调查显示我国各类疾病的发病年龄越来越小，这不是单一方面的因素造成的。影响健康的因素包括生物学因素、环境因素、心理因素、社会因素、生活习惯等。

（1）生物学因素　是影响人类健康的主要原因，主要包括遗传基因、年龄、性别、种族等。遗传因素是影响人类健康的最大因素，是人自身无法改变的因素。

（2）环境因素　人类一切的活动都离不开环境。现代科技在发展，对环境也造成了不可磨灭的伤害，如众所周知的大气层被破坏、绿地沙漠化、雾霾、粮食和蔬菜中残留的农药等。人类赖以生存的环境产生的这一系列变化都影响着人类的健康。

（3）心理因素　情绪和情感的不稳定以及无法自我调节，对人类的身体健康都会产生不良影响。消极和负面的情绪、易暴易怒的脾气、焦虑烦躁等都可引发许多疾病，如心血管疾病、高血压、胃溃疡、乳腺癌等。负面的情绪不仅能引起生理疾病，还会让人产生自残、自虐甚至轻生的行为。尤其在现在的社会环境中，青少年乃至中年人因为生活、学习和工作的超负荷，无法自我调节、缓解情绪，极易做出令人悲痛的行为。

（4）社会因素　社会因素不是单独的一方面就能影响人类健康，它还包括政治制度、社会经济因素、文化教育因素等，如国家是否积极采取措施促进公民的健康；社会与个人经济状况影响着人们的生活及健康水平；文化教育影响着人们对健康的重视程度。

（5）生活习惯　饮食生活、运动习惯、休息睡眠等与健康都有着极其密切的关系，好的生活习惯会从微小的点滴改变人们的健康状态。不吃早饭不仅容易长胖还容易落下胃病；若长年累月缺乏运动、饮食高糖高脂，将会为高血脂、高血糖甚至是心脑血管疾病埋下祸根，改正生活陋习，才会延缓高血压的发病期并避免所有并发症的发生。

二、现代医学影响健康的相关指标

（一）生理方面

现代医学是科学的医学，一般通过各类检查结果来判定人体的健康状况。但是检查结果只能反映检测当时的情况，所以定期体检对于人们来说是很有必要的。指标的参考范围是衡量人体健康的重要参考依据，如血糖、血压、血红蛋白、肝功能与肾功能等。人体参考值范围用以区分健康和患病个体，甚至是不同病理状态、疾病及其严重程度。

1. 体格检查

一般包括身高、体重、体质指数（body mass index，BMI）、一般生命体征、围度等。这些指标可以较为直观地反映个体健康状况。

（1）身高（长）　正常人群的营养状况可通过身高的测量来评价。儿童的身高（长）一般与遗传、营养、环境、种族、疾病等原因有关。

（2）体重　体重是评价人群健康最直接、简单和常用的指标。对儿童来说体重是反映体格生长，尤其是营养状况的最易取得的敏感指标。

（3）BMI　根据身高体重可以计算出每个人的BMI，BMI是衡量健康的标准之一。

（4）一般生命体征　一般生命体征包括呼吸、脉搏、体温、血压等，是评估生命存在质量的重要指标，其中血压是衡量心血管功能的重要指标之一。

2. 实验室检查

目前最常见的是血液实验室检查，其能准确地反映人体的健康状况，包括血糖、血红蛋白、血小板、红细胞、白细胞、肌酐、甘油三酯、胆固醇、肾小球滤过率等。这些实验室检查指标能直接反映机体的健康状况。

（1）血糖　血糖即为血液中的葡萄糖。排除正常生理性改变，血糖若低于或者高于合理范围表明身体均处于非健康状态，需做进一步检查。

（2）血红蛋白　红细胞内运输氧的特殊蛋白质。新生儿的血红蛋白量随着年龄的增加逐渐降低而接近于成人。血红蛋白降低会出现贫血，如再生障碍性贫血、缺铁性贫血、铁粒幼细胞性贫血、巨幼细胞贫血、溶血性贫血、地中海性贫血等，也见于大量失血（如外伤大出血、手术大出血、产后大出血、急性消化道出血、溃疡所致的慢性失血等），以及白血病、产后、化疗、钩虫病等。新生儿、高原居民等会出现生理性增加。病理性增加见于真性红细胞增多症、各种原因导致的脱水、先天性心脏病、肺心病等。

（3）血清肌酐　是检测肾功能的最常用指标，也是健康体检的必检项目。

（4）甘油三酯　甘油三酯升高为心血管疾病的危险因素；甘油三酯降低见于甲状腺功能亢进、肾上腺皮质功能降低、肝功能严重低下、慢性阻塞性肺疾病、脑梗死、营养不良等。

（5）总胆固醇　是指血液中所有脂蛋白所含胆固醇的总和，包括游离胆固醇和胆固醇酯。人体的胆固醇除来自食物外，还可在体内由乙酰辅酶 A 合成，成人肝脏和小肠可提供约 90% 的内源性胆固醇。血清总胆固醇水平受年龄、家族、性别、遗传、饮食、精神等多种因素的影响，男性高于女性，体力劳动者低于脑力劳动者。由于血清总胆固醇与动脉粥样硬化、冠心病、脑卒中等心脑血管疾病关系密切，血清总胆固醇测定已成为血脂分析的常规项目。胆固醇升高见于原发性高脂血症、甲状腺功能减退、糖尿病、胆道梗阻。血清胆固醇水平越高，冠心病发病越多、越早。

（6）估算肾小球滤过率　估算肾小球滤过率（estimated glomerular filtration rate，EG-FR）是衡量肾功能的重要指标之一。

（7）影像检查　最常见影像检查有彩超、低剂量胸部螺旋 CT。如男性泌尿系统彩超以及女性子宫、附件彩超。

（8）其他检查　包括其他辅助检查如十二导联心电图、体液检查等。其中尿常规分析是体检常规检查之一。常规尿液检查包括 pH、蛋白、隐血、比重、葡萄糖、酮体、尿胆原、硝酸盐和白细胞等，有的试纸条还整合有胆红素和维生素 C 等。

（二）心理方面

1. 心理健康的定义

心理健康是指心理的各个方面及活动过程处于一种良好或正常的状态。心理健康的理想状态是保持性格完美、智力正常、认知正确、情感适当、意志合理、态度积极、行为恰当、适应良好的状态。心理健康从不同的方面有不同的含义，衡量标准也有所不同。但心理健康没有一个所有人都公认的衡量判定标准。

为了使心理卫生有一个大致衡量标准。20 世纪 50 年代美国著名社会心理学家亚伯拉罕·哈罗德·马斯洛（Abraham Harold Maslow）和米特尔曼（Mittelman）几经修订的健康心理十项标准，如今仍被广泛应用。

①有充分的安全感；

②充分了解自己，并能对自己的能力做恰当的估计；

③生活目标、理想切合实际；

④与现实环境保持接触；

⑤能保持个性的完整和谐；

⑥具有从经验中学习的能力；

⑦能保持良好的人际关系；

⑧适度的情绪发泄与控制；

⑨在不违背集体意志的前提下有限度地发挥个性；

⑩在不违背社会道德规范的情况下能适当满足个人基本需要。

当然，如果按照这十条标准来衡量所有人，没有几个人可以完全达到。并不是说需要满足所有的标准才算心理健康，而是越靠近这十项标准心理状态越健康。心理健康标准是一种主观且理想的标准，亚伯拉罕·哈罗德·马斯洛、米特尔曼修订的标准为我们指明了努力的方向，为心理健康的发展奠定了基础。

我国著名心理学专家肖汉仕认为心理健康包括四种状态，并认为人的心理健康状态是一个多阶段的连续变化状态。人的心理健康状态大体可以划分为疾病状态、亚健康状态、健康状态、良好状态。大部分人将心理健康简单地划分为心理疾病与心理健康两种状态，误以为只要暂时没有严重的心理疾病就是心理健康。其实，其中疾病状态一般指患有严重的人格障碍、神经症、精神病等精神心理疾病。亚健康状态指介于健康与病态之间，一般表现为偶尔陷入情绪困扰、存在较大心理压力、存在性格缺陷或者有心理疾病倾向但尚未严重到疾病状态。

心理健康状态是指认知合理、情绪适当、行为适应、人际和谐、适应变化的状态。良好心理状态是高于心理健康的理想心理状态，即不仅心理健康，而且心理素质好，内心幸福，社会适应良好。可见，良好心理状态具有四个标志：心理健康、心理素质好、内心幸福、社会适应。其中心理健康是良好心态的基本要求；拥有良好心理素质是维护心理健康的基础和可持续的条件；内心幸福是人的本性追求和良好心态的内在标志；社会适应是顺利社会化的表现。人的心理追求会随着社会发展及自身素质的提高而不断提升。自我健心就是指自我促使心理状态向更加健康直至良好状态发展的实践。

2. 心理状态评定

目前心理评估量表针对不同的人群心理状态有不同的量表。有从不同的角度划分的，如从不同的年龄层、不同的心理状态、不同的社会角色、不同的职业等来划分。对绝大部分人群来说，最适用的是心理健康自评表。这类表也有好几种，如自测健康评定量表（SRHMS）、症状自评量表（SCL-90）等。

（1）自测健康评定量表（SRHMS）　自测健康是个体对其健康状况的主观评价和期望。SRHMS 自评量表见表 9-1，顺应 WHO 对健康的定义，由生理、心理和社会适应能力健康三个评定子量表组成，用于 14 岁以上各类人群（尤其是普通人群）的健康测量，也可用于临床医疗的效果评价和社区卫生保健服务。它从定量的角度，较为直观、全面、准确地反映个体的健康状况，且易于管理和操作。SRHMS 适合于我国国情和文化背景，该量表克服了以往自测健康测量的不足，是健康测量的一个有效手段。

表 9-1　自测健康评定量表（SRHMS）

1. 您的视力怎么样？	15. 您步行半里路有困难吗？
2. 您的听力怎么样？	16. 您步行三里路有困难吗？
3. 您的食欲怎么样？	17. 您参加能量消耗较大的活动（如剧烈的体育锻炼、田间体力劳动、搬重物移动等）有困难吗？
4. 您的胃肠部经常不适（如腹胀、拉肚子、便秘等）吗？	18. 与您的同龄人相比，从总体上说，您认为自己的身体健康状况如何？
5. 您容易感到累吗？	19. 您对未来乐观吗？
6. 您的睡眠怎么样？	20. 您对目前的生活状况满意吗？
7. 您的身体有不同程度的疼痛吗？	21. 您对自己有信心吗？
8. 您自己穿衣服有困难吗？	22. 您对自己的日常生活环境感到安全吗？
9. 您自己梳理有困难吗？	23. 您有幸福的感觉吗？
10. 您承担日常的家务劳动有困难吗？	24. 您感到精神紧张吗？
11. 您能独自上街购买一般物品吗？	25. 您感到心情不好、情绪低落吗？
12. 您自己吃饭有困难吗？	26. 您会毫无理由地感到害怕吗？
13. 您弯腰、屈膝有困难吗？	27. 您对做过的事情经反复确认才放心吗？
14. 您上下楼梯（至少一层楼梯）有困难吗？	

续表

28. 与别人在一起时，您也感到孤独吗？	40. 您有可以与您分享快乐和忧伤的朋友吗？
29. 您感到坐立不安、心神不定吗？	41. 您与您的朋友或亲戚在一起谈论问题吗？
30. 您感到空虚无聊或活着没有什么意义吗？	42. 您与亲朋好友经常保持联系（如互相探望、电话问候、通信等）吗？
31. 您的记忆力怎么样？	
32. 您容易集中精力去做一件事吗？	43. 您经常参加一些社会、集体活动（如党团、工会、学生会、宗教、朋友聚会、体育比赛、文娱等）吗？
33. 您思考问题或处理问题的能力怎么样？	
34. 从总体上说，您认为自己的心理健康状况如何？	44. 在您需要帮助的时候，您在很大程度能够依靠家庭吗？
35. 对于在生活、学习和工作中发生在自己身上的不愉快的事情，您能够妥善地处理好吗？	45. 在您需要帮助的时候，您在很大程度能够依靠朋友吗？
36. 您能够较快地适应新的生活、学习和工作环境吗？	46. 在您遇到困难时，您主动地去寻求他人的帮助吗？
37. 您如何评价自己在工作、学习和生活中担当的角色？	47. 与您的同龄人相比，从总体上说，您认为您的社会功能（如人际关系、社会交往等）如何？
38. 您的家庭生活和睦吗？	48. 与您的同龄人相比，从总体上说，您认为您的健康状况如何？
39. 与您关系密切的同事、同学、邻居、亲戚或伙伴多吗？	

注：48 个问题都是指过去四周内的有关情况。每个问题以 0～10 为区间。例如，您的睡眠怎么样？0 表示睡眠非常差；10 表示睡眠非常好；在 0～10 间越靠近 0 表明睡眠越差，越靠近 10 表明睡眠越好。

SRHMS 的得分高低能够直接反映健康状况的好坏，得分高说明健康状况好，例如，条目 7 得分高，说明身体疼痛轻；日常生活功能维度得分高，说明身体完成日常生活功能越强。各维度、子量表和总量表的评分结果可以与常模进行比较，解释不同评分值的实际意义。

自测健康是个体对其健康状况的主观评价和期望，经过多年的充实和完善，自测健康已成为国际上比较通用的健康测量方法之一。

（2）症状自评量表（SCL-90）　症状自评量表 SCL-90（表 9-2）是世界上最著名的心理健康测试量表之一，由德若伽提斯（L. R. Derogatis）于 1975 年编制，是当前使用最为广泛的精神障碍和心理疾病门诊检查量表，适用对象为 16 岁以上的人群。该量表共有 90 项症状清单（symptom checklist 90，SCL-90），又称症状自评量表（self-reporting inventory），包含较广泛的精神病症状学内容，感觉、情感、思维、意识、行为直至生活习惯、人际关系、饮食睡眠等均有涉及，并采用 10 个因子分别反映 10 个方面的心理症状情况。每项症状可以按照"无、轻度、中度、偏重和严重"五个级别评分。无：自觉无该项症状或问题，记 1 分；轻度：自觉有该项症状，但对受检者并无实际影响或影响轻微，记 2 分；中度：自觉有该项症状，对受检者有一定影响，记 3 分；偏重：自觉常有该项症状，对受检者有相当程度的影响，记 4 分；严重：自觉该症状的频度和强度都十分严重，对受检者的影响严重，记 5 分。量表作者未提出分界值，按全国常模结果，总分超过 160 分，或阳性项目数超过 43 项，或任一因子分超过 2 分，需考虑筛选阳性，需进一步检查。

表 9-2　症状自评量表（SCL-90）

1. 头痛	24. 自己不能控制地大发脾气
2. 神经过敏，心中不踏实	25. 怕单独出门
3. 头脑中有不必要的想法或字句盘旋	26. 经常责怪自己
4. 头晕或晕倒	27. 腰痛
5. 对异性的兴趣减退	28. 感到难以完成任务
6. 对旁人责备求全	29. 感到孤独
7. 感到别人能控制您的思想	30. 感到苦闷
8. 责怪别人制造麻烦	31. 过分担忧
9. 忘性大	32. 对事物不感兴趣
10. 担心自己的衣饰整齐及仪态的端正	33. 感到害怕
11. 容易烦恼和激动	34. 您的感情容易受到伤害
12. 胸痛	35. 旁人能知道您的私下想法
13. 害怕空旷的场所或街道	36. 感到别人不理解您、不同情您
14. 感到自己的精力下降，活动减慢	37. 感到人们对您不友好，不喜欢您
15. 想结束自己的生命	38. 做事必须做得很慢以保证做得正确
16. 听到旁人听不到的声音	39. 心跳得很厉害
17. 发抖	40. 恶心或胃部不舒服
18. 感到大多数人都不可信任	41. 感到比不上他人
19. 胃口不好	42. 肌肉酸痛
20. 容易哭泣	43. 感到有人在监视您、谈论您
21. 同异性相处时感到害羞不自在	44. 难以入睡
22. 感到受骗，中了圈套或有人想抓住您	45. 做事必须反复检查
23. 无缘无故地突然感到害怕	46. 难以作出决定

续表

47. 怕乘电车、公共汽车、地铁或火车	69. 感到对别人神经过敏
48. 呼吸有困难	70. 在商店或电影院等人多的地方感到不自在
49. 一阵阵发冷或发热	71. 感到做任何事情都很困难
50. 因为感到害怕而避开某些东西、场合或活动	72. 一阵阵恐惧或惊恐
51. 脑子变空了	73. 感到公共场合吃东西很不舒服
52. 身体发麻或刺痛	74. 经常与人争论
53. 喉咙有梗塞感	75. 单独一人时神经很紧张
54. 感到前途没有希望	76. 别人对您的成绩没有做出恰当的评价
55. 不能集中注意力	77. 即使和别人在一起也感到孤单
56. 感到身体的某一部分软弱无力	78. 感到坐立不安心神不定
57. 感到紧张或容易紧张	79. 感到自己没有什么价值
58. 感到手或脚发重	80. 感到熟悉的东西变成陌生或不像是真的
59. 想到死亡的事	81. 大叫或摔东西
60. 吃得太多	82. 害怕会在公共场合晕倒
61. 当别人看着您或谈论您时感到不自在	83. 感到别人想占您的便宜
62. 有一些不属于您自己的想法	84. 为一些有关性的想法而很苦恼
63. 有想打人或伤害他人的冲动	85. 您认为应该因为自己的过错而受到惩罚
64. 醒得太早	86. 感到要很快把事情做完
65. 必须反复洗手、点数	87. 感到自己的身体有严重问题
66. 睡得不稳不深	88. 从未感到和其他人很亲近
67. 有想摔坏或破坏东西的想法	89. 感到自己有罪
68. 有一些别人没有的想法	90. 感到自己的脑子有毛病

（三）社会适应良好和道德健康

1. 社会适应

社会适应是指个体和群体通过调整自己的行为，适应所处社会环境的过程。社会适应能力意为个体在社会上生存和发展的能力，而每一个体若想在自然和人类社会组织中更好地生存和发展，就要面对各种挫折与困境，迎接各种困难和挑战，而这些均要求个体具有健康的身体和心理状态。

社会适应良好这一定义并没有明确的恒定标准。在个体与各种环境因素连续而不断改变的相互作用过程中，人也会根据自身的需求，结合自身的经历，在有意识或无意识的情况中调整改变自己。

2. 道德

道德是社会意识形态之一，是人们共同生活及其行为的准则和规范。道德通过社会的或一定阶级的舆论对社会生活起约束作用。道德良好是作为一名健康人的基本素质。

2019年国务院颁布的《新时代公民道德建设实施纲要》提出"在全民族牢固树立中国特色社会主义共同理想，在全社会大力弘扬社会主义核心价值观，积极倡导富强民主文明和谐、自由平等公正法治、爱国敬业诚信友善，全面推进社会公德、职业道德、家庭美德、个人品德建设，持续强化教育引导、实践养成、制度保障，不断提升公民道德素质，促进人的全面发展，培养和造就担当民族复兴大任的时代新人。"而作为医务人员，应该具备的思想品质之一就是医德。医德是一种职业道德，是调整医务人员与患者、医务人员之间以及与社会之间关系的行为准则。

第二节 传统医学对健康的评价

一、概述

传统医学源远流长，有着几千年的发展历史，并且逐渐独立发展起来的多种医疗知识体系。传统医学有别于现代医学的主流体系部分，它因各国、各民族之间的文化、地域的差异，各自发展出了一套具有自己民族特色的，且基本上各自独立的医学体系，其中包括中国传统医学、印度传统医学、古希腊医学、古埃及医学等。

在2000年WHO将传统医学定义为在维护健康以及预防、诊断、改善或治疗身心疾病方面使用的各种以不同文化所特有的理论、信仰和经验为基础的知识、技能和实践的总和。在一些国家，"补充医学"或"替代医学"与"传统医学"交叉使用，所谓补充或替代医学指的是并非该国自身传统固有，并且尚未被纳入主流卫生保健体系的一套广泛的卫生保健手段或方法。

中华文明是人类历史上唯一的绵延五千多年而未曾中断的文明，有着深远的历史渊源和深厚的文化底蕴。而中国传统医学就是在此环境中逐步诞生的，是中华民族在过往长期的医疗、生活实践经验中，不断积累、反复总结而逐渐形成的具有独特的医学体系。中国传统医学也是以维护健康、预防、诊断、改善或治疗身心疾病为目的的医学。健康是人类的永恒追求，在历史长河中，不同国家和民族都形成了各具特色、各有优长的健康观和传统医学。健康这一概念在中华民族发展的历史中，也在不断变化。

中国传统医学源远流长，它的理论和方法起源很早。先秦时期，《周礼》就已经将医生做了分类，分别是疾医、疡医、食医和兽医。到了公元前五世纪，著名医家扁鹊就以"切脉、望色、听声、写形"等为人诊病。后来逐渐有了《黄帝内经》《难经》，为中医诊断理论、诊脉奠定了基础。公元三世纪初，东汉医学家张仲景所著的《伤寒杂病论》作出了诊病、辨证、论治的规范，并被沿用至今。西晋王叔和所著的《脉经》、隋代巢元方的《诸病源候论》、唐代孙思邈所著的《备急千金要方·大医精诚》、明代医药学家李时珍所著的《濒湖脉学》等，这些著作都为中医的发展做出了巨大贡献，这些人物为中医体系的进步与完善付出了他们毕生的心血。

中医学，是以中医药理论与实践经验为主体，研究人类生命活动中健康与疾病转化规律及其预防、诊断、治疗、康复、保健的一门综合学科。中医通过望、闻、问、切，探求病因、病性、病位，分析病机及人体的五脏六腑、经络、气血、津液的变化，判断邪正的消长，归纳出证型。治疗原则是辨证论治，制定"汗、吐、下和、温、清、补、消"等治法，使用中药、针灸、推拿、按摩、拔罐和食疗等多种治疗手段，使人体达到阴阳调和而康复。

二、中医对健康评价的方式

中医里认为人身心健康的状态为人体脏腑、气血、阴阳协调，能适应社会、自然环境的变化，若是内外环境不能维持动态平衡，便可能发生疾病。中医里将人视为一个整体，认为在健康评估和疾病诊断中，不仅得观察局部，还要结合外在环境进行判断，如自然环境、社会环境等。中医诊断的基本原则包括：整体审察、四诊合参、病证结合。

1. 整体审察

一般是通过观察身体的体表体征，参考患者的外环境因素，如饮食、睡眠、家庭、天气、病史等因素，结合考虑辨判，再从病情的整体分析判断。

2. 四诊合参

四诊包括望、闻、问、切四个诊法。这四种诊法可从不同的角度了解患者的情况，可更局部地了解症状，也可从整体判断症状，四者可相互参照、补充，不可被相互替代。

（1）望诊　可分为整体望诊和局部望诊。整体望诊可从神气、色泽、形体、姿态四个方面初步判断身体状况；局部望诊可从头面、五官、颈项、躯体、四肢、二阴、皮肤、舌苔这些方面进行。若为小儿还需望指纹和排出物。

（2）闻诊　是通过听和嗅来收集病情资料。听声音可分为正常声音和病变声音。正常声音也就是我们正常生理状态下发出的呼吸声、说话声的语气语调等。病变声音包括患者非常态的说话声、语言表达异常、咳嗽、嗳气等。嗅气味是指患者及其分泌物、排泄物的气味，如痰、二便、口气、体气等。

（3）问诊　因其获取的信息更加准确、全面，所以在四诊中尤为重要。问诊时应注意语气语态，避免诱导式发问，围绕主症提问，注意提问时的系统性及完整性。问诊内容包括且不限于既往史、家族史、个人生活史以及各种症状、体征的询问。

（4）切诊　切指接触、靠近、按压，主要包括脉诊与按诊。脉诊是指靠对身体的某些部位的动脉搏动来辨证，人的血脉贯通气血经脉、五脏六腑，其功能、变化均可反映在脉象上；按诊是指直接按压和触碰患者身体某些部位，按诊手法有触、摸、按、叩四种。可在前三诊的基础上更加明确病变的部位、性质及程度，尤其对腹部疾病的辨证有着重要作用。

3. 病证结合

病证结合是在辨病的基础上进行辨证。在中医学中，"病"与"证"是密切相关但却不同的概念。病是对疾病发生发展全过程的特点所做的概括，是疾病的基本病理变化；证则是对疾病所处阶段的病位、病性等所做的结论，是此阶段机体反应状态的病理变化。由于"病"与"证"对疾病本质反映的侧重面有所不同，所以中医学强调要"辨病"与"辨证"相结合，有利于对疾病本质的全面认识。

📝 **思考题**

在影响健康的相关指标和对健康评价的方式方面，现代医学和传统中医有何异同？

卫生统计指标-
居民健康状况

第十章
营养与健康的关系

学习目标

掌握营养在机体健康中发挥作用，尤其是蛋白质、脂类与脂肪酸、碳水化合物、微量元素及矿物质与健康的关系。

第一节　营养的重要性

人体为了维持生命和健康，必须从食物中获取必需的营养物质，这些营养物质包括蛋白质、脂类、碳水化合物、维生素、矿物质和水等六大类。在欠发达国家常因没有足够的食物满足营养素的基本需要量而引起营养不良、营养不足和营养缺乏，如缺铁性贫血、维生素 A 缺乏、维生素 D 缺乏、碘缺乏、钙缺乏等。而在生活水平较高的地区，常因营养不平衡和营养过剩而引起"富贵病"，如高血压、冠心病、动脉硬化和糖尿病等。

（一）营养是维持人体组织的构成及生理结构功能的基础

营养素是人体的物质基础，任何组织都是由营养素构成的，因此人体的生长发育、组织修复、延缓衰老都与营养状况有关。从胎儿期起，营养素对组织器官的正常发育尤为重要，孕妇的营养状况直接关系到胎儿发育；而胎儿的发育不良又会影响到成年期慢性疾病的发生。在成年期，细胞也是不断更替，需要正常的营养素供给。即使到老年期，营养状况依然会对身体产生重大影响。合理营养可以起到保持健康、延缓衰老的作用。生命活动过程中不断从外界环境中摄取食物，从中获得人体必需的营养物质，其中包括蛋白质、脂类和碳水化合物。这三大营养素经消化转变成可吸收的小分子营养物质进入血液循环。这些被吸收的小分子营养物质在细胞内合成代谢构成机体组成成分，同时经过分解代谢形成代谢产物并释放出能量供生命活动过程使用。各种组织和器官正常功能有赖于营养素通过神经系统、激素、酶来调节，特别是脑功能、心血管功能、肝肾功能、免疫功能。

（二）营养能维持人体身心健康

营养素不仅构建神经系统的组织形态，而且直接影响各项神经功能的形成。儿童表现为智力的发育，而成人则表现为应激适应能力和对恶劣环境的耐受能力。在社会竞争激烈的今天，保持生理健康尤为重要。心理因素不仅影响食物的消化、吸收，而且还会诱发器质性病变。

（三）营养能促进优生

营养是影响优生优育的重要因素，怀孕初期，孕妇就应注意到先天性营养对婴儿体质及智力的影响。世界上有些地区，孕妇的饮食缺乏营养，导致胎儿畸形、流产、早产，如孕妇的饮食中缺乏叶酸则引起胎儿神经管畸形（如脊柱裂、无脑胎）；饮食中缺乏维生素 B_{12} 则会产生胎儿脑水肿现象。

（四）营养能促进健康长寿

人体的衰老是自然界的必然过程，长生不老的秘方虽然没有，但如注意摄取均衡营养，则完全可以延缓衰老，达到健康长寿的目的。身体到了中老年期，机体逐渐衰老，生理机能发生衰退，需要有针对地补充营养，多吃蔬菜、水果等清淡食物，避免热量、动物脂肪的过多摄入，预防高血压、心脏血管疾病、糖尿病等疾病的发生和复发，以达到延年益寿的目的。

（五）营养能预防疾病

营养素的缺乏或过量都会引发疾病。营养素缺乏可能是摄入不足的原发性的，也可能是其他原因引起的继发性的。营养素缺乏可引起各种不适的症状，还可能诱发其他并发症，如世界卫生组织公布的蛋白质能量不足、维生素 A 缺乏、缺钙和缺铁性贫血四大营养缺乏症，维生素 A 缺乏可导致夜盲症，缺钙可导致佝偻病和骨质疏松症等。此外，营养素过量也可能引起各种不适的症状，如中毒、许多慢性非传染病等。肥胖是营养过剩的普遍表现，而肥胖又会增加糖尿病、高血压、高血脂、癌症和心血管病等慢性病的发生率。

第二节　营养素与人体健康的关系

　　食物是健康的物质基础，只有遵循营养学基本原理，合理营养，平衡膳食，科学安排日常饮食，才能健康。随着社会的发展和人民生活水平的不断提高，人们对饮食营养与健康越来越重视，饮食与人们的生命息息相关，自古以来就有"民以食为天"的说法，人们天天饮食，合理的膳食搭配是非常重要的，不合理的膳食搭配会造成某些疾病，如肥胖症、高血压、糖尿病、心血管疾病等，只有合理的膳食营养搭配才能延年益寿，促进健康，保证体内外的平衡，维持正常的生长发育。

（一）蛋白质的营养与健康

　　蛋白质是人体生命的物质基础，是人体组织器官的主要"建筑材料"，科学家们断言："没有蛋白质的地方就没有生命"。蛋白质是占人体干重最多的高分子有机化合物。蛋白质是构成机体和修复组织的主要物质，人体的神经、肌肉、内脏、血液和骨骼，甚至指甲和头发无不含蛋白质，身体的生长发育，衰老组织的更新，损伤后组织的修复都离不开蛋白质，因此每天必须摄入一定量的蛋白质，以保证体内蛋白质处于合成与分解的动态平衡过程；蛋白质是体内酶和激素的主要原料，机体的新陈代谢是通过无数种化学反应来实现的，而这些反应需要通过各种酶催化，酶是蛋白质，参与机体内各项生命活动，如肌肉收缩、血液循环、呼吸、消化、神经传导、能量转换、信息加工、遗传、生长发育及繁殖等活动；蛋白质能增强机体免疫能力，当机体受到外界某些有害因素侵袭后，机体能产生一种相应的抗体并与其进行特异性反应以消除它对正常机体的影响，抗体有许多种，都是免疫球蛋白，这些球蛋白可提高人体的抵抗力；供给能量，每 1g 蛋白质可释放 16.7kJ 热能，人体每天所需的热能 10%~15% 来自蛋白质；蛋白质能够维护皮肤的弹性，胶原蛋白是人体结缔组织的组成成分，能主动参与细胞的迁移、分化和增殖，具有连接与营养功能，又有支持、保护作用，若长期缺乏蛋白质会导致皮肤生理功能减退，使皮肤失去光泽，出现皱纹，弹性降低。

（二）脂类与脂肪酸的营养与健康

1. 脂类是中性脂肪和类脂的总称

　　脂类是人体内产热量最高的物质，每 1g 脂类的产生量是同等数量碳水化合物与蛋白质的 2 倍多，因为含有很高的热量，不仅人类能够赖以生存，有些动物甚至靠它们进入冬眠状态，如熊类在入冬之前大量捕食高脂类食物，整个冬季靠消耗体内脂肪来度过。脂类中的脂肪是构成人体各种细胞的主要成分之一，脂类中的磷脂、胆固醇及不饱和脂肪酸还是构成脑和神经细胞的主要成分之一。中性脂肪主要为油和脂肪，通常是一分子的甘油和三分子的脂肪酸组成的甘油三酯。类脂是一类性质类似于油脂的物质，包括磷脂（磷脂酰胆碱、脑磷脂）、糖脂（神经节苷脂、脑苷脂类）、脂蛋白（乳糜微粒、高密度脂蛋白、低密度脂蛋白）、胆固醇等，类脂中的固醇主要有胆固醇、麦角固醇、皮质醇、胆酸、维生素D、雄激素和孕激素等。

2. 脂类能够供给和储存热能、维持体温

氧化1g脂肪释放的能量约为38.9kJ，比蛋白质和碳水化合物都多，正常健康人总热量17%～30%来自脂肪，由于脂肪富含热能，所以是一种比较浓缩的食物，可缩小食物体积，减轻胃肠负担，这是人类在进化过程中选择脂肪作为自身能量贮备形式的重要原因。皮下脂肪不易导热，有助于维持恒定的体温，这就是比较胖的人不怕寒而怕热的缘故。

3. 脂肪是构成机体组织细胞的成分

脂肪在人体内占体重的10%～14%，类脂中的磷脂、胆固醇与蛋白质结合成脂蛋白，构成了细胞的各种膜，如细胞膜、核膜、内质网、线粒体等，也是构成脑组织和神经组织的主要成分。胆固醇在体内可转化为胆汁酸盐、维生素D_3、肾上腺皮质激素及性激素等多种有重要生理功能的类固醇化合物。

4. 脂类能够供给必需脂肪酸

脂肪是器官、关节和神经组织的隔离层，并可作为填充衬垫，避免各组织相互间机械摩擦，对重要器官起保护和固定作用。脂肪在皮下适量储存，可滋润皮肤，增加皮肤的弹性，充盈营养物质，延缓皮肤的衰老。

5. 脂类能够提高膳食的饱腹感

糖类在胃中迅速排空，蛋白质排空较慢，脂类在胃中停留时间较长，一次进食含50g脂肪的高脂膳食，需4～6h才能从胃中排空，因而使人有高度饱腹感。烹调食物时加入脂肪，可以改善食品的味道，增进食欲。

6. 脂类能保证体征发育

脂肪对女性生理有着特殊的意义，少女体内脂肪含量的多少，决定了女性第二体征的发育，决定了月经初潮的时间，决定了女性"十八变"的迟早与优劣。

7. 活性脂又称功能性脂类

它们除了能供给机体能量，参与机体细胞、组织构成外，更重要的是它们在机体内具有多种生物活性，对机体的健康具有重要的影响。目前研究较多的有胆固醇、磷脂及多不饱和脂肪酸等。

（1）胆固醇　人体中约1/4的胆固醇存在于脑和神经细胞中，这类脂质在人体中的作用有以下4个方面。①合成固醇类激素的主要原料，人的性激素、肾上腺皮质激素的合成离不开胆固醇；②合成维生素D的原料，胆固醇在紫外线照射下，能转变成维生素D，而维生素 D 又能促进钙、磷的吸收，从而促进青少年的骨骼发育，有利于健康成长；③胆固醇能减少癌症的发病率；④胆固醇也是合成胆汁酸的原料，胆汁主要参与消化脂肪，如果胆固醇摄入过少，势必影响胆汁酸的合成，从而造成消化不良。胆固醇过多对人体的危害是严重的，血液中胆固醇过多，就易患高脂血症，血脂过高使脂质代谢紊乱，多余的胆素沉积在血管壁上，日积月累，血管壁即可发生内膜增生、变性、管壁硬化，出现斑块，失去弹性及收缩力，甚至引起管腔狭小、闭塞，心肌缺血，供氧不足，心绞痛，心肌梗死等严重疾病。

（2）磷脂　磷脂是含有磷酸根的类脂化合物，是构成生物膜的重要组成成分；磷脂具有传导神经、提高大脑活力的生理作用，食物中的磷脂被机体消化吸收后释放出胆碱，随血液循环送至大脑，与醋酸反应可生成神经递质乙酰胆碱；磷脂能够促进脂肪代谢，降低脂肪肝发生概率，磷脂中丰富的胆碱对脂肪有亲和力，可促进脂肪以磷脂作为载体由肝脏通过血液输送出去，防止脂肪在肝脏中的异常积累而形成脂肪肝；磷脂能够降低血清胆固醇，改善血液循环，预防心血管疾病的发生，磷脂特别是磷脂酰胆碱具有良好的乳化特性，能防止胆固醇在血管壁的沉积并清除部分沉积物，同时改善脂肪的吸收和利用，降低血液黏度，促进血液循环，延长红细胞生存时间并增强造血功能，因此磷脂被营养学家称为"血管清道夫"；磷脂还能改善糖尿病，机体内磷脂不足会使胰腺机能下降，无法分泌充足的胰岛素，不能有效地将血液中的葡萄糖运送到细胞中，这是导致糖尿病的基本原因之一。

（3）多不饱和脂肪酸　多不饱和脂肪酸具有降低血脂的功能，可以减少肝脏对极低密度脂蛋白的合成，阻止高糖所致的高甘油三酯的合成，从而降低血液中中性脂肪和胆固醇的含量，对高血压、冠心病等心血管疾病有一定疗效；能抗血小板聚集，脂肪酸在代谢中能形成活性物质 PGI3，使血小板聚集能力减弱，并有扩张血管作用，可阻止血小板与动脉壁相互作用，防止动脉粥样硬化，延缓血栓形成；脂肪酸对人体中产生的助长炎症发生的代谢产物具有竞争性抑制作用，因此能起到抗炎、调节免疫力的作用；脂肪酸与大脑的功能，尤其是信息传递、行为、学习与视力有密切的关系，脂肪酸在一定程度上可以抑制脑的老化，特别是对于婴幼儿、青少年学生，其能促进大脑神经系统发育，提高记忆力。

（三）碳水化合物的营养与健康

糖类又称碳水化合物，它主要由植物光合作用合成，由 C、H、O 元素组成，基本结构为 $C_m(H_2O)_n$。根据分子结构可以分为单糖、双糖和多糖，食物中的单糖主要是葡萄糖和果糖，双糖有蔗糖与乳糖，多糖主要是淀粉。

1. 碳水化合物是机体主要物质的组成成分

人体内的糖蛋白、核糖、糖脂等都有糖参与组成。糖蛋白是细胞膜的成分之一，核糖和脱氧核糖分别参与核酸 RNA 和 DNA 的构成，糖脂是构成神经组织和生物膜的主要成分。

2. 糖类是人热能的主要来源

每 1g 碳水化合物可提供 16.7kJ（4kacl）的热能。氧化的最终产物是二氧化碳和水，对机体无害，脑、神经和肺组织将葡萄糖作为唯一的能源物质。

3. 具有抗生酮和保护、节约蛋白质的作用

由于人体所需的能量主要由糖类提供，如果糖类供应充足，不致使脂肪组织在体内大量氧化，产生过多的酮体，引起酮症，也不致使组织蛋白质过度分解，形成负氮平衡。

（四）维生素的营养与健康

维生素是维持人体正常生理功能所必需的一类营养素，与身体健康关系密切，摄入不足往往引起机体病理变化，甚至危及生命，而维生素缺乏症长期以来一直困扰着人类的健康。维生素分为脂溶性维生素，主要有维生素 A、维生素 D、维生素 E 及维生素 F；水溶性维生素，主要有 B 族维生素（维生素 B_1、维生素 B_2、维生素 B_3、维生素 B_6、叶酸和维生素 B_{12}）及维生素 C。类维生素物质包括胆碱、生物类黄酮、肉毒碱、辅酶 Q、硫辛酸等。

1. 维生素 A 和胡萝卜素

维生素 A 又称视黄醇，是人类最早发现的维生素，只存在于少数动物源性食物中，如动物肝脏、蛋黄和某些水产品。胡萝卜素是一类食物中的天然色素，主要存在于植物体中，为维生素 A 的前体，在动物体内可转化为维生素 A，具有维生素 A 的生物活性。维生素 A 能够保持正常视觉，保持上皮细胞组织的完整和健全，增强机体免疫力，清除自由基，促进生长发育，增强生殖力和防治癌症等。维生素 A 缺乏会造成视觉系统症状，如夜盲、眼干燥症、角膜软化症等，皮肤干燥症状等，此外，维生素 A 缺乏还能影响发育，使儿童生长迟缓，影响神经系统发育等。

2. 维生素 D

维生素 D 是类固醇的衍生物，能够促进钙、磷的吸收，维持正常血钙水平和磷酸盐水平，促进骨骼与牙齿的生长发育，促进皮肤新陈代谢，增强对湿疹、疥疮的抵抗力。长期缺乏维生素 D 造成儿童佝偻病、成人的软骨病及骨质疏松症等。

3. 维生素 E

维生素 E 又称生育酚，是一种强抗氧化剂，具有抗氧化、清除自由基、抗衰老、美容的作用，还能够促进肌肉生长发育、治疗贫血、抑制肿瘤、防治心脑血管疾病等。维生素 E 缺乏可引起生殖系统、神经系统和循环系统、肝脏和消化道及脂肪组织发生变化。

4. 维生素 K

维生素 K 又称凝血维生素，是一种与血液凝固有关的维生素，具有促进血液凝固，防治骨质疏松症等生理作用。

5. 维生素 C

维生素 C 具有酸性和强还原性，能够促进胶原生物合成，有利于组织创伤的愈合，促进生物氧化还原过程，保护细胞膜的完整性，改善铁、钙和叶酸的利用，促进类固醇的代谢，阻断亚硝胺的形成和自由基清除剂的生理功能。此外，维生素 C 还能防止动脉硬化，通过抗氧化抑制炎症，预防感冒，改善大脑功能并提升智力。维生素 C 的缺乏使羟脯氨酸和赖氨酸的羟基化过程不能顺利进行，胶原蛋白合成受阻，引起坏血病的发生。坏血病的主要症状是出血、关节血性渗出和关节软骨的改变，缺乏维生素 C 会感到全身乏力、食欲减退，容易出血，小儿会出现生长迟缓、烦躁和消化不良，逐渐出现牙龈萎缩、浮肿、出血，由于血管脆性增加，全身出现血点，人体轻微的损伤就可导致皮下大青肿，严重时会引起体内大量出血甚至死亡。

6. B 族维生素

B 族维生素包括维生素 B_1（硫胺素）、维生素 B_2（核黄素）、维生素 B_3、维生素 B_6、叶酸、维生素 B_{12}（氰钴胺素）、泛酸和生物素等十余种，广泛存在于谷物、蔬菜及肉类中。B 族维生素缺乏主要表现在消化系统上，如维生素 B_1 缺乏会影响胃肠神经，使肠蠕动减弱，消化吸收能力下降，从而引起食欲下降和便秘；维生素 B_2 缺乏会引起口角炎、唇炎、舌面肿胀，出现红斑、溃疡和疼痛等；烟酸缺乏会导致消化能力减退，出现恶心、呕吐、腹痛、腹泻及口腔炎等；维生素 B_{12} 缺乏可引起厌食。B 族维生素缺乏另一个重要表现是皮肤损害，特别是维生素 B_2 和烟酸缺乏症更为常见，维生素 B_2 缺乏时，常于皮肤褶皱、皮脂腺分泌旺盛部位出现皮炎，表现为皮质增多、轻度红斑、脱屑等。烟酸缺乏所引起的皮炎多为对称性，分布于躯干暴露和易受损的部位。维生素 B_6 缺乏也有类似的表现。临床上，很少见到单一的 B 族维生素缺乏，往往是一种主要缺乏同时伴有其他 B 族维生素缺乏，如维生素 B_1 缺乏常伴随维生素 B_2、维生素 B_6 或烟酸缺乏。

（1）维生素 B_1　维生素 B_1 长期摄入不足而引起的营养不良性疾病称为脚气病，多发生在以精白米面为主食的地区。这种脚气病并不是因真菌感染而引起的脚癣，而是一种全身性的疾病，常伴有心悸、气促、心动过速和水肿的循环系统症状以及头疼、失眠、不安、易怒和健忘等神经系统症状。

（2）维生素 B_2　是机体许多重要辅酶的组织成分。这些辅酶与特定的蛋白质结合，形成黄素蛋白，它是机体生物组织氧化呼吸过程中不可缺少的物质，其次还有维护皮肤健康及防止末梢神经炎作用。维生素 B_2 严重缺乏时主要有眼部症状，可能会出现视力模糊、怕光、流泪、视力疲劳、角膜周围充血起小泡等症状；皮肤常出现脂溢性皮炎等皮肤病，口腔部易引起唇炎及口角炎等临床症状。

（3）维生素 B_5（烟酸）　烟酸是组织中重要的递氢体，在体内可以以烟酰胺的形式存在，参与糖酵解、脂肪酸和胆固醇的合成、丙酮酸的代谢、高能磷酸键的形成等一系列重要生理过程。烟酰胺对中枢及交感神经系统有保护作用，烟酸缺乏常有皮肤粗糙，鳞屑状皮脱落等皮肤症状；食欲不振、恶心、呕吐等消化系统症状及全身乏力、谵妄、狂躁甚至痴呆等神经系统症状。癞皮病就是一种烟酸缺乏引起的疾病。

（4）维生素 B_6　维生素 B_6 有吡哆醇、吡哆醛、吡哆胺三种形式，都具有维生素 B_6 的生物活性，为体内多种酶的辅酶成分，参与系列重要的生物转化过程，如氨基酸的转移、脱羧、羟化、脱氢，必需脂肪酸的代谢，以磷酸化酶的辅酶形式参与糖原代谢等。人体维生素 B_6 缺乏可致眼、鼻与口腔周围皮肤脂溢性皮炎，并可扩展至面部、前额、阴囊及会阴等处。

（5）叶酸　叶酸是机体内一碳单位转移辅酶中辅酶成分，参与一碳单位转移，对蛋白质、核酸的合成，各种氨基酸的代谢有重要生理作用。叶酸缺乏导致疾病有巨幼红细胞性贫血（婴儿）、巨红细胞性贫血（孕妇）、胎儿神经管畸形（脊柱裂和无脑畸形）。有研究表明膳食中缺乏叶酸会使血中高半胱氨酸水平升高，易引起动脉硬化，是冠心病的独立危险因素。

（6）维生素 B_{12}　维生素 B_{12} 又称钴胺素，是唯一一种含有金属的维生素，参与体内一碳单位代谢。可以通过增加叶酸的利用率来影响核酸和蛋白质的合成，从而促进红细胞的发育和成熟，促进皮肤的新陈代谢。维生素 B_{12} 缺乏主要引起临床上巨幼细胞贫血、神经脱髓鞘等神经系统损害症状和引起高同型半胱氨酸血症等。

（7）泛酸　泛酸又称遍多酸，广泛存在于自然界，所以称泛酸。泛酸的主要作用是以乙酰辅酶 A（CoA）的形式参与代谢过程，是二碳单位的载体，参与蛋白质、碳水化合物的代谢，参与脂肪酸的合成与降解、胆碱的乙酰化、抗体的合成等重要生理活动。泛酸缺乏会导致机体新陈代谢受损，包括脂肪合成减少和能量产生不足，常影响皮肤、肝、肾和神经系统活动。

（8）生物素　生物素是体内乙酰辅酶 A 的辅基，在脱羧和脱氨过程中起到非常重要的作用，能把 CO_2 由一种化合物转移到另外一种化合物上，在脂肪与糖代谢、蛋白质与核酸合成方面起重要作用，生物素缺乏会引起机体对脂肪和胆固醇合成的干扰，引起脂肪合成降低、高胆固醇血症等。此外，临床上研究显示生物素缺乏者常会出现头发稀少、发色变浅的情况，个别严重者可在 3~6 个月内眉毛、睫毛、头发都脱光，称为"生物素缺乏脸"。

（五）矿物质的营养与健康

矿物质又称无机盐，人体中所有元素，除碳、氢、氧和氮主要以有机化合物的形式存在外，其余各种元素称为矿物质。矿物质可以分为两类，一类是钙、镁、钠、钾和磷，人体对这类矿物质的需要量较大，称为常量元素；另一类是铬、铜、锰、碘、铁、钒、锌等，人体对他们的需要量较小，但在生理上同样重要，称为微量元素。

1. 钙

钙是构成人体骨骼和牙齿的主要成为成分，在维持人体循环、呼吸、神经、内分泌、消化、肌肉组织、骨骼组织、尿液、泌尿等系统的正常生理功能中有重要的调节作用。钙缺乏症是较常见的营养性疾病，主要表现为骨骼的病变。儿童时期生长发育旺盛，对钙需要量较多，如长期摄入不足，并常伴随蛋白质和维生素 D 缺乏，可引起生长迟缓、新骨结构异常、骨钙化不良、骨骼变形，发生佝偻病。妇女绝经以后，由于雌激素分泌减少，表现为骨矿物质含量和骨矿密度降低，骨脆性和骨折危险性增加。摄入充足的钙可防治有关营养缺乏病，但摄入过量的钙也可能产生不良的反应，如增加肾结石的危险性，导致乳-碱综合征等。

2. 磷

磷与钙同时构成骨骼和牙齿的重要成分，还是 DNA 和 RNA 的组成成分，在血液中以磷酸盐的形式存在，在尿液中还能够调节体内的酸碱平衡。

3. 镁

镁是体内酶活力的重要触媒，特别与产生能量的辅酶有关，能帮助钙和钾的吸收。镁缺乏能影响神经和肌肉脉冲的传导，并产生颤抖和过敏。补充镁能防治抑郁、眩晕和肌肉无力。镁能防治妇女的经前综合征，维持正常的身体酸碱度平衡。镁能防止身体软组织钙化，能保护动脉血管内皮层，在骨骼形成和矿物质及碳水化合物的代谢中起着重要的作用，还能与维生素 B_6 一起溶解和减少肾的钙磷结石。镁缺乏能导致失眠、焦虑不安、消化不良和痉挛，加重糖尿病。

4. 钾

钾是维持神经系统健康和心脏节律正常的重要矿物质，维持碳水化合物、蛋白质的正常代谢，维持细胞内正常渗透压，维持神经肌肉的应激性和正常功能，维持心肌的正常功能，维持细胞内外正常的酸碱平衡和电离平衡及降低血压等。人体内钾总量减少可引起神经、肌肉、消化、心血管和中枢神经等系统发生功能性或病理性改变，主要表现为肌无力及瘫痪、心律失常、横纹肌溶解症及肾功能障碍等。

5. 钠

钠是维持体内水平衡和血液酸碱度的必需矿物质，对维持胃、肌肉与神经功能也是必需的。钠离子能够调节体内水分、维持酸碱平衡、维持血压正常、增强神经肌肉的兴奋性。钠的缺乏在早期症状不明显，如血钠过低、渗透压下降、细胞肿胀。当失钠达 0.75～1.2g/kg 体重时，可出现恶心、呕吐、视力模糊、肌肉痉挛、血压下降、休克、外周循环衰竭等重症。

6. 铁

铁是人体最重要的微量元素之一，铁缺乏是我国主要的营养缺乏病之一。人体 75% 的铁是储存在血液的血红蛋白中，4% 储存于肌球蛋白中，20% 以铁蛋白和含铁血黄素的形式储存于肝脏、脾脏与骨骼中，不到 0.5% 的铁存在于大量的氧化酶中，包括线粒体、细胞色素与黄素蛋白。肌球蛋白、线粒体、细胞色素等都与能量传递有关，因此缺铁性贫血会影响生理活动的减退。缺铁主要造成贫血，使青少年行为和智力发育受影响，免疫和抗感染能力降低，体温调节失衡，孕妇妊娠早期缺铁会造成早产、低出生体重儿及胎儿死亡。

7. 铬

美国食品与营养百科全书的作者 Ensminger 认为铬是一种必需的微量元素，一种激素，一种维生素，同时还是一种毒药。铬是葡萄糖耐量因子（GTF）的组成成分，它可促进机体糖代谢的正常进行，促进机体脂肪代谢的正常进行，是核酸类物质的稳定剂和某些酶类的激活剂。

8. 锌

锌是人体 70 多个不同种属酶的组成成分，如碳酸酐酶、胰羧肽酶、乳酸脱氢酶等，还是与消化呼吸有关的酶系统成分，在肺组织呼吸以及蛋白质、脂肪、糖和核酸代谢的调节中有重要作用。缺锌儿童生长发育会受严重影响，如出现侏儒症，生长停滞，矮小，损伤组织愈合困难；锌缺乏对味觉系统有不良影响，导致味觉迟钝，食欲减退；锌能促进性器官正常发育，缺锌会造成性成熟迟缓，性器官发育不良；锌能保护皮肤、骨骼和牙齿的健康，锌缺乏时出现皮肤的干燥、粗糙，影响骨骼和牙齿的正常钙化。

9. 硒

硒广泛分布于体内除脂肪外的组织中，以肝、胰、肾、心、脾和指甲中最多，头发中的硒含量是了解人体硒营养水平的良好指标，人体缺硒可出现脱发、指甲脆、易疲劳和激动等。硒能够抗氧化，保护心血管和心肌的健康，保护视器官的健全功能等。

10. 碘

碘是甲状腺的重要组成成分，缺碘可使甲状腺素分泌减少，新陈代谢率下降。幼年缺乏时，影响生长发育，思维比较迟钝；成年缺乏时，皮肤干燥，毛发零落；孕妇缺碘会使胎儿生长迟缓，造成智力低下或痴呆，甚至发生克汀病（呆小症）。

11. 铜

铜一部分以铜蛋白形式储存于肝脏外，其余或在肝内合成血浆铜蛋白，或在各组织内合成细胞色素氧化酶、过氧化物歧化酶、酪氨酸酶等。铜能够维护正常的造血机能，维持骨骼、皮肤和血管的正常，维护中枢神经系统的健康，保护机体细胞免受氧化物质的损害，保护毛发正常的色素和结构。铜还对胆固醇代谢、心肌细胞氧化代谢、机体防御机能、激素分泌等许多生理、生化和病理生理过程有影响。

12. 氟及氟化物

体内的氟主要存在于骨骼和牙齿中，氟在机体内的主要生理功能是预防龋齿和老年骨质疏松症，能加速伤口愈合，促进铁的吸收。

13. 钼

钼存在于肝脏、肾脏和骨骼中，缺乏会导致口腔与齿龈的病变与肿瘤，老年男性缺乏钼会导致性功能丧失。

14. 锰

锰能促进骨骼的正常生长和发育，锰参与活化硫酸软骨素合成的酶系统，促进骨质的合成。锰能促进机体维持正常的糖代谢和脂肪代谢。锰参与人体蛋白质的代谢，促进蛋白质在人体内的吸收利用。锰还能促进胆固醇在人体内的合成。锰具有激活体内的多糖聚合酶和半乳糖转移酶的作用。此外，锰还能刺激免疫细胞增殖，增强人体的免疫力。锰有抗衰老、抗氧化的作用，人体内有一种超氧歧化酶，它是人体寿命中重要的保护酶，而这种酶必须在锰离子的催化下才能发挥作用。此外，甲状腺素的酶的催化过程也需要锰的参与才能发挥作用。

15. 其他微量元素

钴以维生素 B_{12}（氰钴胺）的特殊形式供给人体，因此钴在人类营养上以维生素 B_{12} 体现；镍可构成镍蛋白及某些金属酶的辅基，有促进胰岛素分泌作用；硅是形成骨、软骨和结缔组织所必需的元素；钒能促进心脏苷对肌肉的作用，增强心肌收缩力；铝能促进细胞色素 C 和琥珀酸脱氢酶的反应。

（六）水的营养与健康

水不仅有营养，而且在人类健康生活中是非常重要的。人体离不开水，一旦失去体内水分的 10%，生理功能即发生严重紊乱；失去 20%，人很快就会死亡。健康人即使不吃食物，只要有水供给，能维持生命一个月，最长能活 59d。相反，如果不供水，只供食物（食物中的水分被除掉），一般 5d 即死亡，最长纪录只活 17d。可见，水比任何营养都重要。

1. 水是机体重要的组成部分

水是人体含量最大和最重要的组成部分，是维持生命、保持体细胞外形，构成各种液体所必需的，年龄越小含水量越高，胎儿体内水分含量为 98%，婴儿体内含水量为体重的75%～80%，成人体内水占体重的 60% 左右。人的体液和血浆中 90% 是水，肌肉中 72% 是水。

2. 水是体温调节剂

人体体温必须保持在 37℃ 左右，上下波动极小，水具有较大比热，机体代谢产生的多余热量，能通过水很快排出体外，如通过出汗等皮肤表面蒸发来散热，皮肤每蒸发 1L 水，就可以散发出 2.5kJ 的热量。在高温的环境或剧烈运动时，通过排汗就可以带走大量的热，在高温下工作，经汗排出的水量可达 1500mL。由于汗排出量的调节，使体温保持近于恒定。在外界体温降低时，水凭借较大的热力储备而不使体温发生明显波动。

3. 水作为体内润滑剂

水的黏度小，可润滑体内摩擦部位，减少损伤。泪液可防止眼干燥，有利于眼球的转动和润湿，唾液和消化液有助于食物的吞咽和在胃肠内的消化，人体关节部位、内脏之间需要水来润滑保护，黏液有助于吸入气体的加温和加湿，水还能滋润皮肤，保持皮肤的柔软、光泽及良好的弹性。

4. 水在体内起运载作用

水分在体内有很大的流动性，是各种物质的溶剂。一方面把溶于其中的氧气、营养物质、激素等运送到组织细胞，发挥其有效的营养生理作用，同时又把代谢废物、有害物质通过呼吸、汗液的蒸发及大小便等途径排出体外，保证身体各器官组织的正常生理活动。此外，水是体内生化反应的媒介，同时又参加体内的氧化还原反应，促进各种生理活动和生化反应，没有水，人体的一切代谢都会停止。

我国传统医学《黄帝内经·素问》中提出了"五谷为养，五果为助，五畜为益，五菜为充，气味合而服之，以补精益气"的膳食原则。人们在一日三餐中只有合理搭配才能保持营养与健康，遵循食物多样化，以谷类为主，多吃蔬菜、水果和薯类，常吃乳类、豆类或其制品，经常吃适量鱼、禽、蛋、瘦肉，少吃肥肉和荤油。食量与体力活动要平衡，保持适宜体重，吃清淡少盐的膳食，如饮酒要限量，吃清洁卫生的食物，不吃变质的食物。《中国居民膳食指南（2022）》建议平均每天摄入 12 种以上食物，每周 25 种以上，合理搭配。每天的膳食应包括谷薯类、蔬菜水果、畜禽鱼蛋乳和豆类食物，但坚持谷类为主的平衡膳食模式。每天摄入谷类食物 200~300g，其中包含全谷物和杂豆类 50~150g，薯类 50~100g。多吃蔬菜、乳类、全谷物和大豆，每天摄入 300g 新鲜蔬菜，其中深色蔬菜占 1/2，每天摄入 200~350g 新鲜水果。

随着经济收入的提高，中国居民的膳食中谷类趋于减少，而动物性食物的消费增加，《中国居民膳食指南（2022）》分别推荐了不同种类的动物性食物的摄入量和较低的肉类摄入量，目的是引导居民多消费鱼类、乳类，不要过分消费畜肉类。这将有利于控制慢性病，包括肥胖症的发展。其次是一日三餐膳食平衡搭配，应做到①粗细相配，日常饮食中增加粗粮有助于预防糖尿病、老年斑、便秘等，而且还有助于减肥。②主副食相配，日常饮食中应将主食和副食统一起来。③干稀相配，冬季进补的理想食物：当归、生姜、羊肉汤；利水渗湿佳品：赤小豆炖鲤鱼汤；催乳佳品：菱白泥鳅、豆腐羹；益智品：黑芝麻糊。④颜色相配，食物一般分为 5 种颜色，白、红、绿、黑和黄色，一日饮食中应兼顾上述 5 种颜色的食物。⑤营养素相配，容易过量的为脂肪、碳水化合物和钠；容易缺乏的为蛋白质、维生素、部分无机盐、水和膳食纤维。高蛋白质低脂肪的食物有鱼、虾类、兔肉、蚕蛹、莲子等，富含维生素、无机盐、纤维素的食物有蔬菜、水果类和粗粮等，水是生命之源，每日应饮用 4 杯以上。⑥生热相配，吃生蔬菜、水果等可以摄入更多的营养素。⑦皮肉相配，如大枣、花生米等带皮一起吃营养价值更高。⑧性味相配，食物分四性五味，不同的疾病及不同的季节应选用不同的食物。⑨烹调方法相配，不同的食物选用不同烹调方法才有利于机体摄入更多的营养物质。

从现代营养科学观点看，两种或两种以上的食物，如果搭配合理，不仅不会相克，而且还会起到营养互补的作用，如芝麻配海带同煮能起到美容、抗衰老的作用；猪肝配菠菜具有补血功能，对改善贫血有奇效。据研究，维生素在人体内停留的时间很短，吃肉时食用大蒜能延长 B 族维生素在人体内的停留时间，对促进血液循环、消除身体疲劳和增强体质等都有重要营养意义。

总之，二十一世纪是信息的时代，网络的时代，更是追求健康长寿的时代，健康是人类追求的一个永恒的目标，人的生命只有一次，健康长寿是人类共同的愿望，健康就是财富，失去健康就等于失去了生命，失去了生命就等于失去了一切，如何让生命延续，首先在于营养，但营养并非越多越好。人就像一台精密的机器，各大系统之间相互联结，相互作用，构成整体，只有当身体处于一种和谐的均衡状态时，这部机器才能运转自如，因此，合理均衡的营养是人健康长寿的关键。

📝 思考题

为什么人们常说营养能预防疾病，有什么临床依据？

第三部分
营养与疾病

第十一章
内分泌、代谢障碍性疾病

学习目标

1. 熟练掌握甲状腺功能亢进、甲状腺功能减退症的定义、临床表现、实验室检查及饮食治疗。

2. 掌握糖尿病的定义、临床表现、实验室检查及饮食治疗。

为了适应不断变化的内外界环境并保持机体内环境的相对稳定性，人体必须依赖于神经系统、内分泌系统和免疫系统的相互配合和调控，使各器官系统的活动协调一致，共同担负起机体的代谢、生长、发育、生殖、运动、衰老和疾病等生命现象。

人体的内分泌系统是个大家族，包括下丘脑、垂体、甲状腺、甲状旁腺、胰腺、肾上腺、性腺等在内的多个腺体，以及分布在心血管、胃肠、肾、脂肪组织、脑的内分泌组织和细胞。这些腺体通过分泌激素影响我们的新陈代谢、生长、发育、生殖、衰老、疾病等，实现对人体生理功能的调控。目前内分泌疾病就诊人群和数量呈现出新特点：一是就诊人数陡增；二是发病人群年轻化。当人们不遵守生活节律，就可能出现内分泌失调。

（1）吃得太多、太晚　如果晚餐吃得太多、吃太晚，会使原本处于低水平的消化相关激素升高，而后上传至下丘脑垂体，引发全身性内分泌失调。长期持续这种晚餐形式，还会增加肥胖风险，易引发糖尿病等代谢类疾病。

（2）压力大　压力是造成激素紊乱的重要因素。

（3）活动太少　在现代社会中，人们的身体活动远不如从前多，无形中增加了内分泌疾病的发病风险。

（4）睡眠不足　研究表明，包括高血压、糖尿病在内的多种慢性病均与睡眠不足有关。

总的来说，调节内分泌需从改善生活方式入手，健康的生活能让内分泌系统重新排兵布阵、井井有条，预防永远大于治疗。

（1）合理膳食　饮食遵循以下原则：食物丰富多样；清淡少盐；多吃谷物、蔬果和薯类；常吃乳类、豆类或其制品；常吃适量鱼、蛋、瘦肉，少吃肥肉。

（2）保持体重　超重、肥胖是内分泌失调的一个重要信号。

（3）睡个好觉　建议尽量晚上 11 点前入睡，并保证 8h 睡眠，休息后要有神清气爽的感觉。

（4）适量活动　运动是一个综合性的保健方式，不仅能释放压力、消耗能量，还可增强心肺功能。每周坚持 3~5 次、每次半小时以上的运动，如健步走、慢跑、骑自行车、跳舞等，以微微出汗为宜。

（5）学会减压　日常生活中，应用平和的心态面对周围的人和事，不开心时可尝试与信任的亲友聊聊天，或自己通过听音乐、看书、户外旅行等方式调节情绪。

（6）放慢生活　社会节奏再快，也要把自己的生活放慢，不能因图快而牺牲健康。要有"有理想不能乱想，有追求不能强求"的中庸态度。

（7）定期体检　重视体检，建议每年做一次全面体检。如果有不明原因的消瘦或发胖、脱发或毛发旺盛、易累易怒、月经紊乱等，要及时就医。

第一节　甲状腺疾病

一、弥漫性非毒性甲状腺肿

（一）定义

单纯性甲状腺肿是以缺碘、致甲状腺肿物质或相关酶缺陷等原因所致的代偿性甲状腺肿大，不伴有明显的甲状腺功能亢进或减退，故又称非毒性甲状腺肿，其特点是散发于非地方性甲状腺肿流行区，病程初期甲状腺多为弥漫性肿大，以后可发展为多结节性肿大。

（二）流行病学

随着我国加碘食用盐的普及，单纯性甲状腺肿的发病率已经明显下降。

（三）发病机制

1. 缺碘

地方性水、土、食物中缺碘及机体青春期、妊娠和哺乳期对碘需求量增加而相对缺碘，甲状腺素合成减少，通过反馈刺激垂体 TSH 分泌增多，甲状腺滤泡上皮增生，摄碘功能增强达到缓解。如果持续长期缺碘，一方面滤泡上皮增生，另一方面所合成的甲状腺球蛋白没有碘化而不能被上皮细胞吸收利用，则滤泡腔内充满胶质，使甲状腺肿大。用碘化食盐和其他富含碘的食品可治疗和预防本病。

2. 致甲状腺肿因子的作用

水中大量钙和氟可引起甲状腺肿，因其影响肠道碘的吸收，且使滤泡上皮细胞质内钙离子增多，从而抑制甲状腺素分泌。某些食物（如卷心菜、木薯、菜花、大头菜等）可致甲状腺肿，如木薯内含氰化物，抑制碘化物在甲状腺内运送；硫氰酸盐及过氯酸盐妨碍碘向甲状腺聚集；药物如硫脲类药、磺胺药，锂、钴及高氯酸盐等，可抑制碘离子的浓集或碘离子有机化。

3. 高碘

常年饮用含高碘的水，因碘摄入过高，过氧化物酶的功能基团过多地被占用，影响了酪氨酸氧化，因而碘的有机化过程受阻，甲状腺呈代偿性肿大。

4. 遗传与免疫

家族性甲状腺肿的原因是激素合成中有关酶的遗传性缺乏，如过氧化物酶、去卤化酶的缺陷及碘酪氨酸偶联缺陷等。有人认为甲状腺肿的发生有自身免疫机制参与。

（四）临床表现

1. 甲状腺肿大或颈部肿块

病程早期为弥漫性甲状腺肿大，查体可见肿大甲状腺表面光滑、质软，随吞咽上下活动，无震颤及血管杂音。随着病程的发展，逐渐出现甲状腺结节性肿大，一般为不对称性、多结节性，多个结节可聚集在一起，表现为颈部肿块。结节大小不等、质地不等、位置不一。甲状腺肿一般无疼痛，如有结节内出血则可出现疼痛。如体检发现甲状腺结节质硬活动度欠佳，应警惕恶变可能。

2. 压迫症状

压迫症状是非毒性甲状腺肿最重要的临床表现，压迫症状在病程的晚期出现，但胸骨后甲状腺肿早期即可出现压迫症状。

（五）实验室检查

1. 血清 TSH、T3、T4 检测

单纯性甲状腺肿患者血清 TSH、T3、T4 水平正常。

2. ^{131}I 摄取率

^{131}I 摄取率正常或升高。

3. 血清 TPOAb、TgAb

一般为阴性，少数可为轻度升高，可提示其将来发生甲减的可能性较大。

4. 细针穿刺细胞学检查

对于 B 超显示为低回声的实质性结节、钙化结节直径≥1mm 的结节、质地较硬结节或生长迅速的结节应行细针穿刺细胞学检查，细针穿刺细胞学检查是术前评价甲状腺结节良恶性最有效的方法，敏感性为 65%～98%，特异性为 72%～100%。

5. 颈部 X 射线检查

对病程较长，甲状腺肿大明显或有呼吸道梗阻症状或胸骨后甲状腺肿的患者应摄气管 X 片，以了解有无气管移位、气管软化，并可判断胸骨后甲状腺肿的位置及大小。

6. 颈部超声检查

颈部 B 超是诊断甲状腺肿方便、可靠的方法。

7. 核素显像

核素显像可以评价甲状腺形态及甲状腺结节的功能。弥漫性甲状腺肿可见甲状腺体积增大，放射性分布均匀，结节性甲状腺肿可见热结节或冷结节。

8. 颈部 CT 和 MRI

颈部 CT 或 MRI 并不能提供比 B 超更多的信息且价格较高，但对于胸骨后甲状腺肿有较高的诊断价值。

9. 呼吸功能检测

巨大甲状腺肿或胸骨后甲状腺肿应行肺功能检测以对气道受压情况做出功能性评价。

（六）诊断

非地方性甲状腺肿流行区域的居民，甲状腺弥漫性肿大或结节性肿大，在排除甲亢、甲减、桥本甲状腺肿、急性甲状腺炎、亚急性甲状腺炎、无痛性甲状腺炎、甲状腺癌等疾病后可诊断为单纯性甲状腺肿。

（七）治疗

对于多数单纯性甲状腺肿患者，不论是弥漫性还是结节性，可以不需任何特殊治疗。

（八）饮食与疾病

碘属于合成甲状腺素的非常重要的一个元素，在合理的范围内，甲状腺素的合成量会因为碘剂量的增多而随之变化，如果剂量超出了合理的范围，在短时期内会对甲状腺素的合成以及释放产生抑制，让病患的病症暂时得到缓解，但这种抑制作用持续的时间并不会很长。此外，在日常生活中大量服用高碘的食物，或者是高碘的药物，那么甲状腺对于碘的"抑制"所做的反应就是"适应"，并加快甲状腺素的合成速度，甲状腺中的甲状腺素就会越积越多，所积存下来的甲状腺素就会发生释放，并流至血液中，导致病情加重，或重新引发疾病。生活中含碘比较多的食物有海产品，如海带、紫菜、海鲜等，另外还有很多的药物中也含有大量的碘，如黄药子、昆布以及海藻等。因此，在日常生活中，要在合理范围内服用此类食物以及药物，以防加重病情。

二、甲状腺功能亢进

（一）定义

甲状腺功能亢进（hyperthyroidism）是指甲状腺腺体本身产生甲状腺激素过多而引起的甲状腺毒症，其病因包括毒性弥漫性甲状腺肿（graves disease）、结节性毒性甲状腺肿和甲状腺自主高功能腺瘤（plummer disease）等。

（二）流行病学

不同国家与地区甲状腺功能异常的患病率与发病率差别很大，这与调查人群的性别、年龄、营养状态与遗传易感性等许多因素相关。其中，营养状态是影响甲状腺功能的最关键因素之一，在碘营养充足地区，甲亢、自身免疫性甲状腺疾病的患病率较碘缺乏地区高。

（三）发病机制

毒性弥漫性甲状腺肿的病因尚不十分清楚，但如果患者有家族性素质，则约15%的患者亲属会有同样疾病，其家属中约有50%的人抗甲状腺抗体呈阳性反应。许多研究认为毒性弥漫性甲状腺肿是一种自身免疫性疾病（AID）。

（四）临床表现

临床表现不一，典型表现有高代谢症候群、甲状腺肿及眼征。

1. 常见症状

（1）高代谢症候群　疲乏无力、怕热多汗、皮肤暖潮湿、体重锐减和低热。

（2）精神、神经系统症状　表现为神经过敏、多言好动、紧张忧虑、焦躁易怒、失眠不安、思想不集中、记忆力减退。有时有幻想，甚至表现为亚躁狂症或精神分裂症。偶尔表现为寡言抑郁，神情淡漠，也可有手、眼睑和舌震颤，腱反射亢进。

（3）心血管系统症状　表现为心悸、胸闷、气短，严重者可发生甲亢性心脏病。体征可有心动过速，休息和睡眠时心率仍快；心律失常，如期前收缩等；还可发生阵发性或持久性心房纤颤或心房扑动，偶见房室传导阻滞；心脏增大，遇心脏负荷增加时易发生心力衰竭；收缩压上升，舒张压下降，脉压增大。

（4）消化系统症状　常有食欲亢进，多食消瘦。老年患者可有食欲减退、厌食。由于胃肠蠕动加快，消化吸收不良而排便次数增多，含较多不消化食物。重者可有肝大及肝功能异常，偶有黄疸。

（5）肌肉骨骼系统症状　部分患者有甲亢性肌病、肌无力及肌萎缩，多见于肩胛与骨盆带肌群。少数患者伴周期性瘫痪，多见于青年男性患者。

（6）生殖系统和内分泌系统　女性常有月经减少或闭经。男性有阳痿，偶有乳腺发育。

2. 甲状腺肿

绝大多数患者有程度不等的弥漫性、对称性甲状腺肿大，随吞咽动作上下移动；质软、无压痛，久病者较韧。

3. 眼征

毒性弥漫性甲状腺肿患者中，有 25%～50% 伴有眼征，突眼为重要而较特异的体征之一，突眼多与甲亢同时发生，但也可在甲亢症状出现前或甲亢经药物治疗后出现，少数仅有突眼而缺少其他临床表现。

（五）实验室检查

1. 甲状腺激素测定

（1）促甲状腺激素（TSH）　血清 TSH 浓度的变化是反映甲状腺功能最敏感的指标。传统的 ^{131}I 摄取率和 TRH 刺激试验诊断不典型甲亢的方法已经被 sTSH 测定所取代。

（2）血清总甲状腺素（TT4）　该指标稳定、重复性好，是诊断甲亢的主要指标之一。T4 全部由甲状腺产生，每天产生 80～10μg。血清中 99.96% 的 T4 以与蛋白结合的形式存在，其中 80%～90% 与甲状腺素结合球蛋白（thyroxine-binding globulin，TBG）结合。

（3）血清总三碘甲状腺原氨酸（TT3）　血清中 20% 的 T3 由甲状腺产生，80% 在外周组织由 T4 转换而来。大多数甲亢时血清 TT3 与 TT4 同时升高。TT3 增高可以先于 TT4 出现。T3 型甲状腺毒症时仅有 TT3 增高，常见于老年病人。

（4）血清游离甲状腺激素　血清游离甲状腺激素包括游离甲状腺素（FT4）、游离三碘甲腺原氨酸（FT3）。游离甲状腺激素是实现该激素生物效应的主要部分。尽管 FT4 仅占 TT4 的 0.025%，FT3 仅占 TT3 的 0.35%，但它们与甲状腺激素的生物效应密切相关，所以是诊断临床甲亢的主要指标。但因血中 FT4、FT3 含量甚微，故测定的稳定性不如 TT4、TT3。

（5）^{131}I 摄取率　^{131}I 摄取率是诊断甲亢的传统方法，目前已经被 TSH 测定所代替。

（6）TSH 受体抗体（thyrotropin receptor antibody，TRAb）　TRAb 又称为 TSH 结合抑制免疫球蛋白（TSH-binding inhibition-globulin，TBII）。TRAb 已经成为诊断毒性弥漫性甲状腺肿的第一线指标，未治疗的毒性弥漫性甲状腺肿病人的阳性率达到 98%。甲状腺刺激抗体（thyroid-stimulating antibody，TSAb）阳性反映 TRAb 是刺激性的，TSAb 阴性则反映 TRAb 是阻断性的。但是这两种功能性抗体测定条件复杂，难以在临床常规使用。

（7）甲状腺刺激抗体　与 TRAb 相比，TSAb 反映了这种抗体不仅与 TSH 受体结合，而且产生了对甲状腺细胞的刺激功能。85%~100%的毒性弥漫性甲状腺肿新诊断病人 TSAb 阳性，TSAb 的活性平均在 200%~300%。

（8）彩色多普勒（color flow doppler，CFD） CFD 用于甲状腺血流的半定量测定。甲亢引起的甲状腺毒症血流信号增强，呈片状分布，可以区别于甲状腺炎症破坏引起甲状腺毒症的影像，代替甲状腺同位素扫描。

（9）电子计算机 X 线体层显像（CT）和磁共振显像（MRI） 眼部 CT 和 MRI 可以排除其他原因所致的突眼，评估眼外肌受累的情况。

2. 甲状腺放射性核素扫描

甲状腺放射性核素扫描主要用于甲亢的鉴别诊断。例如，甲状腺自主高功能腺瘤，肿瘤区浓聚大量核素，肿瘤区外的甲状腺组织和对侧甲状腺无核素吸收。

（六）诊断

1. 甲亢的诊断

高代谢症状和体征；甲状腺肿大；血清甲状腺激素水平增高、TSH 减低。以上 3 项同时存在时诊断即可成立。应当注意的是，淡漠型甲亢的高代谢症状不明显，仅表现为明显消瘦或心房颤动，尤其在老年病人中；少数病人无甲状腺肿大；T3 型甲亢仅有血清 TT3 增高。T4 型甲亢仅有 TT4 增高。

2. 毒性弥漫性甲状腺肿的诊断

甲亢诊断确立；甲状腺弥漫性肿大（触诊和 B 超证实），少数病例可以无甲状腺肿大；眼球突出和其他浸润性眼征；胫前黏液性水肿；TRAb、TPOAb 阳性。

（七）治疗

甲亢治疗有三种方法，抗甲状腺药物治疗、放射碘治疗和手术治疗。

（八）饮食与疾病

由于碘是制造甲状腺激素的主要原料，碘过量摄入对甲亢病情控制不利。在日常食品中，海带、紫菜、海白菜、海鱼、虾、蟹、贝类含碘丰富，因此，甲亢患者在治疗期间应避免吃上述含碘高的食物，而且含碘的中药如海藻、昆布等均应慎用。甲亢病人治疗期间宜食用无碘盐，如为加碘盐宜将加碘盐经高温炒一段时间，让碘升华后再食用。此外，须注意休息，防止过度劳累。甲状腺功能亢进患者代谢率高，宜给予高热量、高蛋白质、高维生素饮食，以补充足够热量和营养。甲状腺功能亢进患者饮食不宜高盐，尤其有恶性突眼者。

三、甲状腺功能减退症

（一）定义

甲状腺功能减退简称甲减，是由各种原因导致的低甲状腺素血症或甲状腺激素抵抗而引起的全身性低代谢综合征，其病理特征是黏多糖在组织和皮肤堆积，表现为黏液性水肿。

（二）流行病学

根据 2020 年中国的流行病学调查，甲状腺疾病的总体患病率为 40.37%。其中，甲状腺功能亢进症为 1.22%，甲状腺功能减退症为 13.95%，自身免疫甲状腺炎为 14.19%，而超声诊断的甲状腺结节（直径>5mm）为 20.43%。

（三）发病机制

原发性甲状腺功能减退症源于甲状腺本身的缺陷，主要是甲状腺组织破坏或甲状腺激素合成障碍所致。

（四）临床表现

临床表现多见于中年女性，大多数起病隐匿，发展缓慢。

1. 一般表现

有畏寒、少汗、乏力、少言懒动、动作缓慢、体重增加、记忆力减退、智力低下、反应迟钝、精神抑郁、便秘、月经不调、肌肉痉挛。

2. 肌肉与关节

表现为肌肉乏力、肌肉萎缩，寒冷时可出现暂时性肌痛、肌强直，咀嚼肌、胸锁乳突肌、股四头肌及手部肌肉可出现进行性萎缩。

3. 心血管系统

心动过缓，常为窦性心律。常觉心悸气短，心脏扩大，下肢水肿，有时伴有心包、胸腔或腹腔等多浆膜腔积液。

4. 神经系统

患者可有表情呆滞、反应迟钝、记忆力减退、智力低下、出现嗜睡、头晕、头痛、耳鸣、眼球震颤等。

5. 血液系统

常伴发贫血症状。

6. 内分泌生殖系统

表现为性欲减退，女性患者表现为月经过多或闭经，男性患者可出现勃起功能障碍。

7. 消化系统

厌食、腹胀、便秘严重者出现麻痹性肠梗阻或黏液性巨结肠。

8. 黏液性水肿

昏迷见于病情严重者，诱发因素为寒冷、感染、手术和使用麻痹镇静药物。

（五）治疗

1. 对症治疗

贫血患者补充铁剂、维生素 B_{12}、叶酸等。胃酸低者补充稀盐酸，与甲状腺激素合用效果好。

2. 各种类型的甲减均需用甲状腺激素替代治疗

永久性甲减患者需要终生服药，首选左甲状腺素钠片。

3. 给予高蛋白、高维生素、低钠、低脂肪饮食，细嚼慢咽，少量多餐

桥本甲状腺炎所致甲状腺功能减退症者应避免摄取含碘食物和药物，以免诱发严重黏液性水肿。

4. 应关心体贴患者

多与患者沟通，耐心倾听其内心感受，安慰鼓励患者，解除其思想顾虑，鼓励患者多参加社会团体活动，鼓励亲友多与患者交流，保持社会联系，增强其战胜疾病的自信心。

（六）饮食与疾病

甲减患者甲状腺功能低下，应供应足够的蛋白质和热量，以改善甲状腺功能。甲减时血浆胆固醇合成虽不快但排出较缓慢，因而其血浓度升高，甘油三酯和低密度脂蛋白均增高，故应限制脂肪的摄入。甲状腺素不足可影响红细胞生成素合成而致骨髓造血功能减低，还与月经过多、铁吸收障碍、胃酸因子、维生素 B_{12}、叶酸缺乏有关。由于以上原因，甲减病人的饮食必须注意以下几点。

1. 补充适量碘，忌用生甲状腺肿物质

（1）补充碘盐　国内一般采用每 2~10kg 盐加 1g 碘化钾的浓度用以防治甲状腺肿大，适用于地方性甲状腺肿流行区。此外，对生育妇女更要注意碘盐的补充，防止因母体缺碘而导致子代患克汀病。

（2）忌用生甲状腺肿食物　避免食用卷心菜、白菜、油菜、木薯、核桃等，以免发生甲状腺肿大。甲减病人多为虚寒性体质，故不宜食生、凉、冰食物。需限制脂肪及富含胆固醇的饮食。注意食物与药物之间的关系，如服中药忌饮茶。

2. 供给足量蛋白质

每人每天蛋白质量至少超过 20g，才能维持人体蛋白质平衡，氨基酸是组成蛋白质的基本成分，每日约有 3%蛋白质不断更新，甲减时小肠黏膜更新速度减慢，消化液分泌腺体受影响，酶活力下降，一般白蛋白下降，故应补充必需氨基酸，供给足量蛋白质，改善病情。

3. 限制脂肪和富含胆固醇的饮食

甲减病人往往有高脂血症，原发性甲减更明显，故应限制脂肪饮食。每日脂肪供给占总热量 20%左右，并限制富含胆固醇的饮食。

4. 纠正贫血，供给丰富维生素

有贫血者应补充富含铁质的饮食、补充维生素 B_{12}，如动物肝脏，必要时还要供给叶酸、肝制剂等。

5. 膳食调配

（1）宜选食物　因缺碘引起的甲减，需选用适量海带、紫菜，可用碘盐、碘酱油、碘蛋和加碘面包。炒菜时要注意，碘盐不宜放入沸油中，以免碘挥发而降低碘浓度。蛋白质补充可选用蛋类、乳类、各种肉类、鱼类；植物蛋白质可作为动物蛋白质的补充，如各种豆制品、黄豆等。动物肝脏可纠正贫血，还要保证供给各种蔬菜及新鲜水果。

（2）忌选食物　同"忌用生甲状腺肿食物"。

第二节　胰腺疾病

一、急性胰腺炎

（一）定义

急性胰腺炎（acute pancreatitis，AP）是指多种病因引起胰腺消化酶被激活并对其自身进行消化所致的以胰腺局部炎症反应为主要特征，伴或不伴有其他器官功能改变的一种疾病。

（二）流行病学

急性胰腺炎的流行病学特点：发病率在全世界有一些差异，据统计为 $(5 \sim 30) \times 10^{-5}$；老年人、有基础疾病的患者如心脏病和高血压等、孕妇、肥胖等人群是高风险人群；节假日或家庭聚会由于不良饮食和饮酒会导致急性胰腺炎的发生；死亡率与急性胰腺炎的严重程度有关，轻症胰腺炎死亡率很低，基本没有死亡病人，重症胰腺炎的病人，死亡率为

10%~20%。

（三）发病机制

因各种原因导致胰管阻塞，胰腺腺泡仍可持续分泌胰液，可引起胰管内压升高，破坏了胰管系统本身的防御机制和黏液屏障，HCO_3^-便发生逆向弥散，使导管上皮受到损害，大量含有各种胰酶的胰液进入胰腺实质，胰分泌性蛋白酶抑制物（PSTI）被削弱，胰蛋白酶原被激活成蛋白酶，胰实质发生自身消化作用，其中以胰蛋白酶作用最强，因为少量胰蛋白酶被激活后，可以激活大量其他胰酶（包括其本身），因而可引起胰腺组织的水肿、炎性细胞浸润、充血、出血及坏死。

（四）临床表现

1. 一般症状

（1）腹痛　腹痛为最早出现的症状，往往在暴饮暴食或极度疲劳之后发生，多为突然发作，位于上腹正中或偏左。疼痛为持续性进行性加重，似刀割样。疼痛向背部、胁部放射。若为出血坏死性胰腺炎，发病后短暂时间内即为全腹痛、急剧腹胀，同时很快即出现轻重不等的休克。

（2）恶心、呕吐　发作频繁，起初为进入食物胆汁样物，病情进行性加重，很快即进入肠麻痹，吐出物为粪样。

（3）黄疸　急性水肿型胰腺炎出现的较少，约占1/4，而在急性出血性胰腺炎出现较多。

（4）脱水　急性胰腺炎的脱水主要因肠麻痹、呕吐所致，而重型胰腺炎在短短的时间内即可出现严重的脱水及电解质紊乱。出血坏死型胰腺炎，发病后数小时至十几小时即可呈现严重的脱水现象，无尿或少尿。

（5）体温升高　由于胰腺大量炎性渗出，导致胰腺的坏死和局限性脓肿等，可出现不同程度的体温升高。若为轻型胰腺炎，体温一般在39℃以内，3~5d即可下降。而重型胰腺炎，则体温常在39~40℃，常出现谵妄，持续数周不退，并出现毒血症的表现。

（6）皮肤症状　少数出血坏死性胰腺炎，胰液以至坏死溶解的组织沿组织间隙到达皮下，并溶解皮下脂肪，而使毛细血管破裂出血，使局部皮肤呈青紫色，或可融成大片状，在腰部前下腹壁，也可在脐周出现。

2. 局部并发症

（1）胰腺脓肿　常于起病2~3周后出现。此时患者高热伴中毒症状，腹痛加重，可扪及上腹部包块，白细胞计数明显升高。穿刺液为脓性，培养有细菌生长。

（2）胰腺假性囊肿　多在起病3~4周后形成。体检常可扪及上腹部包块，大的囊肿可压迫邻近组织产生相应症状。

3. 全身并发症

急性胰腺炎常有急性呼吸衰竭、急性肾衰竭、心力衰竭、消化道出血、胰性脑病、败血症及真菌感染、高血糖等并发症。

（五）实验室检查

1. 血常规

多有白细胞计数增多及中性粒细胞核左移。

2. 血尿淀粉酶测定

血尿淀粉酶检查是诊断 AP 的重要检查。血清正常值为 8～64 温氏（Winslow）单位，或 40～180 苏氏（Somogyi）单位。急性胰腺炎患者胰淀粉酶溢出胰腺外，迅速吸收入血，并由尿排出，故血尿淀粉酶增加。血清淀粉酶在发病后 1～2h 即开始增高，8～12h 标本最有价值，至 24h 达最高峰，为 500～3000Somogyi 单位，并持续 24～72h，2～5d 逐渐降至正常，而尿淀粉酶在发病后 12～24h 开始增高，48h 达高峰，维持 5～7d，下降缓慢。

3. 血清脂肪酶测定

血清脂肪酶常在起病后 24～72h 开始升高，持续 7～10d，对病后就诊较晚的急性胰腺炎患者有诊断价值，且特异性也较高。

4. 淀粉酶内生肌酐清除率比值

急性胰腺炎时可能由于血管活性物质增加，使肾小球的通透性增加，肾对淀粉酶清除增加而对肌酐清除未变。

5. 血清正铁清蛋白

当腹腔内出血时红细胞破坏释放血红素，经脂肪酸和弹力蛋白酶作用能变为正铁血红素，后者与清蛋白结合成正铁清蛋白，重症胰腺炎起病时血清正铁清蛋白常为阳性。

6. 生化检查

暂时性血糖升高，持久的空腹血糖高于 10mmol/L 反映胰腺坏死，提示预后不良。高胆红素血症可见于少数临床患者，多于发病后 4～7d 恢复正常。

7. X 线腹部平片

可排除其他急腹症，如内脏穿孔等，"哨兵襻"和"结肠切割征"为胰腺炎的间接指征，弥漫性模糊影腰大肌边缘不清提示存在腹腔积液，可发现肠麻痹或麻痹性肠梗阻。

8. 腹部 B 超

应作为常规初筛检查，急性胰腺炎 B 超可见胰腺肿大，胰内及胰周围回声异常；也可了解胆囊和胆道情况；后期对脓肿及假性囊肿有诊断意义，但因患者腹胀常影响其观察。

9. CT 显像

胰腺 CT 检查是近年来被广泛接受的敏感的确诊急性胰腺炎的方法。胰腺的改变包括弥漫性或局灶性胰腺增大、水肿、坏死液化，胰腺周围组织模糊、增厚并可见积液。还可发现急性胰腺炎的并发症，如胰腺脓肿、假性囊肿或坏死等，增强 CT 扫描坏死区呈低密度（小于 50Hu）。

根据炎症的严重程度胰腺炎 CT 分级为 A~E 级。

A 级：正常胰腺。

B 级：胰腺实质改变，包括局部或弥漫的腺体增大。

C 级：胰腺实质及周围炎症改变，胰周轻度渗出。

D 级：除 C 级外，胰周渗出显著，胰腺实质内或胰周单个液体积聚。

E 级：广泛的胰腺内、外积液，包括胰腺和脂肪坏死，胰腺脓肿。

A~C 级：临床上为轻型急性胰腺炎。

D~E 级：临床上常为重症急性胰腺炎。

（六）诊断

诊断急性胰腺炎一般需以下 3 点中的 2 条：①具有急性胰腺炎特征性腹痛；②血清淀粉酶和（或）脂肪酶≥正常值上限 3 倍；③急性胰腺炎特征性的典型影像学改变。本定义允许淀粉酶和（或）脂肪酶<正常值上限 3 倍而诊断急性胰腺炎的可能性。如果患者具备急性胰腺炎特征性的腹痛，血清酶水平低于正常值上限 3 倍，必须行 CT 检查以诊断急性胰腺炎。此诊断一般应在病人就诊后 48h 内明确。

（七）治疗

1. 监护

监护内容包括心电监护、血压监测，血、尿、便常规测定，肾功能、肝脏功能测定，血清电解质尤其是血钙测定，血糖测定，血气分析。动态观察腹部体征和肠鸣音改变。记录 24h 尿量和出入量变化。重症胰腺炎应做中心静脉压监测，并应在重症监护室中进行治疗。

2. 禁食

对有严重腹胀、麻痹性肠梗阻者应进行胃肠减压。支持治疗轻症急性胰腺炎患者，只需短期禁食，无须肠内或肠外营养。维持水、电解质及酸碱平衡补液量应包括基础需要量和流入组织间隙的液体量，每日总液量为 3~6L。

3. 抑制胰腺外分泌和胰酶抑制剂的应用

生长抑素及其类似物可以通过直接抑制胰腺外分泌而发挥作用，主张在重症急性胰腺炎治疗中应用。

4. 抗菌药物的应用

轻度非胆源性急性胰腺炎不常规使用抗生素。

5. 内镜治疗

对于胆源性胰腺炎，内镜介入治疗越早，并发症发生率、病死率越低。

6. 血管活性物质的应用

由于微循环障碍是急性胰腺炎，尤其重症急性胰腺炎的重要影响因素，推荐应用改善胰腺和其他器官微循环的药物，如前列腺素 E1 制剂、血小板活化因子拮抗剂、丹参制剂等。

（八）饮食与疾病

1. 急性胰腺炎患者应暂时完全禁食

避免食物和酸性胃液进入十二指肠内，引起对胰腺的刺激，使胰腺持续遭受破坏。此阶段营养主要依靠胃肠外供给，待病人症状逐渐缓解后，可进食无脂低蛋白流质食物，如果汁、米汤、番茄汁、稀面汤等。当病情好转，可改用低脂流质食物，如猪肝汤、豆浆、蛋清汤、猪腰汤等，以后可逐渐改为低脂半流质食物，每日 5~6 餐。禁食期间，要注意保持电解质平衡，若钾、镁、钠、钙量下降，应及时补充，同时多喝蘑菇汤、菜汁、果汁等。

2. 忌食油腻性食物

油腻食物不易消化，能促进胆汁分泌，而胆汁又能激活胰腺中的消化酶，可使病情加重，因此，含脂肪较多的食物，如肥肉、花生、芝麻、油酥点心、油炸食品等均应禁止食用。若病变中出现高血糖，则进糖量和脂肪量要进行相应控制。若患者又发生疼痛，说明对脂肪消化吸收不耐受，更应选择低脂、低蛋白食物。禁烟、酒和刺激性食品。病情好转，应逐步增加进食量和食物种类，但不宜饱食，以免病情反复。

病情稳定期阶段，患者的食欲与消化功能逐渐恢复，可改为低脂高糖流质饮食，如豆浆、面糊、大米粥、小米粥、杏仁茶，蒸或煮的水果等。每日进餐 5~6 次，每次 250~300mL，以便逐步适应，此阶段一般过渡 3~5d，千万不可操之过急。禁用肉汤、鸡汤、鱼汤、鲜牛乳及蘑菇汤等，这些食物含脂肪较多，不易消化，并能促进胆汁分泌，胆汁会激活胰液中的消化酶使病情反复。

3. 病人恢复期可采用低脂半流食或软饭

低脂半流食或软饭如面条、薄面片、小馄饨、软米饭、馒头、糖包、面包、瘦肉、鱼虾、鸡蛋、豆制品以及新鲜蔬菜和水果。烹调方法以蒸、煮、烩、炖为主，少用或不用烹调油。忌用炒、炸、煎、爆等方法烹调，每日脂肪摄入量以 30~40g 为佳。禁食花生、核桃、肥肉等含脂肪高的食物。每日进餐 4~5 次，每次吃八分饱，在进餐过程中，应随时注意病人的消化吸收情况，如病人又发生疼痛或腹胀、腹泻等消化道症状，说明病人对脂肪的消化吸收还不能耐受，饮食中脂肪量还要减少，必要时还应减少饮食中的蛋白质含量。

二、慢性胰腺炎

（一）定义

慢性胰腺炎（chronic pancreatitis，CP）发病率逐年增加，是各种病因引起胰腺组织和功能不可逆改变的慢性炎症性疾病。慢性胰腺炎的基本病理特征包括胰腺实质慢性炎症损害和间质纤维化、胰腺实质钙化、胰管扩张及胰管结石等改变。临床主要表现为反复发作的上腹部疼痛和胰腺内、外分泌功能不全。

（二）流行病学

慢性胰腺炎在西方国家的患病率为 $10/100000 \sim 15/100000$，年发病率为 $4/100000 \sim 7/100000$。慢性胰腺炎无规律性地分布于世界各地区，不同地区的发病率相差较大。我国尚无慢性胰腺炎的流行病学调查资料，但是此病的发病率呈上升的趋势。我国慢性胰腺炎多见于中年男性，以 30 到 60 岁多见，平均年龄为 46 岁左右。

（三）发病机制

（1）胆道系统的感染、炎症或结石可以引起胆总管下段或胰管、胆管交界处狭窄或梗阻，从而使胰液流出受阻，引起急性复发性胰腺炎，在此基础上逐渐发展为慢性胰腺炎。我国胆道系统疾病多发，是慢性胰腺炎的常见发病原因之一。

（2）酗酒是慢性胰腺炎的主要致病因素之一。

（3）柯萨奇 B 组病毒可引起急性胰腺炎，假如此时胰腺组织修复没有及时进行，则可能发展为慢性胰腺炎。

（4）遗传性胰腺炎是一种罕见的常染色体显性遗传的胰腺疾病，欧洲、美国等国家和地区更多见。临床上主要表现为复发性急性胰腺炎，病人多在幼年发病，且有家族史，常进展为慢性胰腺炎，且该类患者胰腺癌发病率较高。

（5）特发性慢性胰腺炎可能与基因突变有关。

（6）自身免疫性胰腺炎病人血清中存在多种免疫抗体，如 IgG4、抗碳酸酐酶抗体Ⅱ和抗碳酸酐酶抗体Ⅳ、抗乳铁蛋白抗体、抗核抗体、抗胰蛋白酶抗体及抗分泌型胰蛋白酶抑制物抗体等，从而引起体液免疫、细胞免疫、补体系统、淋巴毒素等免疫反应的激活而导致疾病。

（四）临床表现

1. 腹痛

腹痛是主要临床症状。腹痛剧烈，起始于中上腹，也可偏重于右上腹或左上腹，放射至背部，累及全胰则呈腰带状向腰背部放射痛。饮酒诱发的胰腺炎常在醉酒后 12~48h 发病，出现腹痛。胆源性胰腺炎常在饱餐之后出现腹痛。

2. 恶心、呕吐

恶心、呕吐常与腹痛伴发，呕吐剧烈而频繁。呕吐物为胃十二指肠内容物，偶可伴咖啡色内容物。

3. 腹胀

腹胀早期为反射性肠麻痹，严重时可由腹膜后蜂窝织炎刺激所致。邻近胰腺的上段小肠和横结肠麻痹扩张。腹胀以上腹为主，腹腔积液时腹胀更明显，患者排便、排气停止，肠鸣音减弱或消失。

4. 腹膜炎体征

水肿性胰腺炎时，压痛只限于上腹部，常无明显肌紧张。出血坏死性胰腺炎压痛明显，并有肌紧张和反跳痛，范围较广或延及全腹。

5. 初期常呈中度发热

体温约 38℃。合并胆管炎者可伴寒战、高热。胰腺坏死伴感染时，高热为主要症状之一。黄疸可见于胆源性胰腺炎，或因胆总管被水肿的胰头压迫所致。

（五）实验室检查

1. 血清和尿淀粉酶

除急性发作期，一般不增高。

2. 各种胰腺外分泌功能试验

胰腺的外分泌功能均可减退。促胰泌素试验：胰液分泌量减少（<80mL/20min），碳酸氢钠（十二指肠液正常值>80mmol/L）和胰酶含量减低；胆囊收缩素刺激试验结果同促胰液素试验；尿 NBT-PABA（苯甲酰-酪氨酰-对氨基苯甲酸）试验：测定尿中 PABA 的排泄量，约为正常量的 50%；Lundh 试验：胰酶活力降低，此试验现已少用。

3. 血清放免法测定胆囊收缩素、促胰液素

胆囊收缩素和促胰液素含量明显增加，系因胰酶减少，对胆囊收缩及促胰液素的反馈性抑制减弱或消失所致。

4. ^{134}I-碘化脂肪吸收试验

血 ^{131}I<正常值。

5. 胰腺内分泌功能检查

胰腺内分泌功能减退，血糖可升高。

6. 腹部 X 线平片

可见胰腺钙化影，钡透可有胃和（或）十二指肠受压征象。

7. B 超扫描

可显示胰腺肿大或缩小以及囊肿等图像。

8. 逆行胰管造影

可见胰管结石、管腔变形或呈串珠状。

9. CT 扫描

可见胰腺缩小、增大或正常；密度下降或正常；胰管扩张呈串珠状，或狭窄与扩张混合存在；胰腺结石或钙化。

（六）诊断

1. 症状

腹痛，初为间歇性，渐呈持续性，部位及性状与急性胰腺炎相似，可伴有发热与黄疸。因胰腺外分泌不足，胰酶缺乏而出现脂肪泻、脂溶性维生素缺乏等现象，最终胰岛必将累及，出现糖尿病症状。

2. 体征

上腹部可有压痛，或可扪及包块，并发脾静脉血栓时可引起脾大，或出现节段性门脉高压症。少数可并发胰腺癌。

3. 胰腺活组织检查

胰腺活组织检查符合慢性胰腺炎。

4. 病情发展过程

慢性胰腺炎可有以下 3 类：仅有过急性发作史，以后再未复发，但炎症持续存在；有过反复急性发作，但每次发作后并未痊愈，与复发性急性胰腺炎不同；有些患者并无明确腹痛发作，而最终出现脂肪泻、糖尿病等为主要表现，此型又称为慢性无痛性胰腺炎。

（七）治疗

治疗原则：去除病因，控制症状，纠正改善胰腺内外分泌功能不全及防治并发症。

（八）饮食与疾病

（1）慢性胰腺炎患者饮食中应适当控制膳食纤维，因为膳食纤维可吸收胰酶，延缓营养物质的吸收。每日按照需要量供给脂溶性维生素、维生素 B_{12}、微量元素及抗氧化剂。

（2）维生素 D 缺乏症可以口服补充或单次肌注治疗。

（3）如患者发生血糖异常，需按糖尿病的基本膳食处理，脂肪和糖类都不宜过高。

（4）饮食有规律：少食多餐（4~5 餐），适时、适量，防止过饱、过饥、暴饮暴食。

（5）绝对禁酒、禁烟，忌用刺激胰液分泌的食物，如鸡汤、鱼汤、忌廉汤、咖啡、咖喱、辣椒粉、胡椒、芥末等，以及萝卜、洋葱、韭菜等易胀气的蔬菜。

第三节　糖尿病

一、定义

糖尿病是一组因胰岛素分泌和/或利用缺陷所引起的碳水化合物以及脂肪、蛋白质代谢紊乱性疾病，以高血糖为主要标志。

WHO 正式认定糖尿病的诊断标准为空腹血糖≥7.0mmol/L 或餐后 2h 血糖≥11.1mmol/L，不同日测定两次可诊断为糖尿病。

二、流行病学

2023 年 6 月 22 日，《柳叶刀》杂志在线发表了全球疾病负担研究中关于糖尿病的一项成果，估算了 1990—2021 年全球糖尿病患病率和疾病负担，2021 年 1 型和 2 型糖尿病的比例，并对 2050 年糖尿病患病率做出预测。分析显示，2021 年，全球共有 5.29 亿糖尿病患者（95% UI 5~5.64 亿），年龄标化患病率为 6.1%（95%UI 5.8%~6.5%），其中 96.0% 为 2 型糖尿病。20~79 岁人群中，估计有 4.85 亿糖尿病患者。全球有 43 个国家/地区的糖尿病年龄标化患病率超过 10%。作为全球糖尿病患者最多的国家，我国已将糖尿病防治纳入健康中国专项行动。2024 年举办的"持续葡萄糖监测临床应用专家共识"研讨会上传出言论：目前我国糖尿病患者超过 1.4 亿，居世界第一，预计到 2045 年将增加到 1.74 亿。一项中国流行病学调查结果显示，按 WHO 1999 标准，糖尿病前期患病率为 15.5%（约 1.48 亿人），其中 IFG、IGT 以及 IFG+IGT 患病率分别为 3.2%、11.0%、1.9%。

三、发病机制

糖尿病的病因尚未阐明，不同类型的糖尿病病因不同，即使在同一类型中也有所不同。总体来说，遗传因素和环境因素共同导致了糖尿病的发生。

成人糖尿病
食养指南
（2023 年版）

四、临床表现

1. 代谢紊乱症状群

血糖升高后出现多尿、口渴多饮、乏力、消瘦，儿童生长发育受阻；病人常有易饥、多食。故糖尿病的临床表现常被描述为"三多一少"，即多尿、多饮、多食和体重减轻。

2. 并发症和（或）伴发病

急性严重代谢紊乱：糖尿病酮症酸中毒（diabetic ketoacidosis，DKA）、高渗高血糖综合征（hypertonic hyperglycemia syndrome，HHS）。

感染性并发症：皮肤化脓性及真菌感染、真菌性阴道炎和巴氏腺炎、肺结核、泌尿系感染。

慢性并发症/伴发病：大血管病变、微血管病变、神经系统并发症、糖尿病足及其他。

五、常见类型糖尿病的临床特点

1. 1 型糖尿病（type 1 diabetes mellitus，T1DM）

（1）免疫介导性 T1DM（1A 型）　诊断时临床表现变化很大，可以是轻度非特异性症状、典型三多一少症状或昏迷。多数青少年病人起病较急，症状较明显，如未及时诊断治疗，当胰岛素严重缺乏时，可出现糖尿病酮症酸中毒。

（2）特发性 T1DM（1B 型）　通常急性起病，β 细胞功能明显减退甚至衰竭，临床上表现为糖尿病酮症甚至酸中毒，但病程中 β 细胞功能可以好转以至于一段时期无须继续胰岛素治疗。

2. 2 型糖尿病（type 2 diabetes mellitus，T2DM）

T2DM 为一组异质性疾病，可发生在任何年龄，但多见于成人，常在 40 岁以后起病；多数起病隐匿，症状相对较轻，半数以上无任何症状；不少病人因慢性并发症、伴发病或仅于健康检查时发现。T2DM 常有家族史，很少自发性发生 DKA，但在应激、严重感染、中断治疗等诱因下也可发生。

3. 某些特殊类型糖尿病

（1）青年人中的成年发病型糖尿病（maturity-onset diabetes of the young，MODY）　是一组高度异质性的单基因遗传病。

（2）线粒体基因突变糖尿病　临床特征为①母系遗传；②病早，β 细胞功能逐渐减退，自身抗体阴性；③身材多消瘦；④常伴神经性耳聋或其他神经肌肉表现。

（3）糖皮质激素所致糖尿病　部分病人应用糖皮质激素后可诱发或加重糖尿病，常与剂量和使用时间相关。

（4）妊娠糖尿病（gestational diabetes mellitus，GDM）　GDM 通常是在妊娠中、末期出现，一般只有轻度无症状性血糖增高。GDM 妇女分娩后血糖一般可恢复正常。

六、实验室检查

1. 糖代谢异常严重程度或控制程度的检查

（1）尿糖测定　尿糖阳性是诊断糖尿病的重要线索。但尿糖阳性只是提示血糖值超过肾糖阈（10mmol/L），因而尿糖阴性不能排除糖尿病可能。并发肾脏病变时，肾糖阈升高，虽然血糖升高，但尿糖阴性。肾糖阈降低时，虽然血糖正常，尿糖可阳性。

（2）血糖测定和口服葡萄糖耐量试验（oral glucose tolerance test，OGTT）　血糖升高是诊断糖尿病的主要依据，也是判断糖尿病病情和控制情况的主要指标。当血糖高于正常范围而又未达到糖尿病诊断标准时，须进行 OGTT。OGTT 应在无摄入任何热量 8h 后的清晨空腹进行，在 5 分钟之内饮入 300mL 含 75g 葡萄糖的水溶液（儿童则中按每千克体重给 1.75g 葡萄糖，计算口服葡萄糖用量，直至达到 75g 葡萄糖时止），喝糖水后 0.5h、1h、2h 分别静脉取血一次，并留取尿液做尿糖定性试验。整个试验中不可吸烟。

（3）糖化血红蛋白（HbA1c）　血糖控制不良者 HbA1c 升高，并与血糖升高的程度和持续时间相关。

2. 胰岛 β 细胞功能检查

（1）胰岛素释放试验　本试验反映基础和葡萄糖介导的胰岛素释放功能。胰岛素测定受血清中胰岛素抗体和外源性胰岛素干扰。

（2）C 肽释放试验　C 肽测定不受血清中的胰岛素抗体和外源性胰岛素影响。

（3）其他检测 β 细胞功能的方法　如静脉注射葡萄糖-胰岛素释放试验和高糖钳夹试验可了解胰岛素释放第一时相；胰高血糖素-C 肽刺激试验和精氨酸刺激试验可了解非糖介导的胰岛素分泌功能等。可根据病人的具体情况和检查目的而选用。

3. 并发症检查

急性严重代谢紊乱时的酮体、电解质、酸碱平衡检查、心、肝、肾、脑、眼科、口腔以及神经系统的各项辅助检查等。

4. 有关病因和发病机制的检查

谷氨酸脱羧酶抗体、胰岛素自身抗体、胰岛细胞抗原 2 抗体及锌转运抗体（ZnT8A）的联合检测；胰岛素敏感性检查；基因分析等。

七、诊断

1. 诊断线索

"三多一少"的症状，以糖尿病各种急慢性并发症或伴发病首诊的病人，有葡萄糖调节受损（impaired glucose regulation，IGR）史，年龄≥45 岁，超重或肥胖，T2DM 的一级亲属，妊娠糖尿病（GDM）史，多囊卵巢综合征，长期接受抗抑郁症药物治疗等高危人群。此外，45 岁以上健康体检或因各种疾病、手术住院时应常规排除糖尿病。

2. 诊断标准

我国目前采用国际上通用 WHO 糖尿病专家委员会提出的诊断和分类标准（表 11-1 和表 11-2）。

表 11-1　糖尿病诊断标准（WHO 糖尿病专家委员会报告）

诊断标准	静脉血浆葡萄糖水平/（mmol/L）
糖尿病症状加随机血糖	≥11.1
空腹血糖（FPG）	≥7.0
OGTT 2h 血糖（2h PG）	≥11.1

注：若无典型"三多一少"的症状，需再测一次予证实，诊断才能成立。随机血糖不能用来诊断空腹血糖受损（impaired fasting glucose，IFG）或糖耐量受损（impaired glucose tolerance，IGT）。

表 11-2　糖代谢状态分类（WHO 糖尿病专家委员会报告）

糖代谢分类	静脉血浆葡萄糖水平/（mmol/L）	
	空腹血糖（FPG）	糖负荷后 2h 血糖（2h PPG）
正常血糖（NGR）	<6.1	<7.8
空腹血糖受损（IFG）	6.1~<7.0	<7.8
糖耐量异常（IGT）	<7.0	7.8~11.1
糖尿病（DM）	≥7.0	≥11.1

注：2003 年 11 月 WHO 糖尿病专家委员会建议将 IFG 的界限值修订为 5.6~6.9mmol/L。

八、治疗

由于糖尿病的病因和发病机制尚未完全阐明，目前仍缺乏病因治疗。糖尿病治疗的近期目标是控制高血糖和相关代谢紊乱以消除糖尿病症状和防止急性严重代谢紊乱；远期目标是预防和（或）延缓糖尿病慢性并发症的发生和发展，维持健康和良好的学习能力、劳动能力，保障儿童生长发育，提高病人的生活质量、降低病死率和延长寿命。

1. 糖尿病健康教育

糖尿病健康教育是重要的基础管理措施，是决定糖尿病管理成败的关键。健康教育包括糖尿病防治专业人员的培训，医务人员的继续医学教育，病人及其家属和公众的卫生保健教育。每位糖尿病病人均应接受全面糖尿病教育，充分认识糖尿病并掌握自我管理技能。

2. 医学营养治疗

医学营养治疗（medical nutrition therapy，MNT）是糖尿病基础管理措施，是综合管理的重要组成部分。推荐所有糖尿病病人接受由营养师制订的个体化的医学营养治疗。总的原则是确定合理的总能量摄入，合理、均衡地分配各种营养物质，恢复并维持理想体重。

（1）合理控制总热量　控制总能量摄入，体重低于理想体重者、儿童、孕妇、哺乳期妇女、伴有消耗性疾病者，能量摄入可适当增加10%~20%；肥胖者酌减，使体重逐渐恢复至理想体重的±5%。病人每天总能量摄入根据年龄、身高、体重、劳动强度而定。理想体重的估算公式为：理想体重（kg）＝身高（cm）－105。成人正常体重者完全卧床时每日每千克理想体重给予能量15~20kcal，休息状态下25~30kcal，轻体力劳动30~35kcal，中度体力劳动35~40kcal，重体力劳动40kcal以上。（1kcal＝4.1855kJ）

（2）营养物质分配　保证碳水化合物的摄入，膳食中碳水化合物供给量应占总热量的50%~60%，成年病人每日主食摄入量为250~400g。肥胖者酌情可控制在200~250g，不同种类碳水化合物引起血糖增高的速度和程度有很大不同，可用食物血糖生成指数（glycemic index，GI）来衡量。GI指进食恒量的食物（含50g碳水化合物）后，2~3h内的血糖曲线下面积相比空腹时的增幅除以进食50g葡萄糖后的相应增幅，是反映食物引起血糖应答特性的生理学指标。GI≤55%为低血糖指数食物，GI在55%~70%之间为中血糖指数食物，GI≥70%为高血糖指数食物。糖尿病病人应选择低血糖指数食物，有利于控制血糖和控制体重。应限制单糖、双糖的摄入，可适量摄入糖醇和非营养性甜味剂，蛋白质摄入量应占总热量的15%~20%，蛋白质应至少有1/2来自动物蛋白质，以保证必需氨基酸的供给，每日脂肪摄入量占总热量的25%~30%，其中饱和脂肪酸摄入量小于总能量的10%，胆固醇摄入量<300mg/d。富含膳食纤维的食品可延缓食物吸收，降低餐后血糖峰值，有利于改善糖、脂代谢紊乱，并增加饱腹感，建议我国成人膳食纤维的摄入量为25~30g/d。每日摄入食盐应限制在6g以下。戒烟戒酒。

（3）合理餐次分配　确定每日饮食总热量和糖类、蛋白质、脂肪的组成比例后，按每克糖类、蛋白质产热4kcal，每克脂肪产热9kcal，将热量换算为食品后制定食谱，并根据个体生活习惯、病情和配合药物治疗需要进行安排。可按每日三餐分配为1/5、2/5、2/5或1/3、1/3、1/3等模式。规律饮食，定时定量，注意进餐顺序。

中华人民共和国卫生行业标准食物血糖生成指数测定方法

3. 运动治疗

根据年龄、性别、体力、病情、有无并发症以及既往运动情况等，在医师指导下开展有规律的合适运动，循序渐进，并长期坚持。

4. 病情监测

病情监测包括血糖监测、其他心血管疾病危险因素和并发症的监测。血糖监测基本指标包括空腹血糖、餐后血糖和HbA1c，建议病人应用便携式血糖仪进行自我血糖监测（self-monitoring of blood glucose，SMBG），指导调整治疗方案。

5. 糖尿病药物治疗

（1）口服药物治疗分类

①促胰岛素分泌剂：磺脲类和格列奈类。

②双胍类：抑制肝葡萄输出，改善外周组织对胰岛素的敏感性。

③噻唑烷二酮类：激活 PPARγ，减轻胰岛素抵抗。

④葡萄糖苷酶抑制剂：延缓碳水化合物吸收。

⑤二肽基肽酶-Ⅳ（dipetidyl peptidase-Ⅳ，DPP-Ⅳ）抑制剂：减少胰高血糖素样多肽-1（glucagon-like peptide-1，GLP-1）的失活，提高内源性 GLP-1 的水平。

⑥钠-葡萄糖协同转运蛋白 2 抑制剂（SGLT-2 抑制剂）：通过抑制 SGLT2 的作用抑制葡萄糖重吸收，降低肾糖阈而促进尿葡萄糖排泄。

（2）注射药物分类　胰岛素：胰岛素是机体内唯一降低血糖的激素，同时促进糖原、脂肪、蛋白质合成。外源性胰岛素主要用来治疗糖尿病。

GLP-1 受体激动：作用于中枢神经系统 GLP-1 受体，进而减少食物摄入；促进灰色脂肪组织的生热作用和白色脂肪组织分解，增加能量消耗；延迟胃排空。

第四节　高脂血症（血脂异常及脂蛋白异常血症）

一、定义

血脂是血液中胆固醇、甘油三酯和类脂等的总称，血脂异常（dyslipidemia）通常指血清中胆固醇（CH）、甘油三酯（TG）、低密度脂蛋白胆固醇（LDL-C）水平升高，高密度脂蛋白胆固醇（HDL-C）水平降低。由于在血浆中脂质以脂蛋白的形式存在，血脂异常表现为脂蛋白异常血症（dyslipoproteinemia）。

二、流行病学

国家心血管病中心统计显示，我国血脂异常人数已经超过 4 亿人。血脂管理目前是我国国民心脑血管疾病防控的重点。

三、发病机制

原发性血脂异常占血脂异常的绝大多数，由遗传基因缺陷与环境因素相互作用引起。由基因缺陷所致的血脂异常多具有家族聚集性，通常称为家族性高脂血症。原因不明的称为散发性或多基因性脂蛋白异常血症。继发性血脂异常由其他疾病如甲状腺功能减退症、库欣综合征、肾病综合征等，或某些药物如利尿剂、糖皮质激素等所引起。

四、临床表现

（1）黄色瘤是一种异常的局限性皮肤隆起，由脂质局部沉积引起，颜色可为黄色、橘黄色或棕红色，多呈结节、斑块或丘疹形状，质地柔软，最常见于眼睑周围。

（2）脂质在血管内皮下沉积引起动脉粥样硬化，导致心脑血管和周围血管病变。某些家族性血脂异常可于青春期前发生冠心病，甚至心肌梗死。严重的高 CH 血症可出现游走性多关节炎。严重的高 TG 血症（>10mmol/L）可引起急性胰腺炎。

五、诊断

详细询问病史，包括饮食和生活习惯、引起继发性血脂异常的相关病史、引起血脂异常的用药史以及家族史。体格检查需注意有无黄色瘤、角膜环高脂血症眼底改变等。血脂异常的诊断采用《中国血脂管理指南（2023 年）》关于我国血脂合适水平及异常分层标准（mmol/L）（表 11-3）。

表 11-3　血脂合适水平及异常诊断分层标准　　　　　单位：mmol/L

类型	TC	TG	CM	VLDL	LDL
分层	TC	LDL-C	HDL-C	非-HDL-C	TG
理想水平	—	<2.6	—	<3.4	—
合适水平	<5.2	<3.4	—	<4.1	<1.7
边缘升高	5.2~6.19	3.4~4.09	—	4.1~4.89	1.7~2.29
升高	≥6.2	≥4.1	—	≥4.9	≥2.3
降低	—	—	<1.0	—	—

六、治疗

1. 生活方式干预

控制饮食和改善生活方式是治疗血脂异常的基础措施。

（1）饮食控制　改善饮食结构，根据病人血脂异常的程度、类型以及性别、年龄和劳动强度等制定食谱。

（2）增加运动　每天 30min 中等强度代谢运动，每周 5~7d，保持合适的体质指数（BMI：20.0~23.9kg/m^2）。对于动脉粥样硬化心血管疾病（ASCVD）病人应通过运动负荷试验充分评估其安全性。

（3）其他　戒烟、限盐、限制饮酒、禁烈性酒。

2. 药物治疗

（1）他汀类　他汀类药物竞争性抑制体内 CH 合成限速酶（HMG-CoA 还原酶）活性，减少 CH 合成，同时上调细胞表面 LDL 受体，加速 LDL 分解代谢，还可抑制 VLDL 合成。

（2）肠道 CH 吸收抑制剂　适用于高 CH 血症和以 TC 升高为主的混合性高脂血症，单药或与他汀类联合使用。

（3）普罗布考　适用于高 CH 血症，尤其是 HoFH 和黄色素瘤病人。

（4）胆酸螯合剂　适用于高 CH 血症和以 TC 升高为主的混合性高脂血症。

（5）贝特类　适用于高 TG 血症和以 TG 升高为主的混合性高脂血症。

（6）烟酸类　适用于高 TG 血症和以 TG 升高为主的混合性高脂血症，糖尿病病人一般不宜使用。阿昔莫司副作用较少。

第五节　高尿酸血症

一、定义

高尿酸血症是嘌呤代谢障碍引起的代谢性疾病。临床上分为原发性和继发性两类。

1. 原发性高尿酸血症

原发性高尿酸血症多由先天性嘌呤代谢异常所致，常与肥胖、糖脂代谢紊乱、高血压、动脉硬化和冠心病等聚集发生。

2. 继发性高尿酸血症

继发性高尿酸血症由某些系统性疾病或者药物引起。

二、流行病学

高尿酸血症的患病率有明显增多趋势。近年来，我国男性高尿酸血症的患病率为 8.2%~19.8%，女性为 5.1%~7.6%。据估计，目前我国约有高尿酸血症患者 1.2 亿，约占总人口的 10%。这可能与饮食结构不合理有密切关系。

三、发病机制

高尿酸血症是因体内尿酸生成过多和（或）排泄过少所致，其中又可分为原发性和继发性两大类。

1. 原发性高尿酸血症

（1）尿酸排泄减少　90%原发性痛风患者高尿酸血症的原因与尿酸排泄减少有关，其可能机制有：肾小球滤过减少；肾小管重吸收增加；肾小管分泌减少。

（2）尿酸生成过多　内源性尿酸产生过多的定义是：在低嘌呤饮食（<17.9μmol/d）超过5d后，尿中尿酸排出量仍大于3.58mmol。10%原发性痛风患者高尿酸血症的原因与尿酸生成过多有关，其机制可能是内源性尿酸生成过多。

2. 继发性高尿酸血症

（1）肾尿酸排泄减少　可能是因为肾病变，如肾小球病变导致尿酸滤过减少，肾小管病变导致尿酸分泌减少；可能是因为利尿剂，特别是噻嗪类利尿剂，其他药物如阿司匹林、吡嗪酰胺、左旋多巴、乙胺丁醇等也可干扰肾小管对尿酸的重吸收；可能是因为体内有机酸增加，如酮酸、乳酸可竞争性抑制肾小管尿酸分泌。

（2）尿酸产生过多　多见于骨髓和淋巴增生性疾病。

四、临床表现

临床多见于40岁以上的男性，女性多在更年期后发病，常有家族遗传史。

1. 无症状期

仅有波动性或持续性高尿酸血症，从血尿酸增高至症状出现的时间可长达数年至数十年，有些可终身不出现症状，但随年龄增长痛风的患病率增加，并与高尿酸血症的水平及持续时间有关。

2. 急性痛风性关节炎期

一般起病急骤、单关节受累（75%以足拇趾、跖趾关节起病），病变关节及周围软组织红肿、发热、剧痛和拒按，高峰期3~5d，一周左右可完全缓解。

3. 慢性痛风性关节炎期

关节炎发作频繁，疼痛加剧，受累关节增多，尿酸盐结晶在关节附近肌腱、腱鞘、皮肤结缔组织中沉积，形成痛风结石（痛风石）。晚期尿酸盐在关节内沉积增多，引起关节骨质缺损及周围组织纤维，使关节发生僵硬畸形，活动受限。

4. 肾脏病变

主要表现在两方面。

（1）痛风性肾病　起病隐匿，早期仅有间歇性蛋白尿，随着病情的发展而呈持续性，伴有肾浓缩功能受损时夜尿增多，晚期可发生肾功能不全，表现为水肿、高血压、血尿素氮和肌酐升高。少数患者表现为急性肾衰竭，出现少尿或无尿，最初24h尿酸排出增加。

（2）尿酸性肾石病　约25%的痛风患者肾有尿酸结石，呈泥沙样，常无症状，结石较大者可发生肾绞痛、血尿，当结石引起梗阻时导致肾积水、肾盂肾炎、肾积脓或肾周围炎，严重者可致急性肾衰竭。

5. 眼部病变

肥胖患者常反复发生睑缘炎、在眼睑皮下组织中发生痛风石。有的逐渐长大、破溃形成溃疡而使白色尿酸盐向外排出。在急性关节炎发作时，常伴发虹膜睫状体炎。眼底视盘往往轻度充血，视网膜可发生渗出、水肿或渗出性视网膜剥离。

五、实验室检查

1. 尿尿酸含量测定

低嘌呤饮食 5d 后，24h 尿尿酸排泄量>600mg 为尿酸生成过多型，<600mg 提示尿酸排泄减少型。

2. 痛风的 X 射线检查

（1）急性关节炎期非特征性软组织肿胀。

（2）反复发作后可见软骨缘破坏，关节面不规则。

（3）慢性期特征性改变，穿凿样、虫蚀样圆形或弧形的骨质透亮缺损。

（4）纯尿酸结石能被 X 射线透过而不显影，若少数情况与草酸钙、磷酸钙混合则可显影。

六、诊断

（1）限制嘌呤饮食状态下非同日两次空腹血尿酸水平，男性>420μmol/L，女性>360μmol/L，即可诊断。

（2）中老年男性如出现关节红肿热痛或活动障碍，同时伴尿路结石或肾绞痛发作，化验检查提示高尿酸血症，应考虑痛风存在。

七、治疗

原发性高尿酸血症的防治目的：控制高尿酸血症，预防尿酸盐沉积；迅速终止急性关节炎的发作；防止尿酸结石形成和肾功能损害。

八、饮食与疾病

（1）养成良好的饮食习惯，首先控制食物总热能，控制体重，同时避免吃高嘌呤食物。

（2）避免过量饮酒、吸烟等不良嗜好。

（3）多饮水，每天保持充足的尿量，以利于尿酸的排出，避免尿路结石形成。

（4）生活规律，按时作息，劳逸结合，一日三餐定时定量，防止肥胖。

（5）痛风的高危人群：60岁以上的老人、有痛风的家族史、肥胖、高血压、糖尿病、高脂血症、冠心病、脑卒中者，每年至少检查一次血尿酸，争取及早发现高尿酸血症，采取有效措施防止其发展为痛风。

第六节　痛风

一、定义

痛风是一种单钠尿酸盐（MSU）沉积所致的晶体相关性关节病，与嘌呤代谢紊乱及（或）尿酸排泄减少所致的高尿酸血症直接相关，属代谢性风湿病范畴。痛风可并发肾脏病变，严重者可出现关节破坏、肾功能损害，常伴发高脂血症、高血压病、糖尿病、动脉硬化及冠心病等。

二、流行病学

世界各地痛风发病率差异显著。影响其发病的因素除种族外，还包括遗传、饮食中蛋白质含量、社会生活、文化状况和精神激素。原发性痛风发病率具有非常显著的性别差异，男性患病率显著高于女性；痛风发病率具有显著的年龄特征，它虽可见于各年龄层，但原发性痛风以中年人为最多见，40~50岁是发病的高峰，平均发病年龄为44岁。在儿童和老年痛风中，继发性痛风发生率较高。

三、发病机制

痛风的病因和发病机制尚不清楚，但高尿酸血症是痛风重要的生化基础。正常情况下，人体组织中含有嘌呤物质，此外，许多食物中也含有嘌呤，体内与所吃食物中的嘌呤被分解后会产生尿酸，当体内尿酸过多时，尿酸结晶会在体内的关节、体液和组织积聚，从而引起痛风。痛风的是多原因的，分原发性和继发性两大类。大部分患者是由于尿酸排泄障碍，约10%患者因尿酸生成过多导致，还有因嘌呤代谢相关酶缺陷而导致，这些病因导致的称为原发性痛风。某些遗传性疾病，如Lesch-Nyhan综合征、1型糖原贮积病等可导致尿酸代谢异常及恶性肿瘤化疗或放疗后，尿酸生成过多；慢性肾脏病，肾小管分泌尿酸减少而使血尿酸增高；药物，如呋塞米、吡嗪酰胺、阿司匹林等抑制尿酸排泄，导致高尿酸血症。由这些原因导致的则称为继发性痛风。

四、临床表现

痛风的发病以男性多见，男女之比为 20：1。女性绝经前罕见，多于更年期后发病，常有家族遗传史。痛风临床表现有下列四个方面：①无症状高尿酸血症；②急性痛风关节炎发作；③痛风发作间歇期；④慢性痛风石性关节期。

五、实验室检查

1. 血尿酸测定

血尿酸升高是痛风患者重要的临床生化特点。通常采用尿酸酶法进行测定，男性正常值上限为 420μmol/L 左右。

2. 尿酸测定

与饮食的结构有密切关系，正常人低嘌呤饮食 5d 后，24h 尿尿酸排泄量<3.57mmol（600mg）。若血尿酸明显升高，而 24h 尿尿酸<3.57mmol（600mg），提示肾脏尿酸排泄减少，占 90%；4.76~5.95mmol（800~1000mg）时，常提示体内尿酸生成过多，占 10%。

3. 血常规和红细胞沉降率检查

急性发作期，外周血白细胞计数升高，通常为（10~20）×10^9/L，红细胞沉降率和 C-反应蛋白均可增高，关节炎消退后，C-反应蛋白和红细胞沉降率也都可随之下降至正常，C-反应蛋白和红细胞沉降率对于痛风的诊断无特异性意义。

4. 尿常规检查

病程早期一般无改变，累及肾脏者，可有蛋白尿、血尿、脓尿，偶见管型尿；并发肾结石者，可见明显血尿。

5. 痛风的 X 射线检查

（1）急性关节炎期非特征性软组织肿胀。

（2）反复发作后可见软骨缘破坏，关节面不规则。

（3）慢性期特征性改变：穿凿样、虫蚀样圆形或弧形的骨质透亮缺损。

纯尿酸结石能被 X 射线透过而不显影，若少数情况与草酸钙、磷酸钙混合则可显影。

六、诊断

一般诊断对中年以上的男性并不困难，突然发生趾指、跖指、踝、膝等处的单关节红肿热痛，伴或不伴有尿酸增高，均应考虑痛风可能。如秋水仙碱治疗有特效则可诊断为痛风，在滑囊液检查找到尿酸盐结晶即可确立诊断。一般诊断并不困难。

七、治疗

痛风和高尿酸血症的治疗要求达到以下四个目的：尽快终止急性关节炎的发作；防止关节炎复发；纠正高尿酸血症；防止尿酸结石形成。

八、饮食与疾病

（1）限制高嘌呤食物。急性痛风时，每天嘌呤量应控制在150mg以下，以免增加外源性嘌呤的摄入。禁止食用含嘌呤高的食物，如肝、腰、胰、沙丁鱼、凤尾鱼、鳃鱼、鲭鱼、肉汁、小虾、肉汤、扁豆、干豆类。

（2）限制脂肪摄入量。为了促进尿酸的正常排泄，主张用中等量或较低量的脂肪，一般控制在每日50g左右为宜。

（3）供给适量的碳水化合物。热量的主要来源应以植物性食物为主，如面粉、米类，但不要过量，因为糖可增加尿酸的生成与排出。

（4）供给充足的维生素、水和碱性食物。膳食中的维生素一定充足，许多蔬菜和水果是呈碱性的食物，能够碱化尿，又能供给丰富的维生素和无机盐。每日液体饮用总量不得少于3000mL以促进尿酸盐排泄。同时可选用碳酸氢钠等药，使尿液碱性化，防止尿路结石。

（5）慢性痛风或缓解期的痛风，应给予平衡饮食。可以适当放宽嘌呤摄入的限制，可自由选食含嘌呤少的食物，嘌呤的每日含量应在75mg以内，维持理想的体重，瘦肉煮沸去汤后与鸡蛋、牛乳交替食用，防止过度饥饿，平时应注意多饮水，少用食盐和酱油。

（6）可以食用咖啡、茶叶和可可，但要适量。

（7）除饮食中注意外，还应勤洗热水浴，可以帮助尿酸排泄，有条件者应每日一次。在日常生活中不要穿过紧的鞋，防止血液循环受阻。

思考题

1. 甲状腺功能减退症的饮食治疗与临床表现有何联系？
2. 糖尿病的诊断标准是什么？

成人高尿酸血症
与痛风食养指南
（2024年版）

第十二章
消化系统疾病

学习目标

掌握急、慢性胃肠炎、胃肠功能紊乱、胃食管反流的病因、临床表现、治疗方式以及营养干预。

第一节　消化系统概述

人体消化系统由消化道和消化腺两大部分组成，如图 12-1 所示。消化道是一条自口腔延至肛门很长的通道，包括口腔、咽、食管、胃、小肠（十二指肠、空肠、回肠）、大肠（盲肠、结肠、直肠）和肛门，全长 8~10m。

消化腺是分泌消化液的器官，主要有唾液腺（腮腺、颌下腺、舌下腺）、胃腺、胰腺、肝和肠腺等。这些消化腺有的存在于消化道的管壁内，如胃腺和小肠腺；有的则存在于消化道外，如唾液腺、肝和胰腺。它们均借导管将分泌物排入消化管内。

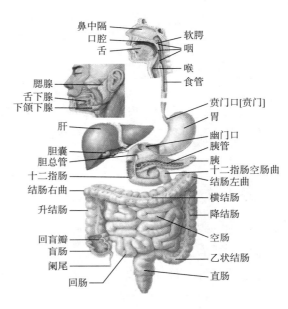

图 12-1　人体消化系统的组成

第二节　急性胃肠炎

一、概念

急性胃肠炎是常见的内科疾病，发病原因多与饮食不当、进食不洁食物有关，尤以后者为多（详见后述食物中毒章节）。

二、常见病因

起病前多有进食过多生冷、粗糙或刺激性食物（如烈酒、浓茶、辛辣食物），服用对胃黏膜有刺激性的药物，如阿司匹林、铁剂、氯化钾等，食用被细菌或其毒素污染的食物（如沙门菌、嗜盐菌、金黄色葡萄球菌毒素、肠道病毒等）。

三、临床表现

起病常急骤，多在进食数小时至 24h 内发病，常见症状有上腹部疼痛、胀满、恶心、呕吐和食欲不振，伴肠炎者则有腹泻，粪便为水样或烂便，每日数次至 10 余次不等。细菌感染者可伴有恶寒发热。严重病例可因呕吐及腹泻导致失水、酸中毒及休克。

四、治疗

去除病因，积极治疗原发疾病和创伤，纠正其引起的病理生理紊乱。常用抑制胃酸分泌药物及胃黏膜保护剂促进黏膜修复和止血。

五、营养干预

第一阶段：腹部明显或持续性呕吐者，应禁食，卧床休息，由静脉输液补充水分和电解质。病情较轻者，可以采用清流质膳食，持续时间为 1~3d。食物选择米汤、藕粉、果汁、清汤、蛋汤等。每日 5~7 餐，每餐量 200~250mL，每日流食总量为 1200~1800mL，以避免增加胃的负荷和对胃黏膜的刺激。

第二阶段：在渡过急性期后，可以选择清淡少渣半流食，并逐步过渡到软食和普食。

禁食凉拌菜、水果及刺激性强的食物。戒烟禁酒，减少对食管及胃黏膜刺激。伴肠炎和腹泻者，不宜食用易引起胀气的产品，如蔗糖、牛乳、豆乳及相关产品。

第三节 慢性胃炎

一、概念

慢性胃炎是指由多种病因引起的慢性胃黏膜炎症性病变。

二、常见病因

幽门螺杆菌感染是最常见的病因。幽门螺杆菌是目前发现的唯一一种可以在胃酸环境下生存的细菌，人是唯一宿主。幽门螺杆菌主要通过消化道传播，包括口口传染、粪口传染和胃口传染。我国现在主要是口口途径传染，口口途径即从患者口感染到易感者口，如家庭聚集性感染。幽门螺杆菌在人群中普遍易感，如母亲传染给孩子，一般女主人感染后较容易传染给子女，而男主人感染后传染给子女概率相对低，可能与不良喂养方式有关系；夫妻间接吻也可以传染，是较高传染方式；家庭未采取分餐方式，易通过唾液传染方式感染。粪口传染一般在不发达地区或者国家易出现，即粪便污染水源、食物和物品时可致传染，在我国基本不存在。胃口传染方式随着胃镜严格消毒，在我国也基本不存在。

三、临床表现

大多数病人无明显症状。即便有症状也多为非特异性。可表现为中上腹不适、饱胀、钝痛、烧灼，也可呈食欲缺乏、嗳气、泛酸、恶心等消化不良症状。恶性贫血者常有全身衰弱、疲软、可出现明显的厌食、体重减轻、贫血，一般消化道症状较少。NSAIDs（非甾体抗炎药，如阿司匹林、布洛芬）所致者多数症状不明显，或仅有轻微上腹不适或痛。

四、治疗

大多数成人胃黏膜均有非活动性、轻度慢性浅表性胃炎，可被视为生理性黏膜免疫反应，不需要药物治疗。如慢性胃炎波及黏膜全层或呈活动性，出现癌前状态，如肠上皮化生、假幽门腺化生、萎缩及不典型增生可给予短期或长期间歇性治疗。

五、营养干预

1. 能量及蛋白质摄入应充足

少食多餐，对出现贫血或蛋白质热量营养不良者，可适当补充优质蛋白质、铁、维生素 C 和 B 族维生素。

2. 可用食物

清淡、少油、无或极少刺激性易消化食物。伴缺铁性贫血者可适量选用鸡蛋、瘦肉、猪肝等。增加水果、果汁及新鲜少渣的蔬菜。

3. 禁烟禁酒，禁用食物

粗粮、杂豆、粗纤维食物、肥肉、奶油、油炸/油煎食物、蔗糖、牛乳（伴肠炎腹泻者）、豆乳及相关产品（伴肠炎腹泻者）禁用；胃酸分泌过多者，禁用浓肉汤、刺激性调味品，如辣椒、洋葱、咖喱、胡椒粉、芥末、浓茶、浓咖啡等。

第四节　胃肠功能紊乱（功能性胃肠病）

功能性胃肠病是一组慢性、反复发作的胃肠道症状而无器质性改变的胃肠道功能性疾病，临床表现主要是胃肠道（包括咽、食管、胃、小肠、大肠、肛门）的相关症状，因症状特征而有不同命名，以功能性消化不良和肠易激综合征多见。

一、功能性消化不良

（一）概念

功能性消化不良是指由胃和十二指肠功能紊乱引起的餐后饱胀感、早饱、中上腹痛及中上腹烧灼感等症状，而无器质性疾病的一组临床综合征。

（二）常见病因

饮食不规律、饮食不当，暴饮暴食，过多食用油腻刺激性食物，熬夜、心情不佳。

（三）临床表现

功能性消化不良主要症状包括餐后饱胀、早饱感、中上腹胀痛、中上腹灼热感、嗳气、食欲缺乏、恶心等。以某个或某一组症状为主，在病程中症状也可发生变化。起病多缓慢，呈持续性或反复发作，许多病人有饮食、精神等诱发因素。中上腹痛为常见症状，常与进食有关，表现为餐后痛，也可无规律性，部分病人表现为中上腹灼热感。

餐后饱胀和早饱常与进食密切相关。餐后饱胀是指正常餐量即出现饱胀感；早饱是指有饥感但进食后不久即有饱感。不少病人同时伴有失眠、焦虑、抑郁、头痛、注意力不集中等精神症状。

（四）治疗

功能性消化不良的治疗主要以缓解症状、提高患者生活质量为主要目的，遵循综合治疗和个体化治疗的原则。如失眠、焦虑者可适当服用镇静或抗焦虑药物，如有上腹部灼热感的可选择 H_2 受体拮抗剂或质子泵抑制剂；以早饱为主要症状者可给予多潘立酮或莫沙必利等动力药。

（五）营养干预

在饮食中应避免油腻及刺激性食物，戒烟，戒酒，养成良好的生活习惯、避免暴饮暴食及睡前进食过量；可采取少食多餐的方法；加强体育锻炼；要特别注意保持愉快的心情和良好的心境。

二、肠易激综合征

（一）概念

肠易激综合征（irritable bowel syndrome，IBS）是一种以腹痛伴排便习惯改变为特征而无器质性病的常见功能性肠病。

（二）常见病因

1. 精神、神经因素

IBS 患者精神心理异常的出现率明显高于普通人。有研究表明，精神刺激对 IBS 病人比正常人更易引起肠动力紊乱。另外有研究发现应激可引起大鼠功能性结肠动力紊乱。

2. 肠道刺激因素

这些刺激因素包括外部的食物、药物、微生物等，也可能包括消化过程中所产生的某些内部物质。

（三）临床表现

（1）起病隐匿，症状反复发作或慢性迁延，病程可长达数年至数十年，但全身健康状况却不受影响，精神、饮食等因素常诱使症状复发或加重。最主要的临床表现是腹痛、排便习惯和粪便性状的改变。几乎所有肠易激综合征病人都有不同程度的腹痛，部位不定，以下腹和左下腹多见，排便或排气后缓解，极少有睡眠中痛醒者。

（2）腹泻型肠易激综合征常排便较急，粪便呈糊状或稀水样，一般每日 3~5 次左右，少数严重发作期可达 10 余次，可带有黏液，但无脓血。部分病人腹泻与便秘交替发生。便秘型肠易激综合征常有排便困难，粪便量少，呈羊粪状或细杆状，表面可附黏液。常伴腹胀、排便不净感，部分病人同时有消化不良症状，焦虑、抑郁、头晕、头痛等精神症状。

（四）治疗

治疗目的是消除患者的顾虑，改善症状，提高生活质量。治疗策略主要是积极寻找并去除促发因素和对症治疗，强调综合治疗和个体化治疗原则。对伴有失眠、焦虑者可适当给予镇静药；伴有腹痛的可给予抗胆碱药物如匹维溴铵等；如腹泻较重的可给予止泻药物如洛哌丁胺或地芬诺酯等；如便秘可给予渗透性轻泻剂如聚乙二醇、乳果糖等；如伴有菌群失调可给予肠道益生菌，如双歧杆菌或乳酸杆菌等，对一般治疗和药物治疗无效者应考虑给予心理行为治疗。

（五）营养干预

饮食中要增加食物纤维的摄入。无论腹泻还是便秘，补充纤维都有好处。纤维可加速食物的运动，使粪便变软，增加粪容量，因而使排便顺利。瓜果、蔬菜、谷类、玉米等食物中富含植物纤维，每日饮食中要有足够的蔬菜，如芹菜、白菜、油菜等绿色蔬菜，饭后要吃一些水果，如梨、柑橘、西瓜等。谷类、玉米等粗粮要与精米细粮搭配调剂。饮食规律，一日三餐做到定时定量，不过分饥饿、不暴食暴饮，这样有利于肠道消化吸收平衡，避免因无节制饮食而致肠道功能紊乱。饮食以清淡、易消化、少油腻为基本原则。

第五节　胃食管反流病

一、概念

胃食管反流病是一种由胃十二指肠内容物反流入食管起不适症状和（或）并发症的疾病。反流和烧心是最常见的症状。根据是否导致食管黏膜糜烂分为反流性食管炎和非糜烂性反流病。胃食管反流病可引起咽喉、气道等食管邻近组织的损害，出现食管外症状。

二、常见病因

不良的饮食习惯是本病的主要病因，如暴饮暴食，过食刺激性食物、高脂肪食物、巧克力、蛋糕等甜食或睡前大量进食等导致胃排空延迟，从而引起抗反流屏障结构与功能的异常。另外长期饮酒、吸烟、刺激性食物或药物可使食管黏膜抵御反流物损害的屏障功能降低。

三、临床表现

典型症状：反流和烧心是胃食管反流病最常见和典型的症状。反流是指胃十二指肠内容物在无恶心和不用力的情况下涌入咽部或口腔的感觉，含酸味时称反酸。烧心是指胸骨后或剑突下烧灼感，常由骨下段向上延伸。反流和烧心常发生于餐后1h，卧位、弯腰或腹内压增高时可加重，部分病人也可发生于夜间睡眠时。

非典型症状：胸痛由反流物刺激食管引起，发生在胸骨后，严重时表现为剧烈刺痛，可放射至心前区、后背、肩部、颈部、耳后，有时酷似心绞痛，伴或不伴反流和烧心。吞咽困难或胸骨后异物感可能是由于食管痉挛或功能紊乱所致，呈间歇性，进食固体或液体食物均可发生，少数病人吞咽困难是由食管狭窄引起，呈持续或进行性加重。

食管外症状：如咽喉炎、慢性咳嗽、哮喘和牙蚀症、咽部异物感或堵塞感。

四、治疗

目的在于控制症状，治愈食管炎，减少复发和防治并发症。药物治疗主要包括促胃肠动力药，如多潘立酮、莫沙必利等；抑酸药如奥美拉唑、泮托拉唑、雷尼替丁、法莫替丁等；抗酸药物，如铝碳酸镁等仅用于症状轻、间歇性发作的患者作为临时缓解症状用。药物治疗效果不佳者可进行抗反流手术治疗。

五、营养干预

（1）忌酒戒烟。由于烟草中含尼古丁，可降低食管下段括约肌压力，使其处于松弛状态，加重反流；酒的主要成分为乙醇，不仅能刺激胃酸分泌，还能使食管下段括约肌松弛，是引起胃食管反流的原因之一。

（2）进食易消化无刺激性的食物，如半流质或少渣饮食。注意少量多餐，忌机械性、化学性刺激的食物和生冷的食物。减少酸性饮料、咖啡、浓茶、甜食、刺激性食物。

（3）低脂饮食，可减少进食后反流症状的频率。相反，高脂肪饮食可促进小肠黏膜释放胆囊收缩素，易导致胃肠内容物反流。凡胃酸过多者，应禁食浓鸡汤等浓缩鲜汤、酸性食品、大量蛋白质等，避免引起胃酸分泌增加。烹调以煮、炖、烩为主，不用油煎炸。

（4）蛋白质可刺激胃酸分泌，刺激胃泌素的分泌，胃泌素可使食管下端括约肌张力增加，抑制胃食管反流，可适当增加蛋白质，如瘦肉、牛乳、豆制品、鸡蛋清等。

（5）晚餐不宜吃得过饱，避免餐后立刻平卧。就寝时床头整体宜抬高 10~15cm，对减轻夜间反流行之有效。

（6）保持适宜体重，心情舒畅，增加适宜的体育锻炼。尽量减少增加腹内压的活动，如过度弯腰、穿紧身衣裤、扎紧腰带等。

思考题

1. 简述急、慢性胃炎的预防措施。
2. 简述功能性胃肠疾病的分类及临床表现。
3. 简述胃食管反流的定义、治疗及营养干预方案。

第十三章
心脑血管疾病

学习目标

掌握高血压、冠心病、脑血管病的营养代谢特点、营养治疗原则及饮食治疗方案。

心脑血管疾病是心脏血管疾病和脑血管疾病的统称，泛指由高血压、高脂血症、糖尿病等所致的心脏、大脑的血管发生动脉粥样硬化引起的缺血性或出血性疾病。心脑血管疾病具有发病率高、死亡率高、致残率高、复发率高、治疗费用高、知晓率低、控制率低、治疗达标率低、并发症多的"五高、三低、一多"特点，是一种严重威胁人类健康的常见病，每年夺走约1200万人的生命，约占世界人口死亡总数的1/4，被称为"第一杀手"。常见的心脑血管疾病是高血压、冠心病、脑卒中，而高血压又是引起冠心病、脑卒中的重要危险因素。

第一节　高血压

一、定义与分类

（一）定义

高血压是以体循环动脉压升高为主要临床表现的心血管综合征，是心脑血管疾病最重要的危险因素，可损伤重要脏器，如心、脑、肾的结构和功能，最终导致这些器官的功能衰竭。可分为原发性高血压（hypertension）和继发性高血压（secondary hypertension）。

1. 原发性高血压

原发性高血压又称高血压病，指原因不明的血压升高，占高血压总人数的 95% 左右，可能与遗传和环境等多因素有关。

2. 继发性高血压

继发性高血压是病因明确的高血压，占高血压总人数 5% 左右。常见病因如下：

（1）肾实质性疾病　肾实质性疾病是最常见的继发性高血压病因，主要包括急慢性肾小球肾炎、慢性肾盂肾炎、肾动脉狭窄、肾肿瘤等。

（2）肾血管性疾病　由各种原因引起肾动脉以及主要分支的狭窄、闭塞性疾病，引起肾血流量减少或缺血，进而导致高血压，常见于肾动脉狭窄、大动脉炎、动脉粥样硬化性肾动脉疾病等。

（3）阻塞性睡眠呼吸暂停低通气综合征　阻塞性睡眠呼吸暂停低通气综合征是指睡眠期间出现上呼吸道肌肉塌陷，呼吸暂停或经鼻吸氧量降低，导致间歇性低氧、交感神经过度兴奋、神经体液调节障碍等，从而引起血压升高。

（4）原发性醛固酮增多症　由肾上腺的皮质肿瘤或增生引起醛固酮分泌异常增多所致，主要表现为高血压、低血钾、碱中毒等。

（5）嗜铬细胞瘤　是指来源于肾上腺髓质或肾上腺外神经链嗜铬细胞的肿瘤，瘤体可分泌过多儿茶酚胺，进而导致持续性或阵发性高血压和多个器官功能及代谢紊乱，是临床可治愈的一种继发性高血压。

（6）皮质醇增多症　又称库欣综合征，是由于肾上腺皮质功能亢进而导致皮质醇分泌增多的临床综合征。

（7）心血管病变、颅脑病变等疾病　如主动脉关闭不全、脑肿瘤、脑外伤等均可引起继发性高血压。

（8）药物性高血压　如糖皮质激素、拟交感神经药等，可因药物互相作用引起血压升高。

（9）单基因遗传性疾病　常见疾病有醛固酮增多症、假性醛固酮增多症等。主要是因为肾脏单位离子转运蛋白发生基因突变导致功能异常，引起继发性高血压。

（二）分类

正常血压和高血压的划分无明确界限，高血压的标准是根据临床及流行病学资料界定的。目前，我国采用的血压分类和标准见表 13-1。高血压定义为未使用降压药物的情况下收缩压≥140mmHg 和（或）舒张压≥90mmHg。根据血压升高水平，进一步将高血压分为 1~3 级。

表 13-1　血压水平分类和标准　　　　　　　　单位：mmHg

分类	收缩压	舒张压
理想血压	<120	和<80
正常血压	<130	和<80
正常高值血压	120~139	和（或）80~89
高血压	≥140	和（或）≥190
1 级高血压	140~159	和（或）90~99
2 级高血压	160~179	和（或）100~109
3 级高血压	≥180	和（或）≥110
单纯收缩期高血压	≥140	和<90

注：当收缩压和舒张压分属于不同分级时，以较高的级别作为标准。

二、流行病学

我国高血压的患病率逐年呈上升趋势。根据全球高血压流行趋势报告：在过去 30 年，全球 30~79 岁高血压患者人数翻倍，从 6.5 亿人增加到 12.8 亿人。而约有一半人不知道自己患有高血压，约 80% 患者没有控制血压。一般在 35 岁以后增长幅度较大，在 60 岁以前，一般男性患病率高于女性，但 60 岁以后则女性高于男性。年幼时血压偏高者其血压随年龄增高的趋势更为明显。我国高血压患病率存在着明显的地区差异，北方高于南方，华北和东北属于高发区，沿海高于内地，城市高于农村，高原少数民族地区患病率较高。

三、临床表现特征

高血压大多数起病缓慢，缺乏特殊临床表现，导致诊断延迟，仅在测量血压或发生心、脑、肾等并发症时才发现。常见症状表现为头晕、头痛、颈项板紧、疲劳、心悸、耳鸣、失眠、注意力不集中、面色潮红等，也可出现视物模糊、鼻出血等较重症状，典型的高血压头痛在血压下降后即可消失。随病程进展，血压持久升高，全身中小血管长期处于高压状态，引起血管痉挛，动脉管壁增厚，宫腔变窄，导致动脉硬化，器官组织缺血缺氧，最终引起心、脑、肾等重要器官损害。

四、辅助检查

1. 基本项目

（1）肾功能　血尿素氮（blood urea nitrogen，BUN）是人体蛋白质代谢的主要终末产物，正常值为成人 $3.2 \sim 7.1$ mmol/L，婴儿、儿童 $1.8 \sim 6.5$ mmol/L。慢性高血压对肾脏造成损伤时，BUN 会有不同程度升高。血液中的肌酐（creatinine，Cr），是人体肌肉代谢的产物，正常值为男性 $53 \sim 106 \mu$ mol/L，女性 $44 \sim 97 \mu$ mol/L。慢性高血压对肾脏造成损伤时，Cr 会有不同程度升高。肾小球滤过率（glomerular filtration rate，GFR）指单位时间内经两侧肾脏生成的超滤液量，即男性 GFR =（140－年龄）×体重（kg）×1.23/血肌酐，女性 GFR =（140－年龄）×体重（kg）×1.03/血肌酐，正常值 $80 \sim 125$ mL/min，新生儿 $40 \sim 65$ mL/min，若出现 Cr 及/或 BUN 升高，导致 GFR 下降，即肾功能不全，钠离子和水分在体内蓄积出现水钠潴留，导致血容量过多引起血压升高；其次，可导致肾素血管紧张素、醛固酮分泌增多，引起血管收缩出现血压升高。可以理解为高血压与肾功能不全相互影响。

（2）血糖　空腹血糖≥7.0mmol/L 和（或）随机血糖≥11.1mmol/L、糖化血红蛋白≥6.5%，考虑糖尿病。长期血糖升高，使血管内皮细胞损伤，加重动脉粥样硬化，使血管舒张功能下降、弹性下降，从而引起血压升高；其次，高血糖可使血容量增加，肾脏超负荷，水钠潴留，出现高血压。

（3）血脂　总胆固醇（cholesterol，CHO）>5.72mmol/L，低密度脂蛋白>3.64mmol/L，甘油三酯>1.70mmol/L 等血清脂质和脂蛋白其中任何一项升高均可考虑高脂血症。长时间高脂血症患者，脂质在血管内皮沉淀，引起动脉粥样硬化，出现血压升高。

（4）尿常规　尿蛋白阳性可见于部分高血压引起继发性肾小球损害的患者。透明管型可见于恶性高血压患者。

（5）钾　血清钾正常值 $3.5 \sim 5.5$ mmol/L，当血清钾<3.5mmol/L 同时合并血压升高，需与醛固酮增多症相鉴别。

2. 其他项目

（1）24h 动态血压　24h 平均血压≥130/80mmHg，白天血压≥135/85mmHg 或夜间血压≥120/70mmHg，均考虑高血压。

（2）心电图　高血压早期心电图可正常。长期高血压控制不佳可出现左室肥大兼劳损的改变，即左心室高电压，ST 段压低、T 波倒置等情况。

（3）心脏超声　高血压早期心脏超声可正常。长期高血压控制不佳可出现室间隔及左室后壁增厚、左心房、左心室增大等改变。如主动脉直径明显狭窄则考虑主动脉缩窄引起的继发性高血压。

（4）颈动脉超声 高血压早期颈动脉超声可正常。长期高血压控制不佳可出现动脉粥样硬化改变。

（5）胸片 高血压早期胸片可正常。长期高血压控制不佳可出现左心房和右心室增大的改变。

3. 选择项目

对怀疑为继发性高血压病人，根据病情需要可分别选择以下检查项目。

（1）血常规 红细胞及全血容量绝对值增多，多见于真性红细胞增多症引起的继发性高血压。

（2）血浆肾素活性 肾素为肾小球旁细胞合成分泌的一种蛋白水解酶，其测定多与醛固酮测定同时进行，受体位、饮食影响。普通饮食成人立位参考值 $0.30 \sim 1.90$ ng/（mL·h），卧位参考值 $0.05 \sim 0.79$ ng/（mL·h），低钠饮食卧位参考值 $1.14 \sim 6.13$ ng/（mL·h）。由于肾上腺皮质病变，分泌醛固酮增多，抑制肾素的产生，出现血浆肾素活性下降，见于醛固酮增多症。

（3）血和尿醛固酮 醛固酮（aldosterone，ALD）是肾上腺皮质球带状细胞分泌的一种盐皮质激素，有昼夜变化规律，受体位、饮食及肾素水平影响。血醛固酮参考值：普通饮食卧位 238.6 ± 104.0 pmol/L、立位 418.9 ± 245.0 pmol/L；低钠饮食卧位 646.6 ± 333.4 pmol/L、立位 945.6 ± 491.0 pmol/L。尿醛固酮普通饮食参考值 $9.4 \sim 35.2$ nmol/24h。由于肾上腺皮质病变，分泌醛固酮增多，故血和尿醛固酮升高，见于醛固酮增多症引起的继发性高血压。

（4）血和尿皮质醇 皮质醇（cortisol）主要由肾上腺皮质束状带及网状带细胞分泌。其分泌有昼夜节律性变化，晨8时参考值 $140 \sim 630$ nmol/L，午夜2时参考值 $55 \sim 165$ nmol/L，昼夜皮质醇浓度比值>2。如晨8时皮质醇测定明显升高，昼夜节律消失，甚至夜间水平高于上午正常值，提示皮质醇增多症引起的继发性高血压。24h尿游离皮质醇（24urine free cortisol，24h UFC）不受昼夜节律影响，参考值 $30 \sim 276$ nmol/24h，24h UFC 更能反映肾上腺皮质分泌功能，其升高多提示皮质醇增多症引起的继发性高血压。

（5）血和尿儿茶酚胺 儿茶酚胺（catecholamines，CA）是肾上腺嗜铬细胞分泌的肾上腺素、去甲肾上腺素和多巴胺的总称。血浆儿茶酚胺参考值 < 888pmol/L，尿儿茶酚胺参考值 $71.0 \sim 229.5$ nmol/24h。当高血压发作时，血浆及尿中测定的儿茶酚胺明显高于正常，非发作时轻度升高，考虑嗜铬细胞瘤引起的高血压。

（6）甲状腺功能 血三碘甲腺原氨酸（T3）参考值 $1.6 \sim 3.0$ nmol/L，四碘甲腺原氨酸（T4）参考值 $65 \sim 155$ nmol/L，促甲状腺激素（TSH）参考值 $2 \sim 10$ mU/L，如 T3、T4 升高，TSH 下降，见于甲状腺功能亢进引发的继发性高血压。

（7）其他检查 动脉造影、肾和肾上腺超声、CT 或 MRI、睡眠呼吸监测等。

五、营养代谢特点

原发性高血压的发病机制至今尚未明确，一般认为是多种因素影响了血压，如遗传因素、膳食因素、肾素–血管紧张素–醛固酮系统、中枢神经系统和自主神经系统等。

1. 遗传因素

高血压具有明显的家族聚集性，约60%高血压病人有高血压家族史。父母均有高血压，子女发病概率高达46%。

2. 膳食因素

（1）钠　钠盐摄入过多引起高血压的机制尚未明了，可能有多种因素参与，与细胞外液扩张、心排血量增加、组织过分灌注以致造成周围血管阻力增加和血压增高有关。高盐负荷可使下丘脑产生并释放钠泵抑制因子，导致血管收缩使血压升高；钠能增加动脉对加压物质的敏感性，使阻力血管收缩引起血压升高；高钠可使前列腺素的合成和分泌不足导致血管收缩引起血压升高。

（2）钾　钾通过直接的扩血管作用、改变血管紧张肽原酶–血管紧张肽–醛固酮轴线和肾钠操纵，以及尿钠排出作用而降低血压。

（3）钙　钙有促进尿钠排出作用、调节激素潜在的血管活性作用、调节交感神经系统活性等。

（4）镁　镁作用于血压的生理解释包括血镁升高使血管弹性和收缩力降低、刺激扩张血管剂前列腺素的产生，镁缺乏可增强血管收缩力等。

（5）硒　硒离子可提高细胞膜 Na^+-K^+-ATP 酶和 $Ca^{2+}-Mg^{2+}-ATP$ 酶活性，排出细胞内过剩的 Ca^{2+} 和 Na^+，诱发血管平滑肌钠泵活性增高，促进内皮细胞生成 NO，而产生舒张血管效应，从而抑制血压升高。

（6）脂类　大多数观察研究并未发现总脂肪摄入量和血压之间有固有的关联。由于总脂肪酸的变化常导致其他膳食因素也一起变化，所以血压的反应可能并非只是脂肪摄入量变化所致。脂肪摄入量和各种脂肪酸如何影响血压，以及在这些因素中是否存在着相互作用，仍然不是非常清楚。

（7）蛋白质　大豆富含的精氨酸是一种潜在的血管抑制剂，也是血管抑制剂 NO 的前体。其中优质蛋白质可能通过促进钠的排泄，保护血管壁，或通过氨基酸参与血压的调节而发挥作用。

（8）碳水化合物　有研究证明膳食纤维与血压呈负相关，尤其是可溶性膳食纤维，可能因为影响了胃肠道功能而间接地影响胰岛素代谢，从而起到降低血压的作用。

3. 其他因素

（1）吸烟　烟草中的尼古丁，有兴奋中枢神经和交感神经的作用，可使心率增快、动脉收缩引起血压升高。长期吸烟还会使血液中的炎性因子分泌增加，导致血管内皮损伤，加速动脉硬化，出现血压升高。

（2）酗酒　饮酒可引起交感神经兴奋，使得心率增快，心输出量增加，导致血压升高。大量饮酒的人发生心脑血管疾病比不饮酒的人高出 3~6 倍。

（3）体重　体重增加是血压升高的重要危险因素。腹型肥胖者容易发生高血压，一般来说，超重使发生高血压的危险性增加 2~6 倍，当高血压患者体重下降后血压也随之下降。

（4）药物　口服避孕药可引起血压升高，但一般为轻度，在停药 3~6 个月血压可恢复正常。麻黄碱、肾上腺皮质激素、非甾体抗炎药、甘草等也可使血压升高。

（5）睡眠呼吸暂停综合征　在睡眠状态下，反复出现呼吸暂停或低通气，出现的低氧血症引起交感神经活性增强，同时血压周期性上升使外周小阻力动脉管壁增厚、管腔狭窄，导致血压持续升高。

（6）精神应激　脑力劳动者高血压患病率超过体力劳动者，从事精神紧张度高的职业以及长期在噪声环境中听力敏感性减退者患高血压较多。

六、营养治疗原则

1. 合理膳食

（1）减少总热量的摄入　保持体重的正常恒定。

（2）减少钠盐的摄入　膳食中约 80% 钠盐来自烹调用盐和各种腌制品，每人每日食盐量以不超过 6g 为宜，减少"隐性食盐"，如酱油、味精、咸菜、面碱、防腐剂苯甲酸钠、碳酸氢钠等。

（3）减少脂肪摄入　饱和脂肪酸和胆固醇的摄入量与动脉硬化的发病率及心脑血管疾病的死亡率呈正相关，成人每天膳食中胆固醇的摄入应低于 300mg，少吃或不吃肥肉和动物内脏。

（4）增加膳食纤维的摄入　可抑制胆固醇的吸收，降低血清胆固醇、LDL-C 水平，摄入量与心血管疾病的危险性呈负相关。同时延缓葡萄糖的吸收，有利于预防动脉硬化，降低高血压的发生率及心脑血管病的死亡率。

（5）增加钙、镁的摄入　可降低水的硬度，降低高血压的发病率及心脑血管病的死亡率。乳和乳制品是钙的主要来源，其含钙量丰富，吸收率也高，乳制品还能降低血小板凝集和胰岛素抵抗作用。多食用富含钙的食物，如乳类及其制品、豆类及其制品、鱼、虾等。

（6）增加钾的摄入　钾盐具有调节钠盐引起血压降低的作用，可降低高血压发生率及心脑血管疾病的死亡率。蔬菜和水果是钾的优质来源。

（7）增加维生素的摄入　叶酸、维生素 B_6、维生素 B_{12} 等 B 族维生素，可对抗高同型半胱氨酸血症，减少脑卒中以及其他动脉粥样硬化性疾病。维生素 A、维生素 D、维生素 E 等脂溶性维生素，可清除自由基，减少心脑血管疾病的发病率，富含脂溶性维生素的食物有蛋黄、猪肝、牛乳、坚果、鱼类等。大剂量维生素 C 可使胆固醇氧化为胆酸排出体外，从而改善心脏功能和血液循环，有助于高血压的预防，富含维生素 C 的食物有橘子、大枣、番茄、芹菜叶、油菜、小白菜、莴笋叶等。

（8）适量增加鱼油的摄入 鱼油具有抑制肝脏和胆固醇合成，从而进一步抑制低密度脂蛋白的生成，减少血小板凝聚，防治心脑血管疾病的作用。

（9）适量增加蛋白质摄入 大豆蛋白质作为低饱和脂肪酸和胆固醇膳食的优质蛋白质食物，每天食用25g可降低心脑血管疾病的发病率。

2. 戒烟戒酒

避免烟草中尼古丁对血管内膜的损伤，延缓动脉硬化的进展。饮酒可增加降压药的对抗性，故提倡高血压者戒酒。

3. 适量饮淡茶

茶叶中有维生素 P 和维生素 C、鞣酸、茶碱、咖啡碱等，能够兴奋神经，增强心肌收缩力，增强血管弹性，有利尿作用，如绿茶中含有很多茶多酚，能够更好地减低因咖啡碱升高引起的高血压；山楂茶能够起到扩张血管从而降低血压的作用，部分茶叶还有促进血液循环，改变血液黏度的作用。

4. 运动

有规律的有氧运动可以预防高血压的发生，如慢跑、门球、太极拳、气功等。体力活动还有助于降低体重，两者结合更有利于血压降低。

成人高血压食养指南（2023 年版）

成人高脂血症食养指南（2023 年版）

七、饮食治疗方案

1. 宜用食物

（1）多食用保护血管和具有降压作用的食物，如芹菜、胡萝卜、番茄、黄瓜、木耳、海带等。

（2）多食用富含钙的食物，如乳类及其制品、豆类及其制品、虾、鱼等。

（3）多食富含维生素的新鲜蔬菜、水果，如青菜、小白菜、莴苣、柑橘、大枣、猕猴桃、苹果等。

2. 忌用食物

（1）限制能量过高的食物，尤其是动物油脂或油炸食物。限制能量摄入，控制体重。

（2）限制所有过咸的食物，如腌制品、虾米、松花蛋、含钠高的绿色蔬菜。

（3）高血压宜少量多餐，避免过饱。

（4）戒烟戒酒，避免辛辣刺激饮食。

3. 参考食谱（表 13-2）

高血压患者一日参考食谱如表 13-2 所示。

表 13-2 参考食谱

早餐	低脂牛乳 250mL，小米粥（小米 30g），全麦面包 50g
午餐	米饭（大米 125g），清蒸鲈鱼 150g，木耳青菜（木耳 5g，青菜 100g），胡萝卜西蓝花（胡萝卜 30g，西蓝花 100g），香蕉 100g
晚餐	米饭（大米 125g），肉末豆腐（瘦猪肉 50，豆腐 150g），拌黄瓜 100g，番茄冬瓜汤（番茄 50g，冬瓜 100g）

注：一日膳食中，主要提供能量 7.7MJ，蛋白质 73g（16%），脂肪 43g（21%），碳水化合物 289g（63%），钾 1947mg，钠 2119mg。

八、药物治疗

针对改善生活方式后血压仍未获得有效控制的 1 级以上高血压患者需启动药物治疗。目前主张血压控制值应<140/90mmHg，糖尿病、慢性肾脏病、心力衰竭或病情稳定的冠心病合并高血压病人，血压控制目标<130/80mmHg。对于老年收缩期高血压病人，收缩压控制于 150mmHg 以下，如果能耐受可降至 140mmHg 以下。

目前常用降压药可归纳为五大类，即利尿剂、β 受体拮抗剂、钙通道阻滞剂、血管紧张素转换酶抑制剂和血管紧张素受体拮抗剂。

九、其他治疗

近几年，经皮肾动脉交感神经消融治疗顽固性高血压取得较好效果，针对继发性高血压，及时查出病因并有效去除或控制病因后，高血压可被治愈或症状明显缓解。

第二节 冠心病

一、定义与分类

冠心病全名为冠状动脉粥样硬化性心脏病（coronary atherosclerotic heart disease），冠状

动脉发生粥样硬化引起管腔狭窄、痉挛或者闭塞，导致心肌缺血缺氧或者坏死而引起的心脏病，简称冠心病（coronary heart disease，CHD），也称缺血性心脏病（ischemic heart disease）。

二、流行病学

冠心病是一种严重危害人类健康的心血管疾病，在工业化国家占全部死亡人数的 1/3 左右，在一些发展中国家冠心病的危险因素已升高，发病率和死亡率逐渐增加。全球疾病负担研究资料表明，每年死亡的 4000 多万例（发达国家 1200 万，发展中国家 2800 万）中有 1000 多万例死于心血管疾病，其中发达国家和发展中国家各占 1/2。

三、临床表现特征

一般以胸痛为主要临床表现，发作常由体力劳动或情绪激动所诱发，饱食、寒冷、吸烟、心动过速、血压剧升、用力排便等也可诱发，休息时也可发生。胸痛主要在胸骨体之后，可波及心前区，手掌大小范围，也可横贯前胸，界限不清。胸痛常放射至左肩、左臂内侧达无名指和小指，或至颈、咽或下颌。胸痛常为压迫、发闷或紧缩性，也可有灼烧感，部分伴有出汗、恶心、呕吐、呼吸困难等症状。一般持续数分钟至十余分钟，停止原来诱发症状的活动后即可缓解，或舌下含服硝酸甘油片可在数分钟内缓解。超过半小时仍不缓解，伴有濒死感，考虑急性心肌梗死。部分人群无胸痛症状，仅表现为心悸、胸闷、乏力、眩晕等症状，严重时出现劳力性呼吸困难，端坐呼吸和夜间阵发性呼吸困难等，伴有疲乏、虚弱、食欲下降、腹胀等症状，也可无任何临床症状。

根据临床表现，心电图，血清酶变化及冠脉病变的部位、范围，血管阻塞程度和心肌供血不足发展速度、范围和程度不同可分为五种类型。

1. 隐匿性冠心病

病人无症状，静息时或负荷后有心肌缺血的心电图改变，病理检查无改变。

2. 心绞痛型冠心病

有发作性胸骨后疼痛，为一时性心肌供血不足，病理检查无改变。

3. 心肌梗死型冠心病

持久的胸骨后剧烈疼痛、发热、白细胞计数和血清心肌酶增高以及心电图进行性改变，可发生心律失常、休克或心力衰竭，属冠心病的严重类型。

4. 心力衰竭和心律失常型冠心病

表现为心脏增大、心力衰竭和心律失常，为长期心肌缺血导致心肌纤维化引起。

5. 猝死型冠心病

原发性心搏骤停而猝然死亡，多为缺血心肌局部发生电生理紊乱引起严重心律失常所致。

四、实验室检查

1. 血脂

部分患者脂质代谢异常，即 CHO>5.72mmol/L，LDL>3.64mmol/L，TG>1.70mmol/L 等血清脂质和脂蛋白升高，高密度脂蛋白及载脂蛋白 A 降低。

2. 血糖

部分患者糖代谢异常，即空腹血糖≥7.0mmol/L 和（或）随机血糖≥11.1mmol/L，糖化血红蛋白≥6.5%。

3. 心肌酶谱

指一系列与心肌损伤及功能相关的实验室化验指标。其中肌酸激酶同工酶（CK-MB）正常值 0~25IU/L，升高多提示心肌损伤甚至坏死，多见于冠心病患者胸痛发作时。

4. 肌钙蛋白 T/I

心肌肌钙蛋白 T（cardiac troponin T，cTnT）正常范围 0.02~0.13μg/L，肌钙蛋白 I（cardiac troponin I，cTnI）正常范围<0.2μg/L。cTnT 及 cTnI 均是反映心肌受损的指标，其浓度变化反映心肌细胞损伤的程度，明显升高多见于急性心肌梗死。

5. 心电图

有心肌缺血改变，主要为 ST 段压低或者上抬，T 波低平或者倒置，R 波递减或者消失。有时候有心律失常改变。

6. 超声心电图

一般情况下，心脏超声并没有特异性改变。部分患者有室壁运动不协调表现。

7. 影像学

一般情况下，冠心病 X 线胸片上并没有特异性表现。部分患者胸片提示有冠状动脉钙化。晚期可有心脏扩大，肺淤血改变。CT 血管造影（CT angiography，CTA）以及磁共振显像血管造影（magnetic resonance angiography，MRA）提示动脉粥样硬化。冠状动脉造影是诊断冠心病最直接的方法，血管内超声显像是辅助血管内介入治疗的腔内检查方法。

五、营养代谢特点

冠心病病因尚未完全确定。研究表明本病是多因素作用于不同环节所致，这些因素称为危险因素。除了年龄、性别和家族史属于不可控的危险因素外，其余都是可控的危险因素，即可以通过生活方式或药物干预而控制的，主要有以下方面。

1. 年龄、性别

冠心病临床上多见于 40 岁以上的中老年人，49 岁以后进展较快，每增加 10 岁，其患病率递增 1 倍。50 岁之前，男女性别之间有显著差别，男女比例为（2~5）∶1，女性绝经期后发病率迅速增加，75 岁以上男女冠心病的发病率是相同的，近年来临床发病年龄有年轻化趋势。

2. 家族史

心脏病家族史与冠心病高风险相关，父母均患者有冠心病的子女比父母无冠心病的子女发病率高 4 倍，父母一方患有冠心病的子女比父母无冠心病的子女发病率高 2 倍。

3. 高血压

高血压是冠心病的独立危险因素。血压升高损伤动脉内皮而引发动脉硬化，并加速其过程，出现心肌缺血。收缩压大于 160mmHg 和舒张压大于 95mmHg，其冠心病发病率为血压正常者的 2~3 倍。

4. 糖尿病

高血糖是冠心病发病的独立危险因素。糖尿病患者冠心病的发病率是无糖尿病者的 2 倍，可以引起全身弥漫性血管病变、血管内皮损伤，加速动脉硬化病变的形成。

5. 高脂血症

脂代谢异常是冠心病最重要的危险因素，可增加冠心病的发病率。当动脉有损伤时（如高血压及吸烟引起），脂质会在动脉内膜中沉淀，成为稍隆起的病灶，继之动脉内膜的纤维结缔组织增生形成斑块，从而加速动脉硬化，出现心肌缺血。

6. 吸烟

吸烟是冠心病发病的独立危险因素。烟草中的尼古丁可刺激肾上腺素及去甲肾上腺素的释放，引起血管痉挛或收缩，造成血管内膜损伤，引起血压升高；同时肾上腺素释放可促进血小板聚集，使血黏度上升，加速血管动脉硬化。尼古丁同时可引起交感神经兴奋导致心率增快，心脏负荷过重从而加重心肌缺血。每日吸烟量及烟龄长短与冠心病的发生率呈正相关，被动吸烟也是危险因素。

7. 饮酒

有研究认为少量饮酒可使血中高密度脂蛋白增高，同时可抑制血小板聚集，防止血凝而预防冠心病。但如果大量饮酒，血中高密度脂蛋白不再增高，且随饮酒量增加血清总胆固醇水平升高，加速动脉硬化，出现心肌缺血。酒精对心脏的保护作用可能与以下的机制有关：①提高高密度脂蛋白水平；②降低血小板凝集或凝血；③促进纤溶；④有些酒精性饮料中含有多酚类物质（如葡萄酒），具有抗氧化或血小板抑制的特性。但值得注意的是，饮酒引起血浆高密度脂蛋白升高的同时，也使血浆甘油三酯水平升高，影响脂质代谢。因为酒精除提供能量外，还可刺激脂肪细胞释放脂肪酸，使肝脏合成甘油三酯的前体极低密度脂蛋白增加，并使极低密度脂蛋白与乳糜微粒的清除速度减慢，导致血清甘油三酯水平升高。如果饮酒的同时摄入较多脂肪，这种现象会更明显。

8. 肥胖

肥胖增加冠心病的发病趋势。超过标准体重20%或者BMI>2kg/m²称为肥胖。肥胖者体力输出量大，心肌耗氧量增加，可能成为冠心病的促患因素。[标准体重（kg）= 身高（cm）−105（或110）；体质指数（BMI）= 体重（kg）/身高² （m²）]。

9. 运动

规律、适度的体育锻炼可以改善心脏功能，增加血流量，改善微循环，降低冠心病的发病率。

10. 不合理膳食

过多摄入脂肪、胆固醇以及食盐等，可以加速动脉粥样硬化，增加冠心病的发病率。

六、营养治疗原则

1. 合理膳食

（1）减少总热量的摄入　控制总热量的摄入，保持体重的正常稳定。食物多样、谷类为主，多选用复合碳水化合物，多吃粗粮、粗细搭配，少食单糖、蔗糖和甜食，如甜点心、各种糖果、冰淇淋、巧克力、蜂蜜等。

（2）减少钠盐的摄入　改变嗜咸的饮食习惯，减少食盐、食品添加剂和味精等使用量有助于减少膳食钠摄入量。膳食中约80%钠盐来自烹调用盐和各种腌制品，每人每日食盐量以不超过6g为宜，减少"隐性食盐"，如酱油、味精、咸菜、苏打、防腐剂苯甲酸钠、碳酸氢钠等。

（3）减少脂肪的摄入　一般脂肪的摄入占每天饮食的20%，适当增加不饱和脂肪酸的摄入，如多用植物油、海鱼、豆类等，可适当吃一些瘦肉、鸡肉，少用煎炸食品、动物油等。烹调菜肴时，应尽量不用猪油、黄油等含有饱和脂肪酸的动物油，最好用香油、花生油、豆油、菜籽油等含有不饱和脂肪酸的植物油。限制胆固醇的摄入，禁止或限制高胆固醇食物，如动物肝脏。

（4）增加膳食纤维的摄入　膳食纤维摄入量与心血管疾病的危险性呈负相关，膳食纤维可抑制胆固醇的吸收，降低血清胆固醇、低密度脂蛋白水平，同时延缓葡萄糖的吸收，有利于预防动脉硬化，降低冠心病的死亡率且有通便作用，对降低体重有一定帮助。因此，建议多吃粗粮、杂粮、菌类、绿色蔬菜等，如黄豆、绿豆、蚕豆等杂粮，海带、紫菜、木耳、蘑菇、新鲜的水果、蔬菜等。

（5）增加微量元素的摄入　蔬菜水果中含大量的光化学营养物质，多种维生素、矿物质、膳食纤维等，每日摄入400~500g新鲜蔬菜、水果有助于降低冠心病的危险。增加叶酸、维生素 B_6、维生素 B_{12} 的摄入量可降低血清同型半胱氨酸的水平，有利于降低冠心病的发病率和死亡率。维生素 C、β-胡萝卜素等有抗氧化和清除自由基的作用，促进心肌代谢，增加血管韧性，抗动脉硬化作用，如绿叶蔬菜及黄色蔬果等。硒也是一种重要的抗氧化物质，它是谷胱甘肽过氧化物酶（glutathione peroxidase，GPX）的重要组成成分。GPX能使细胞膜中的脂类免受过氧化氢和其他过氧化物的作用，从而保护了细胞膜和细胞。硒对降低冠心病的发病率、保护心血管和心肌健康的作用是肯定的。硒含量最丰富的食品是海产品、动物内脏，其次为肉类、乳类、谷物以及蔬菜。禽蛋中胆固醇含量高，有 WHO/FAO 专家在报告中提出，对禽蛋的摄入量宜限制在 3~4 枚/周为好。

（6）保证蛋白质的摄入　一般蛋白质的摄入在每天饮食的 13% 左右，需要多食用植物蛋白质和含不饱和脂肪酸的蛋白质食物，这样可以保证营养的供给。乳类除含丰富的优质蛋白质和维生素外，含钙量较高，且利用率也很高，是天然钙质的极好来源。因此冠心病病人要常吃乳类，但以脱脂乳为宜。大豆含有丰富的异黄酮、蛋白质、精氨酸等，增加大豆制品摄入量可对血脂产生有利的影响，大豆蛋白质具有降低血清胆固醇和抗动脉粥样硬化的作用，每天摄入 25g 以上可降低心血管疾病的危险性。

2. 戒烟

避免烟草中尼古丁对血管内膜的损伤，延缓动脉硬化的进展。改善因长期吸烟导致的缺氧状态，从而降低血液黏稠度，改善心肌供血。

3. 戒酒

长期大量饮酒（>60g/d 酒精）使总死亡率和各种类型冠心病的危险性增加。

4. 适量饮淡茶

茶是人类膳食中抗氧化物质的主要来源，其类黄酮、多酚类、绿原酸等物质的含量比蔬菜、水果高出数倍。茶叶中有维生素 P、维生素 C、鞣酸、茶碱、咖啡碱等，能够兴奋神经，增强心肌收缩力，增强血管弹性，促进血液循环，改变血液黏度等，从而改善心肌缺血。

七、饮食治疗方案

1. 宜用食物

（1）富含优质植物蛋白质的豆类及其制品。

（2）富含膳食纤维的粗粮，如玉米、小米、高粱等。

（3）富含维生素、矿物质及膳食纤维的新鲜蔬菜、水果，如猕猴桃、苹果、大枣。

（4）富含优质蛋白质及不饱和脂肪酸的深海鱼类。

（5）富含特殊成分，有降脂、降压作用的食物，如海带、香菇、木耳、洋葱、大蒜等。

2. 忌用食物

（1）限制能量过高的食物，尤其是动脉油脂或油炸食物，如肥猪肉、炸鸡等。限制能量摄入，控制体重。

（2）限制所有过咸、过甜的食物，如腌制品、虾米、松花蛋、含钠高的绿色蔬菜、食用糖、蜂蜜等。

（3）高血压患者宜少量多餐，避免过饱。

（4）戒烟戒酒。

3. 参考食谱

冠心病患者的一日参考食谱如表 13-3 所示。

表 13-3　参考食谱

早餐	脱脂牛乳 200mL，玉米花卷 50g，小米粥（小米 30g）
午餐	米饭（大米 125g），虾仁豆腐（虾仁 50g，豆腐 100g），番茄炒蛋（番茄 80g，低胆固醇鸡蛋 50g），胡萝卜西蓝花（胡萝卜 30g，西蓝花 100g），苹果 100g
晚餐	米饭（大米 125g），清蒸小黄鱼（小黄鱼 100g），拌黄瓜 100g，香菇菜心（香菇 30g，青菜 100g）

注：一日膳食中主要提供能量 7.6MJ，蛋白质 76g（16.7%），脂肪 35.7g（17.7%），碳水化合物 257g（65.6%），胆固醇 257.62mg，钠 2~5g。

八、药物治疗

1. 调整血脂药物

常见有阿托伐他汀、瑞舒伐他汀、辛伐他汀、普伐他汀等。

2. 抗血小板药物

常见有阿司匹林、氯比格雷、替格瑞洛等，静脉应用常见有替罗非班、阿西单抗等。

3. 溶栓药物和抗凝药物

溶栓药物常见有尿激酶、链激酶、阿替普酶等，抗凝药物常见有普通肝素、低分子量肝素、华法林以及新型口服抗凝药，如利伐沙班、达比加群酯等。

4. 改善心脏重构和预后的药物

血管紧张素转换酶抑制剂及血管紧张素 Ⅱ 受体拮抗剂。

5. 针对缺血性症状的相应治疗

硝酸酯类可使血管扩张，减少心肌缺氧和改善心肌灌注，常用药物有单硝酸异山梨酯片；β-受体拮抗剂能抑制心脏 β 肾上腺素能受体，减慢心率、减弱心肌收缩力、降低血压从而降低心肌耗氧量，常用美托洛尔和比索洛尔；钙通道阻滞剂，通过抑制心肌兴奋—收缩偶联中钙离子作用，从而抑制心肌收缩，减少心肌耗氧量，扩张冠状动脉，解除冠状动脉痉挛等作用，常见药物有地尔硫卓；其他药物如曲美他嗪、尼可地尔等。

九、介入及外科手术治疗

介入治疗指经皮腔内球囊扩张术和支架植入术。外科手术指冠状动脉旁路移植术。

第三节　脑血管疾病

一、定义与分类

脑血管疾病（cerebrovascular disease）是指脑血管病变所引起的脑功能障碍，广义上脑血管病包括由栓塞和血栓形成导致的血管闭塞、血管破裂、血管壁损伤或通透性发生改变、凝血机制异常、血液黏度异常或血液成分异常变化引起的疾病。脑血管疾病按照病程发展可分为短暂性脑缺血发作、进展性卒中和完全性卒中；按照脑的病理改变可分为缺血性卒中和出血性卒中，前者包括脑血栓形成和脑栓塞，后者包括脑出血和蛛网膜下腔出血。

二、流行病学

脑血管病是一种危害健康、威胁生命、影响劳动力的常见病和多发病。2020 年 Lancet 发表的文章显示，脑血管疾病已上升为所有疾病负担的第 3 位。2018 年中国脑血管防治指南显示，脑血管疾病在人口死因顺序中居第 1 位，与西方发达国家相比，我国脑血管病的发病率和死亡率明显高于心血管疾病。我国城市人口脑血管病的年发病率、年死亡率和时间点患病率分别为 219/10 万、116/10 万和 719/10 万；农村地区人口分别为 185/10 万、142/10 万和 394/10 万。据此估算，全国每年新发脑血管病患者约 200 万人，每年死于脑血管病患者约 150 万人。我国脑血管疾病的地理分布表明，除西藏自治区外，呈现北高南低、东高西低的发病趋势。脑血管疾病的发病具有明显季节性，寒冷季节发病率高，尤其是出血性疾病。脑血管疾病的发病率和死亡率男性显著高于女性，男女之比为（1.1~1.5）∶1。随着社会的进步和人民生活水平的提高以及人口的老龄化趋势，脑血管疾病的发病年龄有提前趋势，但高发年龄逐渐向后推迟。还有研究表明，脑血管病的发病情况与社会经济状况、职业及种族等有关，且随年龄增加而上升。

三、临床表现特征

脑血管疾病具有发病急、变化快、病情重、危险大的特点。临床症状取决于病变性质（出血/缺血）、部位、损害程度、代偿情况等。

1. 全脑症状

头痛、头晕、呕吐、嗜睡、意识迟钝，严重时可昏迷。

2. 局部症状

颈内动脉系统偏瘫、偏盲、偏身感觉障碍，优势半球损害时可产生运动性或感觉性失语、失用、失读等；椎底动脉系统出现眩晕、复视、眼震、声音嘶哑、吞咽困难、感觉异常、共济失调、猝倒发作等。

四、实验室检查

1. 血脂

部分患者脂质代谢异常，即 CHO＞5.72mmol/L，LDL＞3.64mmol/L，TG＞1.70mmol/L 等血清脂质和脂蛋白升高，高密度脂蛋白及载脂蛋白 A 的降低。

2. 血糖

部分患者糖代谢异常，即空腹血糖≥7.0mmol/L 和（或）随机血糖≥11.1mmol/L，糖化血红蛋白≥6.5%。

3. CT

短暂性脑缺血发作大多正常，急性脑梗死早期有时不能显示病灶，但对排除脑出血至关重要，多数病例发病 24h 后逐渐显示梗死病灶。大面积脑梗死有脑积水和占位效应。

4. 磁共振

短暂性脑缺血发作大多正常，少数在发病早期显示一过性缺血灶，呈小片灶，有 1～2mL。可显示早期缺血性梗死病灶。

5. 造影检查

CTA、MRA、数字减影血管造影（digital subtraction angiography，DSA）检查均可见血管狭窄、动脉粥样硬化改变。

五、营养代谢特点

1. 与脑卒中相关的疾病危险因素

（1）高血压　高血压与脑卒中密切相关已被许多流行病学研究证实。无论是何种原因所致血压升高，不论年龄和性别，无论是收缩压还是舒张压升高，也无论是出血性还是缺血性脑卒中，高血压都是一个最重要的、公认的、独立的危险因素。大量证据表明，血压升高的程度与脑卒中危险性的增加呈明显正相关。

（2）心脏病　各种原因所致的心脏损害，如风湿性心脏病、冠状动脉硬化性心脏病、高血压性心脏病以及先天性心脏病，包括可能并发的各种心肌损害，如心房纤颤、房室传导阻滞、心功能不全、左心室肥厚、细菌性心内膜炎和各种心律失常等，均可增加脑卒中（特别是缺血性脑卒中）的风险。

（3）糖尿病　糖尿病是脑卒中的肯定危险因素，女性糖尿病病人发生脑梗死的危险性大于男性，接受胰岛素治疗的病人危险性大于未使用胰岛素者，其原因尚不明确。

2. 宏量营养素与脑卒中的关系

（1）碳水化合物　碳水化合物与动脉硬化及高脂血症有密切的关系。高碳水化合物易引起高脂血症，高脂血症又易引起动脉硬化。

（2）脂肪与胆固醇　血浆胆固醇水平与总死亡率呈 U 形相关，缺血性脑卒中位于 U 形曲线的左支。多数研究观察到血浆胆固醇水平与脑出血呈负相关。缺血性脑卒中与冠心病在病理基础方面有许多相似之处，均与动脉粥样硬化有关，应该有共同的危险因素——血浆胆固醇水平升高。

（3）蛋白质　膳食蛋白质与脑卒中的关系研究很少。血液中游离的色氨酸进入大脑影响 5-羟色胺的合成，大量的甲硫氨酸与赖氨酸可使脑中异亮氨酸、亮氨酸及精氨酸耗竭，因此，氨基酸的供给应平衡。

3. 其他

（1）吸烟　烟草中的尼古丁可促进释放肾上腺素及去甲肾上腺素，引起血管痉挛或收缩，造成血管内膜损伤，引起血压升高；同时肾上腺素释放可促进血小板聚集，使血黏度上升，加速血管动脉硬化。被动吸烟也是危险因素。

（2）饮酒　少量饮酒并不对脑卒中构成危险，甚至有不少研究认为是脑卒中的保护因素。但过量饮酒或长期饮酒增加出血性脑卒中的危险早已得到公认。对于脑梗死，各国的研究结论差距较大，尚缺乏一致性。

（3）茶　茶叶中含有茶碱、鞣酸、氮、粗蛋白、粗纤维及灰分等。茶碱能使头脑保持清醒状态，增加精神活动能力，使思维清楚敏捷，还能使脉搏加快，血压略微升高，心脏肌肉的刺激增强。茶碱对脊髓反射中枢有兴奋作用，能使肌肉收缩更有力。茶碱及其化合物是一种利尿剂，能使尿比重略低于正常水平，减少尿内盐及尿素含量。

（4）咖啡　健康人饮速溶咖啡 12g 后做葡萄糖耐量试验可出现游离脂肪酸增加的现象，且饮用咖啡者血液葡萄糖和丙酮酸较不饮者高，恢复慢，故脑动脉硬化及冠心病病人不宜饮用咖啡。

六、营养治疗原则

同"第二节冠心病的营养治疗原则"。

七、药物治疗

1. 缺血性脑血管病

（1）调整血脂药物　降低总胆固醇以及低密度脂蛋白为主的药物，常见有阿托伐他汀、瑞舒伐他汀、辛伐他汀、普伐他汀等。必要时联合依折麦布或者前蛋白转化酶枯草溶菌素 9（PCSK9）抑制剂。

（2）抗血小板药物　常见有阿司匹林、氯比格雷、替格瑞洛等，静脉应用常见有替罗非班、阿昔单抗等。

（3）溶栓药物和抗凝药物　大面积脑梗死溶栓药物常见有尿激酶、链激酶、阿替普酶等，抗凝药物常见有普通肝素、低分子量肝素、华法林以及新型口服抗凝药，如利伐沙班、达比加群酯等。

（4）其他治疗　对于高纤维蛋白原血症的缺血性脑血管病，可选用降纤酶治疗，如降纤酶、巴曲酶等，注意出血并发症。活血化瘀性中药制剂也有一定作用，如丹参、三七、葛根等。

2. 出血性脑血管病

卧床休息、管理血压、亚低温治疗、积极降颅压治疗。如肝素治疗并发的脑出血可用鱼精蛋白中和；华法林治疗并发的脑出血可用维生素 K_1 拮抗。

八、介入及外科手术治疗

针对血管狭窄明显的患者可选择颈动脉内膜切除术、颈动脉血管成形术和支架置入术等介入治疗，必要时可考虑颅内血管旁路移植术；针对大面积脑梗死伴有严重水肿患者可行去骨瓣减压术；针对脑出血必要时选择去骨瓣减压术、小骨窗开颅血肿清除术、钻孔血肿抽吸术或脑室穿刺引流术等。

思考题

1. 高血压的合理膳食治疗原则有哪些？
2. 冠心病可控制的危险因素有哪些？
3. 脑卒中的合理膳食原则。

第十四章
血液系统疾病

学习目标

1. 掌握常见贫血性疾病的临床表现和鉴别诊断。
2. 了解常见出血性疾病的临床表现和治疗、预防措施。

第一节 贫血性疾病

营养性贫血是指机体因铁、叶酸、维生素 B_{12}、维生素 D 等营养物质相对或绝对地减少，使血红蛋白的形成或红细胞的生成不足，以致造血功能低下的一种疾病。营养性贫血多发于 6 个月至 2 岁的婴幼儿、妊娠期或哺乳期妇女以及胃肠道等疾病所致营养物质吸收较差的患者。临床上营养性贫血主要包括缺铁性贫血及巨幼细胞贫血两种类型。

一、缺铁性贫血

（一）铁缺乏的病因

1. 铁摄入不足而需要量增加

多见于婴幼儿、青少年、妊娠和哺乳期妇女。

2. 膳食铁利用率低或吸收障碍

膳食中的铁分为血红素铁（色素铁）和非血红素铁，且分别存在于动物性食品和植物性食品中。动物性食品（肉类、家禽、海鲜）中的血红素铁，以卟啉铁的形式在肠黏膜上皮细胞直接吸收利用，不受膳食因素影响。植物性食品（红茶、可可、谷类、干果等）中的非血红素铁主要以 $Fe(OH)_3$ 的形式与蛋白质、氨基酸、有机酸结合，此外也有部分非血红素铁，以铁蛋白、含铁血黄素、含铁酶等形式存在于动物性食品中，易受膳食因素影响。

粮谷类主食中的植酸盐，蔬菜中草酸，膳食纤维，过量钙、锌等二价金属元素，蛋黄中的卵黄高磷蛋白，茶和咖啡中的单宁等可抑制铁的吸收。胃酸缺乏或胃肠功能紊乱可使铁吸收障碍。动物性食品中的"肉因子"（meat factor）、植物性食品中的维生素 C、食品中的有机酸（如乳酸、柠檬酸、酒石酸等）可促进铁吸收。血红素铁和非血红素铁吸收率均不高，当机体铁营养状况差或需要量增加时，吸收利用率都会有所提高。铁吸收不良最常见的原因是腹腔疾病，如胃切除术、胃旁路手术和幽门螺杆菌感染等。

3. 铁丢失过多

长期慢性缺铁而得不到纠正则造成缺铁性贫血。如胃肠道疾病（结肠癌、胃癌、良性胃溃疡、痔疮等），寄生虫病（蛔虫、钩虫和鞭虫等）可引起铁缺乏。

4. 药物影响

许多药物与缺铁性贫血有关，如非甾体抗炎药可导致失血增加，质子泵抑制剂和 H_2 受体拮抗剂等可减少铁吸收。

5. 遗传缺陷

如控制十二指肠铁吸收的基因突变引起的贫血（如 *SLC11A2*）、维持全身铁稳态的基因突变（如 *TMPRSS6*）等。

（二）发病机制

铁是合成血红蛋白的主要原料。红细胞内缺铁时，新生的红细胞中血红蛋白合成不足，可以影响 DNA 的合成及幼红细胞的分裂增殖，还可以使红细胞复制能力降低、寿命缩短、自身溶血增加，造成小细胞低色素性贫血。此时血液中红细胞不能正常进行氧与二氧化碳的交换，造成各组织细胞缺氧、功能障碍。

（三）临床表现

1. 一般表现

由血容量减少引起皮肤、口唇黏膜、眼结膜和甲床苍白；因铁蛋白酶缺乏引起上皮组织损害，如口角炎、舌炎、皮肤干燥、角化和萎缩、毛发易折与脱落；指甲不光整、扁平甲、反甲和灰甲。

2. 心血管和呼吸系统表现

因缺氧引起心悸、乏力、气促。轻度贫血时仅有活动后呼吸加深加快，重度贫血时即使平静状态也可能有气短甚至端坐呼吸。

3. 神经系统表现

贫血缺氧导致神经组织损害引起头晕、耳鸣、眼花、困倦、烦躁、易怒。小儿生长发育迟缓、智力低下，学龄儿童注意力不集中、记忆减退、学习能力下降。

4. 消化系统

因消化腺分泌减少甚至萎缩，导致消化不良，消化功能减退，出现腹胀、恶心、腹泻、便秘，还可以出现异食癖。

5. 泌尿生殖系统

因睾酮分泌障碍，导致男性性征减弱；女性容易出现月经异常。还可出现蛋白尿、多尿等肾功能衰竭表现。

6. 其他

因红细胞寿命缩短导致脾大，因免疫功能低下易导致感染。

（四）诊断

铁缺乏是一个连续的过程，大致可分为铁减少期（iron depletion，ID），缺铁性红细胞生成（iron deficient erythropoiesis，IDE）和缺铁性贫血（iron deficiency anemia，IDA）三个阶段。

诊断指标有血清铁蛋白（SF）、血清铁（SI）、总铁结合力（TIBC）、血清转铁蛋白饱和度（TS）、红细胞游离原卟啉（FEP）、血液锌原卟啉（ZPP）、血清转铁蛋白受体（sTfR）、血液学指标（MCV、MCH、MCHC）、骨髓涂片及骨髓铁染色等。

（1）铁减少期（ID）　①SF<12μg/L；②骨髓细胞化学铁染色显示骨髓小粒里细胞外铁消失，铁粒幼红细胞少于15%；③Hb 及血清 Fe 等指标可正常。

（2）缺铁性红细胞生成（IDE）　①ID 的①+②；②TS<15%；③FEP/Hb>4.5μg/gHb；④Hb 尚可正常。

（3）缺铁性贫血（IDA）　①IDE 的①②③；②符合小细胞低色素性贫血的血象特点：男性 Hb<120g/L，女性 Hb<110g/L，孕妇 Hb<100g/L，MCV<80fL，MCH<27pg，MCHC<32%。

（4）病因学诊断　积极查找原发病，明确缺铁性贫血发生的病因，如慢性失血、恶性肿瘤等。

（五）鉴别诊断

1. 铁粒幼细胞贫血

红细胞铁利用障碍性贫血为小细胞性贫血，血液学表现类似于 IDA。血清铁蛋白浓度正常或增高，血清铁饱和度增高。骨髓检查可见特征性的环状铁粒幼红细胞，骨髓小粒里含铁血黄素颗粒增多。

2. 珠蛋白生成障碍性贫血

珠蛋白生成障碍性贫血又称地中海贫血，多有家族史及溶血表现。红细胞数多增高，并可见大量靶形红细胞，血清铁浓度通常正常或增高，骨髓储存铁、铁蛋白、血清转铁蛋白饱和度也增高。

3. 慢性病性贫血

当合并炎症、感染、肿瘤或肝脏疾病等慢性病时，由于铁代谢异常，骨髓对贫血代偿不足，红细胞寿命缩短等可使血清铁蛋白和骨髓小粒含铁血黄素增多。血清铁、总铁结合力、血清铁饱和度减低。

4. 先天性转铁蛋白缺乏症

多为常染色体隐性遗传病。血浆中缺少或缺乏转铁蛋白，骨髓中用以合成血红蛋白的铁减少。血清铁、总铁结合力、血清铁蛋白及骨髓含铁血黄素均明显减低。

（六）治疗和预防措施

1. 根除病因

找到原发病，去除缺铁原因。对营养缺乏引起的 IDA 要合理调节膳食（如婴幼儿、青少年和妊娠妇女等）；对慢性胃肠道疾病、寄生虫感染等引起的 IDA 要积极治疗原发病。

2. 合理膳食

婴幼儿母乳喂养 6 个月后要及时添加富含铁的食物，如富含铁米粉、动物肝脏、动物全血、鱼肉、畜禽肉等，以及非动物性食物，如豆类和绿叶蔬菜等。对于成人也要做到不偏食，不挑食，适当食用铁强化食品。育龄期、妊娠期和哺乳期妇女需要补充铁。根据 2016 年 WHO 的指南，对于婴儿和儿童贫血患病率在 40% 及以上的地区，应以常规补充铁剂作为预防贫血的手段，每年应连续每日给药 3 个月。具体给药剂量为：1. 6~23 月龄婴幼儿，每日给药 10~12.5mg 元素铁，剂型为滴剂或糖浆；2. 24~59 月龄幼儿，每日给药 30mg 元素铁，剂型为滴剂、糖浆或片剂；3. 5~12 年龄儿童，每日给药 30~60mg 元素铁，剂型为片剂或胶囊。对于所有妊娠妇女，建议每日口服铁剂，含元素铁 30~60mg，叶酸 400μg。并且建议用药尽早开始，贯穿孕期全程。对于孕期贫血患病率大于 40% 的地区，建议使用高补铁剂量（60mg/d）。

3. 铁剂治疗

首选口服铁剂，如硫酸亚铁、右旋糖酐铁、葡萄糖酸亚铁、山梨醇铁、琥珀酸亚铁和多糖铁复合物等。硫酸亚铁应在两餐之间服用，且应避免同时服用铁吸收抑制剂。服用铁剂后一般外周血网织红细胞在 3~7d 内上升，3 周左右恢复正常；血红蛋白一般在 2 周左右开始上升，2 个月左右恢复正常。铁蛋白和血红蛋白恢复后，继续服用铁剂 1~2 个月，就可以停用铁剂治疗。

4. 提高食物铁的利用率

植物性食品中的铁以非血红素铁的形式存在，尽管含量较高，但难于吸收；动物性食品中的铁以血红素铁的形式存在，约占40%，易于吸收。与维生素 C 同服可增加膳食铁的吸收率，但它会增加与口服补铁剂相关的副作用，如上腹部不适、恶心、腹泻和便秘等。多食富含钙的食物可部分减少植酸、草酸对铁吸收的影响，有利于铁的吸收。长期素食者缺乏脂类，会降低对铁的吸收。茶和咖啡中因含有单宁应该从富含铁的餐食中减少或去除。茶可以使铁的吸收减少90%左右。因此，在食物中增加铁含量是改善人口铁状况的有效公共卫生干预措施。

5. 铁缺乏监测

目前尚无铁缺乏早期的筛查指标，可以将血红蛋白含量作为缺铁性贫血的筛查指标。

二、巨幼细胞贫血

巨幼细胞贫血（megaloblastic anemia，MA）是指叶酸（folic acid）、维生素 B_{12}（钴胺素）缺乏或某些影响核苷酸代谢的药物引起 DNA 合成障碍所致的一类贫血，常伴或不伴其他血细胞减少。外周血中红细胞的平均体积（MCV）和平均血红蛋白（MCH）均高于正常，呈大细胞性贫血，骨髓中出现巨幼红细胞、粒细胞、巨核细胞为此类贫血的共同特点。

（一）病因和发病机制

1. 叶酸缺乏原因

（1）摄入不足　主要原因为营养不良，如偏食、长期素食者、老年人、长期酗酒者；食物加工不当，如烹饪时间过长或温度过高；合并感染、腹泻或溶血的早产儿；牛乳哺养的婴儿等都可发生叶酸缺乏。但单纯由于摄入不足而引起的巨幼细胞贫血已十分少见。

（2）需要量增加　妊娠期妇女、生长发育期的儿童和青少年、患有溶血性贫血时细胞更新加速、恶性肿瘤、白血病、甲亢等疾病时叶酸需要量都会增加。

（3）吸收障碍　小肠吸收功能不良，如长期腹泻、呕吐、肠炎等；影响叶酸代谢或吸收的药物，如抗癫痫药物、阿司匹林、磺胺类药物等均可影响叶酸的吸收和利用。

（4）利用障碍　甲氨蝶呤、环丝氨酸、乙胺嘧啶等抗核苷酸代谢药物，甲基-FH_4 转移酶、N_5-N_{10}-甲烯基 FH_4 还原酶、FH_2 还原酶和亚氨甲基转移酶等可影响叶酸的利用。

（5）丢失过多　慢性肾衰患者，在透析治疗过程中，叶酸会经透析液排出。

2. 维生素 B_{12} 代谢及缺乏的原因

（1）摄入不足　长期素食者、偏食、婴幼儿喂养不当或未及时添加辅食，可因摄入减

少导致维生素 B_{12} 缺乏。

（2）吸收障碍　吸收障碍是引起维生素 B_{12} 缺乏最常见的原因，可见于：①恶性贫血，该疾病是内因子生成障碍而引起的一种疾病，多见于胃切除、胃黏膜萎缩及胰腺疾病等；②胃酸、胃蛋白酶、胰蛋白酶缺乏；③肠道疾病：回肠大范围切除、炎症性肠病或局限性回肠炎、盲袢综合征、热带口炎性腹泻等皆可影响维生素 B_{12} 与叶酸的吸收；④先天性内因子缺乏或维生素 B_{12} 吸收障碍；⑤药物影响：秋水仙碱、二甲双胍、对氨基水杨酸等；⑥肠道寄生虫：阔节裂头绦虫病等与宿主竞争摄入的维生素 B_{12}，多由于食用未加工或未煮熟的鱼而感染。

（3）利用障碍　先天性钴胺素转运蛋白（TC）缺乏，引起维生素 B_{12} 输送障碍。甲氨蝶呤、氨基蝶呤等生物合成下降，致 DNA 复制紊乱。

3. 发病机制

叶酸在体内的活性形式是 N_5-甲基 FH_4 和 N_5，N_{10}-甲烯基 FH_4，是体内一碳单位的载体，它们作为辅酶参与体内氨基酸、嘧啶和嘌呤核苷酸的代谢。在 DNA 合成中，叶酸介导的一个重要的一碳单位转移是在胸苷酸合成酶作用下，N_5，N_{10}-甲酰基 FH_4 作为甲基的供体，催化 dUMP 甲基化形成 dTMP，继而形成 dTTP。由于叶酸缺乏，dUMP 转变成为 dTMP 的生化反应受阻，进而使 DNA 合成的原料 dTTP 缺乏，导致 DNA 合成障碍、复制延迟，RNA 合成所受影响不大，最终导致细胞核发育停滞，而胞浆仍继续发育成熟，细胞呈现核浆发育不平衡，细胞体体积较正常为大的巨幼细胞。粒系和巨核系也有类似的 DNA 合成与成熟障碍，粒系可见巨幼样变和中性粒细胞分叶过多现象，由于细胞为修复异常 DNA 所合成的新的 DNA 片段复制起点多，不能连接成新的 DNA 子链，在形成双螺旋时，易受机械损伤和破坏，使粒红巨三系细胞分化成熟异常，在骨髓中过早死亡，导致全血细胞减少。黏膜上皮组织也因 DNA 合成障碍而影响口腔和胃肠道功能。

（二）临床表现

巨幼细胞贫血起病一般缓慢，叶酸缺乏与维生素 B_{12} 缺乏共同的表现为巨幼细胞贫血与消化道症状，而维生素 B_{12} 缺乏，尤其是恶性贫血的患者可出现神经系统症状。

1. 一般表现

巨幼细胞贫血轻者仅皮肤、黏膜苍白而无自觉症状，贫血逐渐发生时可出现乏力、头晕、心悸、易倦怠。由于 DNA 合成障碍可累及口腔及消化道黏膜上皮细胞，表现为食欲缺乏、恶心、厌食、腹胀、腹泻，并有反复发作的舌炎、舌痛、牛肉样舌、舌乳头萎缩、味觉减退甚至消失。

2. 造血系统

由于成熟红细胞寿命短，可有轻度黄疸，眼结膜、口唇、指甲等处明显苍白，头发细黄而稀疏。由于粒红巨三系造血细胞减少，患者常伴有感染及出血倾向，可有紫癜、鼻出血及月经过多等出血表现。

3. 神经系统表现和精神症状

早期可表现为外周神经病变，如指、趾的感觉异常，伴有振动感和自身感觉障碍，而后由于脊髓侧索和后索等均受损，可进展为共济失调、步态不稳、行走困难，肌痉挛及肌腱反射亢进。脑神经受损时可出现抑郁、嗜睡、精神错乱。

（三）诊断

1. 叶酸、维生素 B_{12} 缺乏的临床表现

如感觉异常、本体感觉丧失、精神状态改变、认知缺陷、易怒、狂躁、抑郁、视神经萎缩、嗅觉丧失、舌炎、失禁和阳痿等。

2. 血液学检查

外周血多见白细胞减少，血小板减少，全血细胞减少。外周血呈大细胞性贫血（MCV>100fL），红细胞明显大小不一，易见大红及巨大红细胞，可见大椭圆形红细胞、卵圆形红细胞、点彩红细胞等。可见中性粒细胞细胞核分叶过多现象，分 5 叶者>5%或分 6 叶者>1%。可见 LDH 升高，间接胆红素升高。

3. 骨髓红系增生旺盛

红系比例明显增高，原早期红细胞易见，细胞体变大，细胞核变大，呈现典型的巨幼变（核幼浆老），可见巨原始红细胞、巨早幼红细胞、巨中幼红细胞及巨晚幼红细胞、可见双核，Howell-Jolly 小体，花瓣核等现象；粒细胞系易见巨晚幼粒及巨杆状核粒细胞；部分巨核细胞可见细胞体过大，分叶过多现象。

4. 血清叶酸浓度和/或维生素 B_{12} 浓度降低

5. 叶酸和/或维生素 B_{12} 试验性治疗有效

叶酸或维生素 B_{12} 治疗一周左右，网织红细胞上升者，可考虑是叶酸或维生素 B_{12} 缺乏。

（四）鉴别诊断

1. 骨髓增生异常综合征（myelodysplastic syndrome，MDS）

外周血可有全血细胞减少及大细胞贫血的表现，骨髓中可见到红系有巨幼样改变。巨幼细胞贫血与 MDS 的鉴别主要靠 MDS 有典型病态造血及发育异常现象，病态造血可波及巨核系及粒系细胞。细胞遗传学改变有助于二者鉴别。

2. 再生障碍性贫血

外周血可有全血细胞减少现象，但骨髓有核细胞增生低下。骨髓涂片和骨髓活检病理有助于二者鉴别。

3. 溶血性贫血

溶血性贫血的骨髓中幼红细胞不会出现典型的巨幼改变。此外，溶血性贫血的肝功能、尿含铁血黄素、血红蛋白尿等特殊试验常有助于二者鉴别。

（五）治疗和预防措施

1. 原发病的治疗

有胃肠道疾病、自身免疫病、甲状腺功能低下的患者要积极治疗原发病，去除病因。药物诱发的巨幼细胞贫血应酌情停药。

2. 补充叶酸或维生素 B_{12}

（1）叶酸缺乏 口服叶酸，每天 15~20mg，直至贫血表现完全消失。胃肠道不能吸收者可肌肉注射四氢叶酸钙，每天 3~6mg，直至血红蛋白恢复正常，一般不需维持治疗。由于叶酸基本无副作用，孕妇可口服适当剂量叶酸进行预防性干预。维生素 C 和维生素 B_6 能促进叶酸的利用，可同时口服，以提高疗效。

（2）维生素 B_{12} 缺乏 肌肉注射维生素 B_{12}，每次 500μg，2 次/周，直至血红蛋白恢复正常。若有神经系统表现，治疗维持半年到一年。恶性贫血或胃全部切除者需终生采用维持治疗。目前主张维生素 B_{12} 和叶酸联合应用，再加服维生素 C，可提高疗效。

（3）预防措施 纠正不良的饮食习惯及烹饪方式，避免偏食和过度烹饪。婴幼儿要及时添加辅食，青少年和妊娠妇女多补充新鲜蔬菜水果。如有必要可口服小剂量叶酸或维生素 B_{12} 进行预防性治疗。

第二节 出血性疾病

出血性疾病是一类由于血管壁、血小板、凝血因子数量及质量、抗凝与纤溶等止血机制的异常或缺陷所致的疾病统称，表现为自发出血或轻微损伤后出血不止。

出血性疾病大体上可分为遗传性和获得性两大类。遗传性出血性疾病多见于血友病 A、血友病 B、血小板无力症、巨大血小板综合征、2-抗纤溶酶缺乏症、毛细血管扩张症等；获得性出血性疾病多见于血小板减少症、肝病、肾衰竭、血液病、药物、DIC 等。维生素缺乏症在我国比较常见，一些维生素的缺乏常导致出血性疾病的产生，目前国内外已有不少研究证明维生素 C 和维生素 K 缺乏会增加出血性疾病的发病率。当患者有维生素 K 缺乏症、维生素 C 缺乏症、营养不良和（或）吸收不良时要及时了解患者的营养状况。缺乏维生素 K 会减少机体中凝血酶原的合成，从而导致出血时间延长，缺乏维生素 C 可以引起牙龈肿胀、出血、皮肤瘀点、瘀斑以及全身广泛出血。出血性疾病种类繁多，发病机制多样，我们要根据不同病因给予相应治疗。

一、维生素 K 概述

（一）一般性质

1. 结构和分类

维生素 K（vitamin K）又称凝血维生素，属于脂溶性维生素家族成员，含有一个共同的化学结构 2-甲基-1,4-萘醌环和一个可变的脂肪侧链。维生素 K_1、K_2 是天然存在的，属于脂溶性维生素；而维生素 K_3、K_4 是通过人工合成的，是水溶性的维生素，它们的性质较 K_1 和 K_2 稳定，而且能溶于水，可用于口服或注射。

2. 来源

人类维生素 K 的来源：①从食物中来，主要是维生素 K_1，占 40%～50%，如甘蓝、西蓝花、菠菜等深绿色叶蔬菜，西梅干、猕猴桃、蓝莓、黑莓、葡萄等水果以及松子、腰果、开心果等坚果是膳食维生素 K 的主要来源，其次是某些叶醌含量不高的植物油或脂肪。维生素 K_2 的主要来源是发酵食品、乳酪、纳豆、鸡蛋蛋黄和肉类（猪肉、牛肉、鸡肉）等。②从肠道细菌合成，主要是维生素 K_2，占 50%～60%，主要是在回肠内由能够进行食物发酵的细菌和结肠微生物群的特定厌氧细菌产生的，有些抗生素抑制上述消化道的细菌生长，影响维生素 K 的摄入。

3. 代谢

少量维生素 K 在小肠被吸收后，随乳糜微粒而代谢，并通过淋巴系统输送到肝脏和其他组织。

（二）生化作用

1. 参与 γ-羧基谷氨酸合成

血液里的凝血因子 II、VII、IX、X 及抗凝血因子蛋白 C、S、Z 等都是维生素 K 依赖性蛋白质（VKDP），它们在肝细胞中以无活性前体形式合成，只有当其分子中 4～6 个谷氨酸残基羧化成 γ-羧基谷氨酸（Gla）后才具有生物活性。而维生素 K_1 和维生素 K_2 都被认为是 γ-谷氨酰羧化酶（GGCX）的辅因子，在细胞微粒体内，该酶可以将谷氨酸（Glu）转化为 γ-羧基谷氨酸（Gla），从而使以上维生素 K 依赖性蛋白质具有生物活性，进一步发挥生物学作用。如果维生素 K 缺乏，那么上述四种凝血因子合成受抑，将不能正常发挥止凝血作用。

2. 参与骨骼代谢

维生素 K 是一种多功能维生素，除辅助凝血蛋白的合成外，维生素 K 也有助于骨骼的代谢。维生素 K 通过刺激成骨细胞分化，提高碱性磷酸酶和胰岛素样生长因子等某些骨形成标志物的水平，以及通过 γ-谷氨酰羧化调节细胞外基质矿化来促进骨形成。此外，维生素 K 通过其抗代谢活性，即减少破骨细胞分化和抑制成骨细胞凋亡来防止骨吸收。

（三）生理功能

1. 参与凝血和抗凝过程

维生素 K，即凝血因子 γ-羧化酶的辅酶，又是凝血因子 II、VII、IX、X 合成的必需物质，参与导致纤维蛋白凝块形成的级联反应。当人体缺少维生素 K 时，会导致以上凝血因子合成障碍，导致凝血酶原时间（PT）或活化部分凝血活酶时间（APTT）增加，从而导致临床出血事件的发生。

2. 参与骨骼代谢和预防软组织的钙化

维生素 K（特别是维生素 K_2）通过诱导成骨细胞增殖、减少其凋亡和增加成骨基因的表达来改善成骨细胞的功能，促进成骨细胞向骨细胞转化，具有抗骨质疏松作用。

3. 其他

维生素 K 对调节组织中的钙代谢、细胞生长和增殖、氧化应激、炎症反应、胰岛素抵抗、神经系统鞘脂的合成及降低心血管疾病的风险具有重要作用。

（四）维生素 K 缺乏与出血性疾病

1. 维生素 K 缺乏的原因

（1）成人维生素 K 缺乏的原因 ①饮食摄入不足、不能进食、神经性贪食症和神经性厌食症等；②抗生素或抗维生素 K 代谢的药物可以抑制肠道细菌生长，减少维生素的合成。如头孢菌素、头孢孟多及香豆素、类香豆素类药物（如华法林、水杨酸等）、抗癫痫药、抗结核药等；③吸收障碍：与胃肠道疾病（如胆道梗阻、炎症性肠病、慢性胰腺炎、腹部手术等）或肝脏疾病有关。

（2）儿童维生素 K 缺乏的原因 ①维生素 K 不能通过胎盘转运，而是在妊娠 10 周由胎儿独立合成，浓度随着胎龄的增加而逐渐升高，脐带血中维生素 K 的含量不足母血的 10%，甚或更低；②新生儿肝脏功能尚未完全，肠道菌群尚未建立，凝血因子 II、凝血因子 VII、凝血因子 IX、凝血因子 X 含量仅为正常成人水平的 30%～60%，至出生后 2～12 个月接近成人水平；③摄入减少：单纯母乳喂养未添加辅食的婴幼儿，因母乳中维生素 K 含量仅为牛乳中含量的 1/4，所以易致维生素 K 的缺乏，此外由于小儿生长发育快，对维生素 K 需要量较大，更易导致维生素 K 的缺乏。

2. 维生素 K 缺乏性出血性疾病

（1）分类 维生素 K 缺乏性出血（vitamin K deficiency bleeding，VKDB）可根据病因和发病年龄进行分类。

①根据发病病因可分为特发性或继发性 VKDB 两种类型。特发性是指除母乳喂养外，发病原因尚不清楚。而继发性 VKDB 多由于维生素 K 摄入不足、吸收不良、消耗增加或维生素 K 拮抗剂引起，常见的是胆汁淤积。

②根据发病年龄将 VKDB 分为早发型、经典型和晚发型。

（2）诊断和鉴别诊断

①诊断：在临床上可根据病史、临床表现、体格检查及实验室检查对维生素 K 缺乏进行简单快速诊断。a. 膳食调查和询问病史，找出维生素 K 缺乏的危险因素；b. 临床表现：有无贫血及出血症状，如皮肤黏膜出血、黑便、脐及胃肠道出血、颅内出血等；c. 凝血功能检查：如果存在维生素 K 缺乏，则维生素 K 依赖因子（Ⅱ、Ⅶ、Ⅸ、Ⅹ因子）活性下降，使凝血酶原时间（PT）或活化部分凝血活酶时间（APTT）延长，但是凝血酶时间（TT）、纤维蛋白原、血小板计数均在正常范围内，但 PT 并不是评价维生素 K 缺乏的灵敏指标；d. 血清维生素 K_1 浓度，与膳食维生素 K_1 摄入量呈正相关；e. 脱羧性血清维生素 K 依赖蛋白：凝血因子Ⅱ、Ⅶ、Ⅸ、Ⅹ及凝血酶原前体蛋白 C、S 等需要依赖维生素 K 在羧化酶催化下经 γ-羧化才能产生有效的钙结合位点，转化成为具有生物活性的凝血因子，如果维生素 K 缺乏或存在拮抗剂时只能作为无活性蛋白即凝血酶原前体蛋白（protein induced by vitamin K absent ceⅡ，PIVKA-Ⅱ）存在而不能发挥凝血功能，导致出血性疾病的发生。常用酶联免疫吸附试验方法测定；f. 此外还有羧化不全骨钙素（under carboxylated osteocalcin，unOc）、尿 γ-谷氨酸及维生素 K 代谢物 5C 和 7C 等；g. 维生素 K 治疗有效。

②鉴别诊断：a. 先天性凝血因子缺乏性疾病：如血友病等，多有反复出血史及家族史，PT 或 APTT 延长，凝血因子检查可以明确诊断；b. 肝脏疾病：不仅 PT 延长，非维生素 K 依赖性凝血因子Ⅰ、Ⅴ、Ⅷ水平也降低。

③DIC：除了 PT 和 TT 延长外，纤维蛋白原等非维生素 K 依赖性凝血因子及血小板也减少。

④消化道出血：如应激性溃疡、急性胃黏膜损伤、肠穿孔、坏死性小肠结肠炎等，在早期可表现为 PT、APTT、TT、Fbg 水平升高，而后恢复正常，同时伴有血小板减少。结合病史、实验室检查、服用维生素 K 后，PT 结果没有降低或出血没有停止有助于鉴别。

（五）治疗和预防措施

1. 病因治疗

去除原发病。

2. 饮食治疗

多食富含维生素 K 的绿叶蔬菜、某些食用油、纳豆、干酪、鸡肉等。

3. 补充维生素 K

可口服、皮下或肌肉注射维生素 K_1，当出血较轻时可采用口服的方式。针对已出现出血症状的新生儿，则需缓慢静注维生素 K_1 1～2mg，当出血症状较严重时如经典型维生素 K 缺乏性出血可皮下或肌肉注射 5～10mg 维生素 K_1，连续三天。必要时可采用静脉注射方式或输入新鲜血浆、新鲜冰冻血浆或冷沉淀物。

4. 预防措施

中国成人膳食维生素 K 的适宜摄入量（AI）为 80μg/d，可从富含维生素 K 的食物中获得，以下几种情况需补充维生素 K_1 的含量：①为有效预防新生儿出血，孕妇在产前 1～2 周可口服维生素 K_1 10mg/d，或在产前 12～24h 内肌注或缓慢静注 2mg，对产前服用了抗维生素 K 代谢药物的孕妇，可在妊娠最后三个月及分娩前肌肉注射维生素 K_1 10mg/d；②新生儿宜在出生后 6h 内常规肌肉注射或缓慢静脉滴入维生素 K_1 0.5～1mg，或首次口服 2mg 维生素 K_1，在 2～4 周和 6～8 周时各重复一次。

二、维生素 C 概述

（一）一般性质

1. 结构和分类

维生素 C（vitamin C）又名抗坏血酸（ascorbic acid），是一种含有 6 个碳原子的酸性多羟基化合物。维生素 C 包括两种主要形式，左旋抗坏血酸（L-ascorbic acid）和右旋抗坏血酸，后者无生物活性。通过氧化还原反应，二者之间可以相互转化。维生素 C 的生物作用是作为还原剂，在各种酶和非酶反应中提供电子。此外，D-异抗坏血酸是维生素 C 的结构类似物，常被用作抗氧化剂，以减少食品生产中亚硝胺的形成，避免诱发癌变。当人类在饮食中不能摄入维生素 C 时，就会导致维生素 C 缺乏。

2. 代谢

维生素 C 主要储存在肝脏、大脑和骨骼肌中。维生素 C 在体内的代谢过程尚无定论，主要包括抗坏血酸-抗坏血酸盐之间的酸碱平衡反应及抗坏血酸盐-脱氢抗坏血酸之间的氧化还原反应。

维生素 C 在摄入人体后大约 2～3h 血浆浓度达到峰值。

（二）维生素 C 缺乏与出血性疾病

1. 维生素 C 缺乏的原因

（1）摄入不足　膳食中缺乏新鲜水果和蔬菜，或过度烹饪造成维生素 C 破坏过多。单纯母乳喂养或未及时添加辅食的婴幼儿。

（2）吸收障碍　胃肠道疾病、慢性腹泻或胃酸缺乏会减少维生素 C 的吸收。

（3）需要量增加　炎症性疾病、外科手术后、烧伤、吸烟、甲状腺炎、糖尿病、子痫前期、小儿生长发育过快、妊娠和哺乳期对维生素 C 需求增加。

（4）服用药物 服用阿司匹林、抗生素、肾上腺皮质激素和降钙素等药物干扰维生素 C 的代谢。

（5）代谢综合征相关疾病 高血压、糖尿病、肥胖等。

2. 维生素 C 缺乏性出血性疾病

坏血病是长期缺乏维生素 C 导致的疾病。随着大量水果、蔬菜以及多种维生素的广泛食用，维生素 C 缺乏症的病患在当今世界已很少见。

（1）维生素 C 缺乏的流行病学 坏血病（scurvy）一词指的是长期缺乏维生素 C 导致的疾病，它是在远洋航海的船员中普遍存在的问题。1933 年，英国化学家 Norman Haworth 阐明了维生素 C 的化学结构，至此维生素 C 缺乏所引起的坏血病才可以根治。

（2）临床表现 早期症状包括呼吸困难、虚弱、疲劳、易怒、抑郁。最常见的皮肤表现是毛囊角化过度、丘疹、毛囊周围出血、易见瘀点瘀斑、干燥症、腿部水肿、伤口愈合不良，毛发卷于毛囊内，称为螺旋状毛发；牙龈异常，包括牙龈肿胀、变色和出血；背部和关节积液、关节疼痛很常见，在坏血病的晚期，由于骨膜下疼痛，患者倾向于保持典型的屈髋和屈膝位。在婴儿期和儿童期，肋软骨交界处因骨干骺半脱位，在肋骨边缘留下一个明显的串珠状隆起。

（3）诊断和鉴别诊断

①诊断：在临床上可根据病史、临床表现、X 射线检查及实验室检查对维生素 C 缺乏进行简单快速诊断。

a. 膳食调查和询问病史，找出维生素 C 缺乏的危险因素。

b. 临床表现：精神异常如虚弱、疲劳、易怒；牙龈肿胀、皮肤黏膜瘀点、瘀斑、出血、黑便、血尿等出血症状。

c. 骨骼 X 射线片特征：骨干骺端临时钙化带增厚致密及骨质疏松。

d. 毛细血管脆性试验阳性。

e. 血清维生素 C 含量降低，与膳食维生素 C 摄入量呈正相关。

f. 维生素 C 负荷试验：口服维生素 C 主要经尿液排出，测定尿液中排出的维生素 C 含量来评估体内维生素 C 的负荷状态。

g. 维生素 C 试验治疗有效。

②鉴别诊断：同维生素 K 缺乏性出血性疾病鉴别诊断部分内容。

（三）治疗和预防措施

1. 病因治疗

去除原发病。

2. 饮食治疗

多食用富含维生素 C 的新鲜水果和蔬菜，避免过度烹饪。母乳喂养可以预防婴幼儿维生素 C 的缺乏，要及时添加果泥和辅食。

3. 补充维生素 C 制剂

①维生素 C 轻度缺乏：口服维生素 C 100~200mg/d；维生素 C 重度缺乏：口服维生素 C 300~500mg/d，一天三次，饭前或吃饭时服用。②如患者口服障碍或吸收不良时，可用静脉或肌肉注射方式，婴幼儿 100~200mg/d，成人 500~1000mg/d，一天一次。症状好转后改为口服 50~100mg/次，一天三次。③根据需要适当补充其他维生素，如维生素 D、叶酸避免巨幼红细胞贫血的发生。④对症治疗：保持口腔清洁，避免继发感染、止痛，服用铁剂，纠正贫血；因维生素 C 缺乏导致的骨膜下血肿或骨折，可用维生素 C 治疗，不需手术治疗。

4. 预防措施

均衡饮食，多食用富含维生素 C 的水果和蔬菜，尤其是孕妇及乳母。提倡母乳喂养，产后 2~3 个月需添加含维生素 C 丰富的食物。成人每日推荐的维生素 C 摄入量为 60mg/d，每天至少需要摄入 5 种水果和蔬菜，相当于每天摄入 150~200mg 维生素 C。

思考题

1. 简述常见贫血性疾病的临床表现和鉴别诊断。
2. 简述常见出血性疾病的临床表现和治疗、预防措施。

第十五章
生殖系统疾病

学习目标

了解常见的男性、女性生殖系统疾病的检查方法和治疗方法。

第一节　睾丸下降异常

一、定义

男性患儿出生以后睾丸未正常降入阴囊称为睾丸下降异常。

二、机制

睾丸下降异常在男性生殖系统畸形中最为常见。受精卵在发育 12 周至 7 个月间，睾丸经腹膜后从腹股沟管下降至阴囊。在此过程中，睾丸停滞于其行经的任何位置，不再下行，就形成睾丸下降异常。

三、危害

1. 影响造精生育功能

睾丸若不在正常阴囊内位置，3 岁左右将停止发育，曲细精管的细胞将停留于单层细胞，不能生成精子，导致成年后生育功能受影响。在青春期，睾丸虽不发育，呈萎缩状态，但间质细胞仍继续发育，可分泌雄激素，第二性征不受影响。

2. 恶性癌变

睾丸下降异常患者常发生睾丸萎缩、癌变，其恶变概率较正常睾丸大 20~46 倍，而腹内睾丸又比腹股沟患者多 4 倍。异常位置温度高于阴囊内温度也是促使睾丸癌变的重要原因。

3. 其他

因为位置、解剖等原因，睾丸下降异常易引起睾丸外伤、睾丸扭转及并发腹股沟疝。

四、病因

1. 解剖因素

①因解剖结构异常，在胎儿时期，将睾丸引入阴囊的索状引带短缩、无力或缺如，导致睾丸不能正常下降或下降不彻底。

②阴囊入口被纤维组织梗阻，导致睾丸下降异常，多为单侧。

2. 内分泌因素

①睾丸对促进睾丸下降的促性腺激素不敏感，导致下降动力不足，进而引起睾丸下降异常。

②母体缺乏足量的促性腺激素，影响睾酮的产生，影响睾丸下降的动力。由内分泌因素所致者，多为双侧性。

五、临床表现

无明显不适，体检可见阴囊发育不良或空虚，阴囊单侧或双侧正常位置不能触及睾丸，可在阴囊入口或腹股沟区触及，但不能推入阴囊，仍不能触及者须行超声检查确定其具体位置，如腹腔、腹膜后、腹股沟管等。

六、实验室病因学检查

1. 尿液中 17-酮类固醇

尿液中 17-酮类固醇指皮质激素及性激素中在 17 碳位上有酮基者，包括雄酮、表雄酮、去氢异雄酮、11-氧雄酮、11-羟雄酮等，大部分以结合形式存在。17-酮类固醇主要是肾上腺及睾丸雄激素的代谢产物，男性 2/3 来自肾上腺，1/3 来自睾丸，女性则主要来自肾上腺。尿 17-酮类固醇（17-KS）可反映肾上腺皮质激素、糖皮质激素及性腺分泌的总的情况，对于评价肾上腺分泌雄激素的功能具有较大的价值。

2. 卵泡刺激素（follicle-stimulating hormone，FSH）

FSH 是腺垂体嗜碱性细胞分泌的一种激素，成分为糖蛋白。卵泡刺激素调控人体的发育、生长、青春期性成熟以及生殖相关的一系列生理过程，刺激生殖细胞的成熟。FSH 内部分裂的速度晚于其他细胞激素，主要作用为促进卵泡成熟。促进卵泡颗粒层细胞增生分化，促进整个卵巢长大发育。对男性而言，FSH 作用于睾丸曲细精管，可促进精子形成。

3. 睾酮

睾酮由男性的睾丸或女性的卵巢分泌，肾上腺也分泌少量睾酮，具有维持肌肉强度及质量、维持骨质密度及强度、提神及提升体能等作用。睾酮对男子生殖器官及其他重要器官的作用相当复杂，其生物化学过程尚未完全阐明。但是，睾酮可能影响许多身体系统和功能，包括血生成、体内钙平衡、骨矿化作用、脂代谢、糖代谢和前列腺增长。

由内分泌因素导致的睾丸下降异常，以上三种激素均呈下降表现。

七、治疗

一岁以内的睾丸下降异常可持续观察，部分患儿随着机体的不断生长，睾丸可自行下降至正常位置。一岁以后睾丸仍不能下降者，应采取①内分泌治疗：使用促性腺素释放素喷鼻、绒毛膜促性腺激素肌注等进行治疗，内分泌因素导致的患儿可获得一定程度疗效；②手术引降：内分泌药物治疗无效者应在 2 岁之内实施手术，以尽早引降睾丸至正常位置，防止其癌变及对生育功能的影响。

第二节　包茎和包皮过长

一、定义

包茎是指包皮口狭窄或包皮与阴茎头粘连，使包皮不能上翻外露阴茎头。包皮过长是指包皮覆盖于全部阴茎头和尿道口，但仍可上翻。

二、危害

1. 感染

包茎、包皮过长时，由皮脂腺分泌物和上皮脱屑组成的包皮垢或包皮结石，易积聚于包皮下，发生细菌感染，造成阴茎头包皮炎。

2. 排尿困难

炎症、粘连可导致尿道外口狭窄，严重时尿道外口明显狭窄，引起排尿不畅，排尿困难。

3. 尿路扩张和肾功能损害

排尿困难若进行性加重，尿液反流，导致膀胱、输尿管扩张，进而损害肾脏功能，引起肾功能障碍或衰竭。

4. 阴茎癌

包皮垢及慢性炎症对阴茎头的慢性刺激，可引起阴茎头上皮的异常增生，是导致阴茎癌的重要因素。

三、治疗

包皮过长易于上翻者，应经常翻开清洗，保持局部清洁。对于包茎或包皮过长开口较小，屡发阴茎头包皮炎者，应行包皮环切术。

第三节　急性细菌性前列腺炎

一、病因

①过度劳累、久坐、免疫力下降、饮酒、性刺激过度。

②继发于慢性前列腺炎。

③经尿道留置尿管或进行器械操作后。

④细菌性膀胱炎及尿道炎时，尿液经前列腺导管逆行至前列腺，引起前列腺的急性炎症。

⑤经直肠或会阴进行前列腺穿刺时，细菌可直接或通过淋巴管进入前列腺，导致急性前列腺炎发生。

⑥菌血症或败血症时，身体其他部位的细菌经过血液播散至前列腺。急性前列腺炎的常见致病菌为 G^- 肠道杆菌、葡萄球菌、链球菌等，偶有厌氧菌。

二、临床表现

①起病急，伴高热、寒战、尿频、尿急、尿痛及会阴部疼痛，也会出现排尿困难或急

性尿潴留。

②查体：直肠指诊前列腺肿大、触痛明显、局部温度增高，形成脓肿者有波动感。

③B 超可见前列腺体积增大，内部回声不均匀。

三、实验室检查

急性前列腺炎常伴有尿道炎和膀胱炎，进行尿细菌培养及药物敏感试验，常能培养出致病菌，确定敏感抗生素，对治疗提供依据。

四、治疗

1. 全身支持治疗

卧床休息，大量饮水，解热镇痛。

2. 急性尿潴留可行耻骨上膀胱穿刺造口引流，尽量避免经尿道留置尿管。

3. 抗菌治疗

在未确定致病菌前，可首先使用氨苄西林、头孢菌素、环丙沙星等广谱抗生素或口服复方磺胺甲唑等药物。如疗效不满意，应根据细菌培养及药敏结果及时调整药物。抗菌治疗不能在满足体温正常、症状消失后停止，总疗程应至少持续 2 周，如果并发前列腺脓肿，应经会阴做引流术。

第四节　慢性前列腺炎

慢性前列腺炎分为慢性细菌性前列腺炎、慢性非细菌性前列腺炎和前列腺痛三种类型。多发生于青壮年。

一、病因

慢性细菌性前列腺炎主要感染途径是感染的尿液经前列腺导管逆流至前列腺，少数由急性细菌性前列腺炎迁延引起。饮酒、过度性刺激、下尿路梗阻是诱发及加重因素，致病菌多为 G^- 肠道杆菌。

慢性非细菌性前列腺炎更为常见，病原体为沙眼衣原体、解脲脲原体、隐球菌等。

前列腺痛的病因与盆底肌、前列腺括约肌紧张、尿液反流、前列腺受到尿液的化学刺激有关。

二、临床表现

慢性前列腺炎病人的临床症状多样，轻重程度因人而异，相同的疾病在不同个体可以出现完全不同的表现。

1. 尿路刺激症状

大多数病人存在程度不同的尿频、尿急、尿痛、尿道不适或烧灼感等尿路刺激征，也可同时伴随尿线变细、排尿困难症状。与下尿路感染相比较，这些症状比较轻微，部分病人在排尿终末或大便时尿道口会出现白色分泌物。

2. 疼痛

疼痛是几乎所有病人都会存在的症状，疼痛部位常位于会阴部、阴囊和睾丸、耻骨上、下腹部、腰骶部、腹股沟部。性质一般为持续性钝痛，如胀痛或坠痛等，有时疼痛剧烈，难以忍受，部分病人射精时有痛感或射精后症状加重，甚至出现血精。

3. 性功能障碍

部分病人存在早泄或阴茎勃起功能障碍。

4. 精神紧张

部分病人因为疾病迁延不愈或对慢性前列腺炎缺乏正确认识，出现精神紧张、萎靡、情绪低落、头昏、失眠等表现，严重者出现神经官能症。

三、检查和诊断

对于慢性前列腺炎，可行分段尿前列腺液细菌培养法进行检查。方法是消毒尿道口后，留最初尿 10mL 作标本 VB1，中段尿作标本 VB2，然后按摩前列腺，采集前列腺液作标本 EPS，再留尿 10mL 作标本 VB3，4 个标本均进行细菌培养。细菌性前列腺炎时，EPS 和 VB3 的细菌计数高于 VB1 和 VB2，前列腺液镜检可见白细胞增多（>10 个/高倍镜视野），卵磷脂小体减少。慢性非细菌性前列腺炎时前列腺液可见多量白细胞，但细菌培养为阴性。而前列腺痛前列腺液内无白细胞增多，且细菌培养为阴性。物理检查时，经直肠指诊，病变早期，前列腺一般比较饱满，可有轻触痛，前列腺液较多；病程较长时，前列腺体积缩小，质地韧硬，超声检查可见前列腺内部回声不均匀，前列腺被膜增厚。

四、治疗

前列腺液细菌培养容易受尿道杂菌的影响，准确性差。因此对于慢性细菌性前列腺炎应该选择足量敏感抗生素进行治疗，疗程至少 6 周，症状缓解后可停药；症状不缓解，应调整抗生素。复方磺胺咪唑、喹诺酮类抗生素因对前列腺腺泡有较强的穿透力，故为治疗首选药。红霉素、多西环素、头孢菌素也有较好的效果，可以每两周交替使用。尚可用解痉、止痛、镇静催眠等药物方法对症治疗。

除药物治疗以外，也可使用温水坐浴、前列腺按摩、药物离子透入、微波等物理疗法对慢性前列腺炎进行治疗。此外患者要提高认识，增强信心，养成良好的生活习惯，忌酒，忌辛辣食物，避免久坐或长时间骑车，坚持坐浴，保持适度规律性生活，加强体育锻炼等。

第五节　急性附睾炎

一、病因

急性附睾炎主要由逆行感染所致，细菌从后尿道经输精管逆行感染至附睾，也可经淋巴管或血液途径感染，中青年多见。病原菌多为大肠杆菌、变形杆菌、葡萄球菌等。感染首先累及附睾尾部，逐渐向附睾头部发展，最初表现为蜂窝织炎，进而发展形成小脓肿，精索增粗，有时睾丸也充血肿胀。感染控制消退以后，附睾管周围的组织纤维化可使管腔堵塞，如发生在双侧，可导致梗阻性无精子症。

二、临床表现

发病突然，多继发于下尿路感染。首要表现为阴囊疼痛，可放射至同侧腹股沟或腰部。附睾肿胀，体积增大，触痛明显，伴有高热。发病前常有膀胱炎、前列腺炎等症状。体检可见阴囊皮肤潮红，附睾肿大，严重时与睾丸界限不清，精索水肿增粗。血液实验室检查可见白细胞数及中性粒细胞比率升高，尿液细菌培养可呈阳性。

三、诊断和鉴别诊断

根据上述临床表现，诊断并无困难，但需与睾丸扭转、附睾及睾丸肿瘤等相鉴别。睾丸扭转多见于青少年儿童，发病突然，阴囊局部症状严重，疼痛剧烈、附睾、睾丸均肿大，有明显触痛，超声有助于鉴别，急性附睾炎显示血流增加，睾丸扭转则显示血流阻断。睾丸及附睾肿瘤为囊内无痛性肿物，超声检查及肿瘤标记物检查有助于鉴别。

四、治疗

急性期卧床休息，多饮水，避免性刺激；托起阴囊以缓解疼痛；服用解热止痛剂；初期可用冷敷消肿，后期可热敷或物理治疗加速炎症消散；抗生素治疗，疗程为 4 周；形成脓肿者，需切开引流。

第六节　慢性附睾炎

一、病因

慢性附睾炎多为急性附睾炎未能彻底治愈所致，也可因长期轻度感染所致。慢性附睾炎可因附睾纤维化引起附睾管闭塞。如发生双侧慢性附睾炎可因精子不能通过导致男性不育。

二、临床表现

慢性附睾炎主要表现为阴囊内肿物，多无症状，多在体检中发现或由病人自己偶然发现。部分病人出现阴囊坠胀不适，胀痛，性生活后加重。附睾部位局限性增大，质地较硬，可触及结节，与睾丸界限清楚，精索和输精管可增粗。

三、治疗

主要治疗手段为对症处理，包括热敷、理疗等，急性发作时可根据病情使用抗生素。症状明显、反复发作或形成脓肿者可行手术切除附睾。

第七节　多囊卵巢综合征

多囊卵巢综合征（polycystic ovarian syndrome，PCOS）在临床上以雄激素过高的临床或生化表现、持续无排卵、卵巢多囊改变为特征，常伴有胰岛素抵抗和肥胖，是一种最常见的妇科内分泌疾病之一。其病因至今尚未阐明，目前研究认为，可能是由于某些遗传基因与环境因素相互作用所致。

一、内分泌特征

内分泌特征有①雄激素过多；②雌酮过多；③黄体生成激素/卵泡刺激素（LH/FSH）比值增大；④胰岛素过多。

二、临床表现

PCOS 多起病于青春期，主要临床表现包括月经失调、雄激素过量和肥胖。

三、实验室检查

1. 基础体温测定

表现为单相型基础体温曲线。

2. B 型超声检查

见卵巢增大，包膜回声增强，轮廓较光滑，间质回声增强；一侧或两侧卵巢各有 12 个以上直径为 2~9mm 无回声区，围绕卵巢边缘，呈车轮状排列，连续监测未见主导卵泡发育及排卵迹象。

3. 诊断性刮宫

应选在月经前数日或月经来潮前 6h 内进行，刮出的子宫内膜呈不同程度增殖改变，无分泌期变化。

4. 腹腔镜检查

见卵巢增大，包膜增厚，表面光滑，呈灰白色，有新生血管。包膜下显露多个卵泡，无排卵征象、无排卵孔、无血体、无黄体。镜下取卵巢活组织检查可确诊。

5. 内分泌测定

（1）血清雄激素　睾酮水平通常不超过正常范围上限 2 倍，雄烯二酮常升高，脱氢表雄酮、硫酸脱氢表雄酮正常或轻度升高。

（2）血清 FSH、LH　血清 FSH 正常或偏低，LH 升高，但无排卵前出现 LH 峰值。LH/FSHL 比值≥2。LH/FSH 比值升高多出现于非肥胖型患者，肥胖患者因瘦素等因素对中枢 LH 的抑制作用，LH/FSH 比值也可在正常范围。

（3）血清雌激素　雌酮（E1）升高，雌二醇（E2）正常或轻度升高，并恒定于早卵泡期水平，E1/E2>1，高于正常周期。

（4）尿 17-酮类固醇　正常或轻度升高。正常时提示雄激素来源于卵巢，升高时提示肾上腺功能亢进。

（5）血清催乳素（PRL）　20%~35%的 PCOS 患者可伴有血清 PRL 轻度增高。

（6）其他　腹部肥胖型患者，应检测空腹血糖及口服葡萄糖耐量试验（OGTT），还应检测空腹胰岛素（正常值<20mU/L）及葡萄糖负荷后血清胰岛素（正常值<150mU/L）。肥胖型患者可有甘油三酯增高。

四、诊断

PCOS 的诊断为排除性诊断。目前较多采用的诊断标准是欧洲生殖和胚胎医学会与美国生殖医学会 2003 年提出的鹿特丹标准。①稀发排卵或无排卵；②高雄激素的临床表现和（或）高雄激素血症；③卵巢多囊改变：超声提示一侧或双侧卵巢直径 2~9mm 的卵泡≥12个和（或）卵巢体积≥10mL；④3 项中符合 2 项并排除其他高雄激素病因，如先天性肾上腺皮质增生、库欣综合征、分泌雄激素的肿瘤。

五、治疗

1. 调整生活方式

对肥胖型多囊卵巢综合征患者，应控制饮食和增加运动以降低体重和缩小腰、围，可增加胰岛素敏感性，降低胰岛素、睾酮水平，从而恢复排卵及生育功能。

2. 药物治疗

（1）调节月经周期　定期合理应用药物，对抗雄激素作用并控制月经周期。

（2）降低血雄激素水平。

3. 手术治疗

腹腔镜下卵巢打孔术：对 LH 和游离睾酮升高者效果较好。

六、多囊卵巢综合征患者的营养评价及健康管理

PCOS 病程跨度长，可历经胎儿期、青春期、妊娠期、围绝经期、绝经期等多个时期，坚持长期且有效的随访及管理非常困难，不仅需要医务人员强烈的责任心和患者很好的依从性，还需要病友互助、家属支持等很多其他条件配合才有可能实现。

首先，引导患者改变有病看病的旧观念，树立自我健康管理的新理念，这是 PCOS 患者有效完成随访及健康管理的第一步，通过患者自己的行为来保持和增进自身健康，监控和管理自身疾病的症状和征兆，减少疾病对自身、社会功能、情感和人际关系的影响，并

持之以恒地治疗自身疾病。具体来说，可以通过个体咨询、集体宣教、健康处方、网络视频等方式，使患者全面了解 PCOS 发生、发展和预后，了解 PCOS 的各种危害及长期自我健康管理的优势，进而内心产生自我管理的需求。同时，医护人员及时给予鼓励及督促，使自我管理的理念慢慢形成并维持稳定。

其次，建立患者病例在院登记制度，对病情严重患者建立提醒机制，配合强化患者的自我管理模式。建议患者定期复诊，体质量、腰臀围、血压、OGTT、血脂、肝肾功能、性激素、超声（肝、胆、胰、脾、心脏及子宫内膜）等项目应定期检查，同时应关注相关危险因素，如年龄、吸烟、肥胖、糖尿病、高血压、血脂异常、个人或家族史、静脉血栓栓塞事件或血栓形成等。对于病情严重患者，如患者未按时复诊，则需主动联系患者督促及时复诊。复诊期间，则按自我健康管理内容，包括维持健康生活方式、控制体质量、去除不良生活习惯等，实现自我管理控制疾病的发展。另外，由于目前认为宫内高雄激素增加子代 PCOS 患病风险，且 PCOS 患者子代孤独症发病风险增加，同时 PCOS 患者妊娠期并发症如妊娠期糖尿病、子痫前期和巨大儿等显著增加。因此拟生育之前，必须完善激素及糖脂代谢等相关指标检查，达到正常范围内时再妊娠，可明显改善妊娠结局，降低妊娠期并发症的风险。

最后，针对随访中出现的异常情况给予及时干预与治疗。由于青少年 PCOS 肥胖患病率很高，与 PCOS 相关的不良影响如心血管疾病和代谢疾病风险的增加，管理肥胖应该是 PCOS 治疗策略的一个重要组成部分。

1. 自我体质量管理

自我体质量管理是 PCOS 患者临床随访管理的重要内容，长期保持健康的生活习惯，将体质量控制在一定范围内尤为重要。要设定目标体质量、绘制自我体质量管理图、低糖低脂饮食、科学运动、患者主导、医患合作等。而对于月经周期延长甚至毫无规律的患者，为了调整月经周期及防止子宫内膜癌的发生，短效避孕药的应用不可避免，但长期应用时仍应考虑避孕药对内分泌、代谢和心血管健康可能产生的影响，并考虑年龄、体质及种族差别，权衡利弊选择使用。

2. 心理健康管理

PCOS 患者常因体型肥胖、多毛、痤疮等容易产生自卑、恐惧、抑郁的悲观情绪，因减重期间抑制进食、饥饿、运动疲劳、减重缓慢等问题而焦虑，可能导致亚健康甚至更为严重的心理状态。家人和随访的医务人员应该给予他们关注、支持和鼓励，及时疏导患者不良情绪，鼓励、支持患者坚持治疗疾病的信心。

第八节 子宫颈癌

子宫颈癌一般称为宫颈癌，是指发生在子宫阴道部及宫颈管的恶性肿瘤，是女性生殖系统发病率最高的恶性肿瘤。

一、临床表现

早期子宫颈癌常无明显症状和体征，颈管型患者因子宫颈外观正常易漏诊或误诊，随病变发展，可出现以下表现。

1. 症状

（1）阴道流血　常表现为接触性出血，即性生活或妇科检查后阴道流血。也可表现为不规则阴道流血，或经期延长、经量增多。老年患者常为绝经后不规则阴道流血。出血量根据病灶大小、侵及间质内血管情况而不同，若侵蚀大血管可引起大出血。一般外生型癌出血较早，量多，内生型癌出血较晚。

（2）阴道排液　多数患者有白色或血性、稀薄如水样或米泔状、有腥臭味的阴道排液。晚期患者因癌组织坏死伴感染，可有大量米泔样或脓性恶臭白带。

（3）晚期症状　根据癌灶累及范围出现不同的继发性症状。如尿频、尿急、便秘、下肢痛等；癌肿压迫或累及输尿管时，可引起输尿管梗阻、肾盂积水及尿毒症；晚期可有贫血、恶病质有全身衰竭症状。

2. 体征

微小浸润癌可无明显病灶，子宫颈光滑或糜烂样改变。随病情发展，可出现不同体征。外生型子宫颈癌可见息肉状、菜花状赘生物，常伴感染，质脆易出血；内生型表现为子宫颈肥大、质硬、子宫颈管膨大；晚期癌组织坏死脱落，形成溃疡或空洞伴恶臭。阴道壁受累时，可见赘生物生长或阴道壁变硬；宫旁组织受累时，双合诊、三合诊检查可扪及子宫颈旁组织增厚、结节状、质硬或形成冰冻骨盆状。

二、诊断

早期病例的诊断应采用子宫颈细胞学检查和（或）高危型 HPV DNA 检测、阴道镜检查、子宫颈活组织检查的"三阶梯"程序，确诊依据为组织学诊断。

子宫颈有明显病灶者，可直接在癌灶取材。子宫颈锥切术适用于子宫颈细胞学检查多次阳性而子宫颈活检阴性者，或子宫颈活检为 CIN Ⅱ 和 CIN Ⅲ 需确诊者，或可疑微小浸润癌需了解病灶的浸润深度和宽度等情况。

三、治疗

根据临床分期、患者年龄、生育要求、全身情况、医疗技术水平及设备条件等，综合考虑制定适当的个体化治疗方案。总原则为采用手术和放疗为主、化疗为辅的综合治疗。

四、宫颈癌的危险因素

流行病学调查发现高危型人乳头状瘤病毒的持续感染是宫颈癌前病变及宫颈癌发生的必要原因，此外，多个性伴侣、性生活过早、吸烟、性传播疾病、经济状况低下和机体免疫功能抑制等也与宫颈癌的发生有关。

1. HPV 感染

持续性高危亚型的 HPV 感染是导致宫颈癌及癌前病变的主要病因。目前从人体分离鉴定出的 HPV 有 200 多个型别，根据其致病力的不同，分为高危型和低危型两类。公认与子宫颈癌密切相关的高危亚型有 10 余种，包括 HPV-16、HPV-18、HPV-31、HPV-33、HPV-35、HPV-39、HPV-45、HPV-51、HPV-52、HPV-56、HPV-58、HPV-59、HPV-68、HPV-73 与 HPV-82 型。95%宫颈癌是由这些高危型 HPV 亚型所导致，不同亚型的 HPV 感染者患宫颈癌及癌前病变的风险不同，其中约 70%的宫颈癌与 HPV-16 和 HPV-18 型相关，但约 90%的 HPV 在感染后 8~12 个月可自身清除，只有持续的高危型 HPV 感染才是导致宫颈癌的主要原因。

2. 其他因素

初次性生活过早，多个性伴侣或高风险性伴侣，多产、早产等与宫颈癌发生有关。另外，有性传播感染史，HPV 相关外阴或阴道不典型增生病史，HIV 免疫缺陷及其他免疫抑制（如器官移植后）人群也是宫颈癌的高发人群。沙眼衣原体、单纯疱疹病毒等感染也在高危 HPV 感染导致宫颈癌的发病过程中存在协同作用。吸烟也增加宫颈鳞状细胞癌的发生风险，并且增加风险与每日吸烟数量和吸烟持续年数有关。

五、宫颈癌的筛查

宫颈癌的发生有很长一段时间的癌前病变时期，宫颈癌筛查的目的是发现宫颈癌前病变和早期无症状的宫颈癌，并进行有效的治疗，从而降低宫颈浸润癌的发病率和死亡率。宫颈癌前病变的筛查诊断有 3 个步骤，即宫颈癌筛查的"三阶梯"程序，具体包括第一阶梯：宫颈细胞学和（或）HR-HPV 检测的初筛；第二阶梯：阴道镜检查；第三阶梯：宫颈活检（宫颈管搔刮）组织病理检查。文献报道宫颈癌筛查可降低 80% 以上的宫颈癌导致的死亡率。

1. 高危人群

宫颈癌的筛查没有严格意义上的高危人群，理论上，任何有性生活的女性均需要进行宫颈癌的筛查。但大多数年轻女性，尤其是小于 21 岁者，HPV 感染非常常见，但她们中大多数人的免疫系统能在 8~24 个月内有效清除感染，随着感染的清除，大多数宫颈病变也能自然消退。所以，她们患宫颈癌的风险极低，不需通过筛查来防护。目前宫颈癌筛查的起始年龄一般为 21 岁，年龄<21 岁的女性，无论是否有性生活均不需要进行宫颈癌筛查。

2. 筛查技术

我国目前常用的宫颈癌筛查方案主要包括细胞学（传统巴氏或液基细胞学）、高危型人乳头瘤病毒 HPV 检测、细胞学和 HPV 的联合检测、醋酸染色肉眼观察。

（1）细胞学 自 1941 年巴氏涂片引入宫颈癌筛查以来，使宫颈癌和癌前病变得以早期发现和治疗，大大降低了筛查人群宫颈浸润癌的发病率和死亡率。传统方法的宫颈细胞巴氏涂片和液基细胞标本均可用于筛查。方法是应用宫颈刮板或细胞采集刷从宫颈移行带收集脱落细胞，直接转移至玻片固定或保存至液体储存液中在实验室进行制片处理。但除了污染的血液、分泌物和润滑剂可能对样本的解释存在干扰外，细胞学结果的判读对细胞病理医师的要求较高，因此，细胞学筛查有较高的特异性，但敏感性不高。宫颈细胞学检查结果采用 Bethesda 报告系统，目前各医疗机构正逐渐应用新版 TBS 报告系统。

（2）HPV 检测 已明确高危型 HPV 持续感染是宫颈癌及癌前病变发生的主要原因，99% 的癌组织中均能检测到 HPV 感染。目前应用的 HPV 检测均为 HPV 的高危亚型检测，其检测方法多，人为因素对检测结果的影响少，具有很好的敏感性和较高的阴性预测值，其特异性要优于细胞学的筛查。但 HPV 筛查无论单独应用或同细胞学共同检测都不建议用于 21~29 年龄组女性，主要原因是在 21~29 年龄妇女中 HPV 感染非常常见，但她们中大多数人的免疫系统能有效清除感染，绝大多数感染为一过性。HR-HPV 检测阳性可能会对这些女性造成精神心理方面的不良影响，也会带来更多的过度治疗。

（3）细胞学联合 HR-HPV 检测 同单独细胞学筛查相比，联合筛查有着更高的特异性。联合检测中的宫颈细胞学筛查，使用巴氏涂片法或液基细胞学均可。但报告结果时均需要使用 TBS 报告系统，HPV 检测则是指高危型 HPV 检测。2012 年美国阴道镜和子宫颈病理学会（the American Society for Colposcopy and Cervical Pathology，ASCCP）新指南将 HPV 联合细胞学作为 30 岁以上妇女的最佳筛查策略，2013 年 ASCCP 新指南仍继续沿用，对 30~64 岁的妇女间隔 5 年 HPV 联合细胞学检查较间隔 3 年单独细胞学检查有相似或更低的患病风险，更具保护性。宫颈细胞学和 HR-HPV 联合筛查，提高了诊断的特异性，降低了转诊率，延长了筛查的间隔时间，也可提高腺癌及其癌前病变的检出，弥补单纯 HPV 检测和单纯细胞学筛查不足。

（4）肉眼观察醋酸染色法（visual inspection with acetic acid，VIA） 是指用 3%~5% 醋酸溶液涂于宫颈处 1min，使其染色后在普通白炽光下肉眼直接观察宫颈染色反应及程度。当异常宫颈涂抹醋酸后，会暂时变白，检查者可即时判断结果。其操作简单，费用低廉，同时可以快速得出诊断结果，但结果受诊断者主观判断影响较大，灵敏度和特异性相对较低，是 WHO 推荐在资源缺乏地区的一种可选择的筛查方法，目前在经济落后和医疗资源匮乏的偏远地区具有较大的优势。

六、随访观察

子宫颈癌治疗后复发 50% 在 1 年内；75%~80% 在 2 年内。治疗后 2 年内应每 3~4 个月复查 1 次；3~5 年内每 6 个月复查 1 次；第 6 年开始每年复查 1 次。随访内容包括盆腔检查、阴道脱落细胞学检查、胸部 X 线摄片、血常规及子宫颈鳞状细胞癌抗原等。

七、预防

子宫颈癌病因明确、筛查方法较完善，是一个可以预防的肿瘤。①HPV 疫苗能有效防止 HPV-16、HPV-18 相关的宫颈癌前病变（cervical intraepithelial neoplasia，CIN）的发生，因此推广 HPV 疫苗注射（一级预防），可通过阻断 HPV 感染，预防子宫颈癌发生。②广泛开展预防子宫颈癌相关知识的宣教，提高接受子宫颈癌筛查和预防性传播性疾病的自觉性。③通过普及、规范子宫颈癌筛查（二级预防），早期发现 CIN，并及时治疗高级别病变，阻断子宫颈浸润癌的发生。

第九节　绝经综合征

绝经综合征（menopause syndrome）指妇女绝经前后出现性激素波动或减少所致的一系列躯体及精神心理症状。绝经分为自然绝经和人工绝经。自然绝经指卵巢内卵泡生理性耗竭所致的绝经；人工绝经指两侧卵巢经手术切除或放射线照射等所致的绝经。

一、内分泌变化

绝经前后最明显变化是卵巢功能衰退，随后表现为下丘脑-垂体功能退化。

1. 雌激素

卵巢功能衰退的最早征象是卵泡对 FSH 敏感性降低，FSH 水平升高。绝经过渡早期雌激素水平波动很大，由于 FSH 升高对卵泡过度刺激引起雌二醇分泌过多，甚至可高于正常卵泡期水平，因此整个绝经过渡期雌激素水平并非逐渐下降，只是在卵泡完全停止生长发育后，雌激素水平才迅速下降。绝经后卵巢极少分泌雌激素，但循环中仍有低水平雌激素，主要来自肾上腺皮质和来自卵巢的雄烯二酮经周围组织中芳香化酶转化的雌酮。绝经后妇女循环中雌酮（E1）高于雌二醇（E2）。

2. 孕酮

绝经过渡期卵巢尚有排卵功能，仍有孕酮分泌，但因卵泡期延长，黄体功能不良，导致孕酮分泌减少。绝经后无孕酮分泌。

3. 雄激素

绝经后雄激素来源于卵巢间质细胞及肾上腺，总体雄激素水平下降。其中雄烯二酮主要来源于肾上腺，量约为绝经前的一半。卵巢主要产生睾酮，由于升高的 LH 对卵巢间质细胞的刺激增加，使睾酮水平较绝经前增高。

4. 促性腺激素

绝经过渡期 FSH 水平升高，呈波动型，LH 仍在正常范围，FSH/LH 仍<1。绝经后雌激素水平降低，诱导下丘脑释放促性腺激素释放激素增加，刺激垂体释放 FSH 和 LH 增加；其中 FSH 升高较 LH 更显著，FSH/LH>1。

5. 促性腺激素释放激素

绝经后 GnRH 分泌增加，并与 LH 相平衡。

6. 抑制素

绝经后妇女血抑制素水平下降，较雌二醇下降早且明显，可能成为反映卵巢功能衰退更敏感的指标。

二、临床表现

1. 月经紊乱

主要表现为月经不规律、经期持续时间长及经量增多或减少。

2. 血管舒缩症状

主要表现为潮热，其特点是反复出现的短暂的面部和颈部及胸部皮肤阵阵发红，伴有潮热，继而出汗，一般持续 1~3min。

3. 自主神经失调症状

常出现如心悸、眩晕、头痛、失眠、耳鸣等自主神经失调症状。

4. 精神神经症状

围绝经期妇女常表现为注意力不易集中，并且情绪波动大，如激动易怒、焦虑不安或情绪低落、抑郁，不能自我控制等情绪症状，记忆力减退也较常见。

5. 泌尿生殖道症状

主要表现为泌尿生殖道萎缩症状，出现阴道干燥、性交困难及反复阴道感染，排尿困难、尿痛、尿急等反复发生的尿路感染。

6. 骨质疏松

绝经后妇女雌激素缺乏使骨质吸收增加，导致骨量快速丢失而出现骨质疏松。

7. 心血管病变

绝经后妇女糖脂代谢异常增加，动脉硬化，冠心病的发病风险较绝经前期增加，可能与雌激素低下有关。

三、实验室检查

1. 血清 FSH 值及 E2 值测定

检查血清 FSH 值及 E2 值了解卵巢功能。绝经过渡期：血清 FSH>10U/L，提示卵巢储备功能下降；闭经：FSH>40U/L，E2<（10~20）pg/mL，提示卵巢储备功能衰竭。

2. 氯米芬兴奋试验

月经第 5 日起口服氯米芬，每日 50mg，共 5 日，停药第一日测血清 FSH>12U/L，提示卵巢储备功能降低。

四、绝经期营养健康评价及健康管理

人口老龄化是当前全球面临的共同挑战，全国目前有 1.3 亿围绝经期妇女，预计 2030 年将达约 2.8 亿（全球将增长到 12 亿）。联合国提出，将健康老龄化作为全球解决老龄问题的奋斗目标。妇女从开始进入围绝经期就应该重视自身保健，积极预防和处理围绝经期综合征。有关绝经妇女使用绝经激素治疗（menopausal hormone therapy，MHT）的全球共识（包括我国指南）为 MHT 与饮食、运动、戒烟、戒酒等推荐生活方式一样，应该是维持围绝经期和绝经后妇女健康的全部策略中的重要组成部分。

1. 健康生活方式

（1）绝经期妇女的营养　绝经期妇女对碳水化合物的代谢能力降低，糖耐量下降，容易发生糖代谢异常，碳水化合物的供给量在总热量中以占比 55%~60% 为宜。由于蛋白质分解代谢的增加而合成代谢逐渐减慢，同时对蛋白质的利用能力降低，容易发生负氮平衡。因此，为了补偿功能消耗、维持机体代谢、增强机体免疫力，中老年人的蛋白质供给量不应低于青壮年，应为总热量的 10%~20%，其中生物效价较高的动物蛋白应占 50%。

（2）绝经期妇女的膳食　①食物多样，谷类为主，粗细搭配。谷类食物摄入一般每天 250~400g 为宜。②多吃蔬菜水果和薯类。膳食指南推荐每天吃蔬菜 300~500g，水果 200~400g。③每天吃乳类、大豆及其制品。绝经期妇女体内雌激素水平下降，骨的丢失增加，建议每人每天平均饮乳 300mL，有高血脂和超重肥胖倾向者应选择低脂乳、脱脂乳及其制品。大豆含丰富的优质蛋白质、必需脂肪酸、多种维生素和膳食纤维，且含有磷脂、低聚糖及异黄酮、植物固醇等多种植物化学物质。建议每人每天摄入 30~50g 大豆或相当量的豆制品。④常吃适量的鱼、禽、蛋和瘦肉。推荐成人每日摄入量：鱼虾类 50~100g，畜禽肉类 50~75g，蛋类 25~50g。⑤减少烹调油用量，吃清淡少盐膳食。每天烹调油摄入量不宜超过 25g，食盐摄入量不超过 6g，包括酱油、酱菜、酱中的食盐量。⑥每天足量饮水，合理选择饮料。经常适量饮茶对人体健康有益，茶叶中含有丰富的微量元素，如铁、锌、硒、铜等，以及多种对人体有益的化学成分，如茶多酚、咖啡碱、茶多糖等。

（3）绝经期妇女的运动　长期适宜的体育活动，无论是步行、慢跑、太极拳、气功均能增强围绝经期妇女肺功能，有利脂类代谢，在一定程度上减轻围绝经期症状，防止骨质疏松，提高免疫功能。规律运动可以降低总的死亡率和由心血管疾病引起的死亡率；在锻炼中应尽量避免肌肉—关节—骨骼系统损伤；锻炼的最佳方式为每周至少 3 次，每次至少 30min，强度达中等；另外，每周增加 2 次额外的抗阻力练习会得到更多的益处；保持正常的体重非常重要，要结合自身条件制定合适的运动方案，如舞蹈、绘画、书法、下棋、乒乓球、羽毛球等活动。

（4）禁烟　研究报道，吸烟女性的雌二醇（E2）水平明显低于不吸烟者，且行经年限明显缩短，提示妇女吸烟可伴发过早绝经，且血清 E2 水平较低。

（5）戒酒　过量饮酒被认为是骨质疏松的危险因素，可直接抑制成骨细胞的骨形成，损害肝脏，影响肠道对脂肪、维生素 D 和钙剂的吸收；还可增加跌倒的可能，增加骨折风险，尤其是髋骨骨折的发生率。

2. 激素补充治疗

有适应证且无禁忌证时选用。激素补充治疗是针对绝经相关健康问题而采取的一种医疗措施，可有效缓解绝经相关症状，从而改善生活质量。

制剂及剂量选择：主要药物为雌激素，可辅以孕激素。单用雌激素治疗仅适用于子宫已切除者，单用孕激素适用于绝经过渡期功能失调性子宫出血。剂量和用药方案应个体化，以最小剂量且有效为佳。

3. 非激素类药物

（1）选择性 5-羟色胺再摄取抑制剂　盐酸帕罗西汀 20mg，每日 1 次早晨口服，可有效改善血管舒缩症状及精神神经症状。

（2）钙剂　氨基酸螯合钙胶囊每日口服 1 粒（含 1g），可减缓骨质丢失。

（3）维生素 D　适用于围绝经期妇女缺少户外活动者，每日口服 400~500U，与钙剂合用有利于钙的完全吸收。

第十节　卵巢肿瘤

卵巢肿瘤是常见的妇科肿瘤，可发生于任何年龄。其组织学类型繁多，但在不同年龄组分布有所变化。卵巢恶性肿瘤是女性生殖器常见的三大恶性肿瘤之一，由于卵巢位于盆腔深部，早期病变不易发现，晚期病例也缺乏有效的治疗手段，因此卵巢恶性肿瘤致死率居妇科恶性肿瘤首位，已成为严重威胁妇女生命和健康的主要肿瘤。

一、临床表现

1. 卵巢良性肿瘤

肿瘤较小时多无症状，常在妇科检查时偶然发现。肿瘤增大时，感腹胀或腹部可扪及肿块。肿瘤增大占据盆腔、腹腔时，可出现尿频、便秘、气急、心悸等压迫症状。检查见腹部膨隆，包块活动度差，叩诊实音，无移动性浊音。双合诊和三合诊检查可在子宫一侧或双侧触及圆形或类圆形肿块，多为囊性，表面光滑，活动，与子宫无粘连。

2. 卵巢恶性肿瘤

早期常无症状。晚期主要症状为腹胀、腹部肿块、腹腔积液及其他消化症状；部分患者可有消瘦、贫血等恶病质表现。肿瘤向周围组织浸润或压迫，可引起腹痛、腰痛或下肢疼痛；压迫盆腔静脉可出现下肢水肿；功能性肿瘤可出现不规则阴道流血或绝经后出血。三合诊检查可在直肠子宫凹陷处触及质硬结节或肿块，肿块多为双侧，实性或囊实性，表面凹凸不平，活动差，与子宫分界不清，常伴有腹腔积液。有时可在腹股沟、腋下或锁骨上触及肿大的淋巴结。

二、诊断

结合病史和体征，辅以必要的辅助检查确定：①盆腔肿块是否来自卵巢；②肿块的性质是否为肿瘤；③卵巢肿瘤是良性还是恶性；④肿瘤的可能组织学类型；⑤恶性肿瘤的转移范围。

1. 影像学检查

B 型超声检查可了解肿块的部位、大小、形态，囊性或实性，囊内有无乳头。临床诊断符合率>90%，但不易测出直径<1cm 的实性肿瘤。①彩色多普勒超声扫描：可测定卵巢及其新生组织血流变化，有助于诊断。②腹部 X 线摄片：卵巢畸胎瘤可显示牙齿、骨质及钙化囊壁。③MRI、CT、PET 检查：MRI 可较好显示肿块及肿块与周围的关系，有利于病灶定位及病灶与相邻结构关系的确定；CT 可判断周围侵犯及远处转移情况，对手术方案的制订有较大优势；PET 或 PET-CT 对卵巢肿瘤的敏感性和特异性均不高，一般不推荐用于初次诊断。

2. 肿瘤标志物

①血清 CA125：80%卵巢上皮性癌患者血清 CA125 水平升高，但近半数的早期病例并不升高，故不单独用于卵巢上皮性癌的早期诊断。90%以上患者 CA125 水平与病程进展相关，故更多用于病情监测和疗效评估。②血清 AFP：对卵黄囊瘤有特异性诊断价值。未成熟畸胎瘤、混合性无性细胞瘤中含卵黄囊成分者，AFP 也可升高。③血清 HCG：对非妊娠性卵巢绒癌有特异性。④性激素：颗粒细胞瘤、卵泡膜细胞瘤产生较高水平雌激素，浆液性、黏液性囊腺瘤或勃勒纳瘤有时也可分泌一定量雌激素。⑤血清 HE4：是继 CA125 后被高度认可的卵巢上皮性癌肿瘤标志物，目前推荐其与 CA125 联合应用来判断盆腔肿块的良性、恶性。

3. 腹腔镜检查

可直接观察肿块外观和盆腔、腹腔及横膈等部位，在可疑部位进行多点活检，抽取腹腔积液行细胞学检查。

4. 细胞学检查

抽取腹腔积液或腹腔冲洗液和胸腔积液，行细胞学检查。

三、治疗

卵巢肿瘤一经发现，应行手术。手术目的为：①明确诊断；②切除肿瘤；③恶性肿瘤进行手术病理分期；④解除并发症。术中应剖检肿瘤，必要时做冰冻切片组织学检查以明确诊断。卵巢良性肿瘤可在腹腔镜下手术，而恶性肿瘤一般采用经腹手术。卵巢恶性肿瘤患者术后应根据其组织学类型、细胞分化程度、手术病理分期和残余灶大小决定是否接受辅助治疗，化疗是主要的辅助治疗。

四、卵巢肿瘤营养健康评价及健康管理

1. 卵巢癌筛查

目前还缺乏有循证医学依据的卵巢癌筛查方案。盆腔检查用于筛查普通人群尚缺乏理想的敏感性和特异性。

流行病学资料显示，无胚系 *BRCA* 基因突变的女性一生中患卵巢癌的概率为 1%~2%，而有 *BRCA1* 突变的女性一生的患病风险为 21%~51%，有 *BRCA2* 突变的女性一生的患病风险为 11%~17%。因此，有必要对高危人群进行 *BRCA* 基因的检测。高危人群包括近亲有人患乳腺癌、卵巢癌或其他相关癌症；绝经前患乳腺癌；同时患多个相关的肿瘤，如乳腺癌、卵巢癌；家族中有男性乳腺癌；有德系犹太人血统等。

应重视一些卵巢癌相关的临床症状，如腹胀、盆腔或腹部疼痛、腹围增加、易饱感，或尿频尿急，特别是这些症状新发，或经常出现，应及时进一步检查。对于高风险人群（如 *BRCA* 突变携带者，有家族史）用阴道超声联合血清 CA125 检测进行监测的价值仍有待验证。应加强女性对可能与卵巢癌相关症状的教育，如盆腹腔疼痛、腹胀、尿频尿急等，如持续数周应及时进一步评估。

2. 基因检测

符合以下情况一项或多项的个体，建议进行相关的基因检测。①家族中存在已知的 *BRCA1/2* 突变的；②卵巢癌个人史，或患其他 HBOC 相关肿瘤，且确诊年龄≤50 岁；③患 HBOC 相关肿瘤，且确诊年龄≤60 岁，并且有第 2 个原发肿瘤，或三阴性乳腺癌，或≥1 个近亲属患 HBOC 相关肿瘤；④近亲属中≥2 人患 HBOC 相关肿瘤；⑤男性乳腺癌患者，或有男性近亲属患乳腺癌：肿瘤组织检测到 *BRCA1/2* 突变，但未行胚系分析；⑥林奇综合征、黑斑息肉综合征的筛查参见美国国家综合癌症网络临床实践指南：遗传/家族高风险评估——结直肠癌。

3. 基因突变携带者的风险管理

①对 *BRCA1/2* 突变携带者，建议在 35~40 岁或完成生育后进行预防性输卵管和卵巢切除。*BRCA2* 相关卵巢癌的确诊年龄通常较 *BRCA1* 相关卵巢癌晚 8~10 年，故 *BRCA2* 突变携带者可考虑延迟至 40~45 岁进行预防性附件切除。在考虑预防性手术时，应与基因突变携带者详细讨论手术的风险与获益。仅行输卵管切除不是降低患癌风险的标准手术，输卵管切除的女性仍有患卵巢癌和腹膜癌的风险。在绝经前进行预防性卵巢切除可能降低乳腺癌风险，但降低的程度不确定。②对林奇综合征、黑斑息肉综合征相关基因突变携带者，进行双侧输卵管卵巢的切除和子宫的切除应基于个体情况，如是否生育、绝经情况、并发症、家族史等因素。③口服避孕药：可以降低发生卵巢癌的风险、风险降低的程度与时间呈正相关。口服避孕药物是否会增加乳腺癌的患病风险一直存在争议，故口服避孕药预防卵巢癌特别适用于已行预防性乳腺切除术的 *BRCA* 突变携带者。

4. 正确处理附件包块

对实质性或囊实相间或直径>8cm 的囊性附件包块，尤其对发现于绝经后或伴有消化道症状者，应通过肿瘤标志物和影像学等检查，必要时行腹腔镜检查明确诊断，有恶性征象时及早手术，切忌盲目观察随访。

📝 **思考题**

1. 急性、慢性前列腺炎、附睾炎的常见病因以及临床表现都有哪些，如何预防？

2. 多囊卵巢综合征有哪些临床表现？如何进行青少年多囊卵巢综合征肥胖管理？

3. 宫颈癌如何预防，卵巢肿瘤有哪些检查方法？

第十六章
寄生虫感染性疾病

学习目标

1. 掌握寄生虫感染性疾病的特点及防治原则。
2. 了解我国常见食品中食源性寄生虫感染性疾病流行特点。

寄生虫感染性疾病是人类最早认识的疾病之一，在人类传染病中占有非常重要的位置。据文献考证，古埃及的埃伯斯文稿和我国古代医书《黄帝内经》中已经有不少关于寄生虫和寄生虫病的记载。在相当长时间里，寄生虫感染性疾病仍然是我国一个不容忽视的公共卫生问题。

一、寄生虫感染性疾病的概念

寄生虫的生活史有多个不同的发育阶段，其中 1 个或数个能侵入人体的阶段称为感染或感染阶段（infective stage）。寄生虫侵入人体并建立寄生的过程称为寄生虫感染（parasitic infection）。当这个感染过程对人体造成病理伤害并引发临床症状或体征时称之为寄生虫病（parasitosis）。从病原侵入到临床症状出现之前的阶段，在传染病学上称为潜伏期（incubation period），在寄生虫学上称这些感染者为带虫者（carrier）或隐性感染（latent infection）。寄生虫患者的临床表现复杂多样，依据症状或体征的轻重又划分为慢性感染（chronic infection）和急性感染（acute infection）。寄生虫感染后的潜伏期长短以及对人体的致病程度，与寄生虫虫种、感染数量、虫株毒力及人体的免疫状态、营养和遗传背景有关。其中，主要与人体内寄生虫的密度直接相关。当虫体密度不大时，人体并没有明显临床症状，当虫体密度到达并超过"界限"（threshold）时，才有明显症状。宿主体内的寄生虫密度不但影响个体，而且还影响寄生虫病的流行态势。一般来说，对有病原体排出的宿主，其体内虫体密度越高，排出病原体的数量就越多，其传播指数也就越高，造成流行的危险度越大，反之则小。

二、寄生虫感染性疾病的特点

寄生虫在感染阶段通过一定的途径和方式侵入人体后，在入侵、发育和寄生过程中均可对人体产生不同程度的损害。其损害程度，取决于寄生虫和宿主二者的相互关系是否处于适应性平衡，而造成二者关系失衡的第一要素是寄生虫的毒力和寄生数量。一般认为，寄生虫寄生数量少或毒力低，寄生时间越久，与宿主的关系就越趋平衡，且对宿主的危害就越小，产生的临床症状越轻；相反，寄生虫寄生数量大或致病力强，寄生时间越短，对宿主损害就越重，产生的临床症状就越明显。寄生虫侵入人体后可诱导产生一定的免疫保护力，使感染者对再感染或体内虫体繁殖的抵抗能力增强，可直接影响寄生虫的数量及致病性。基于寄生虫和宿主二者的相互关系，使得寄生虫感染的特点表现为如下几方面。

（一）带虫者、慢性感染及隐性感染

1. 带虫者和隐性感染

此两种类型的感染者不表现明显的临床症状和体征。两者的区别是带虫者用常规方法可检出病原体，多具有传染源的作用，如阿米巴包囊带虫者，蛔虫带虫者等。隐性感染是一种机会致病性寄生虫感染的现象，一般用病原体常规检查方法不易检获病原体，如隐孢子虫、粪类圆形虫的感染，仅在人体免疫受到损害的条件下才出现繁殖力和致病力增强而引发疾病。

2. 慢性感染和急性感染

此两种类型的感染者均处于患病状态，但在感染程度和临床表现上有差别。

慢性感染是多数寄生虫感染引起的一种普遍现象或特点。患者仅表现有局部症状或体征，如胸肺型、脑型或皮肤包块型肺吸虫病。其发生原因一是感染寄生虫数量较少或仅有少量多次感染过程，逐渐转入慢性状态，或对急性感染者治疗不彻底所致；二是不少寄生虫在人体内可长期生存，这与宿主对大多数寄生虫不能产生完全免疫有关，因此寄生虫病的潜伏期长，发病呈慢性状态，例如包虫病的发生往往是年幼时感染，成年时发病。

急性感染患者可表现有全身症状，如发热、高烧等症状。其发病机制是一次感染寄生虫数量多，导致人体组织或细胞广泛受损，如急性肺吸虫病、急性旋毛虫病等。此外，大量寄生虫的异性蛋白（抗原）进入人体诱导产生Ⅲ型超敏反应可表现出急性症状，如急性吸虫病。引起急性感染的病原多属组织内活细胞内寄生虫。

值得注意的是，以上感染类型的出现，均与寄生虫虫株毒力和寄生数量及宿主免疫状

态有关，并可因免疫状态改变而转换。如弓形虫对人体的感染可因人体处于不同状态而出现隐性感染、慢性感染或急性感染等三种类型。

（二）重复感染和多种感染

1. 重复感染

重复感染（repeated infection）指绝大多数寄生虫感染人体后，无论有无临床症状或是否接受过治疗，只要有再次接触同一种寄生虫的机会就可获得再次感染（re-infection）。这种可出现反复感染的现象，说明寄生虫感染后诱导产生抵抗再干扰的保护性免疫差或不完全免疫。反复感染的危害在于进一步加重疾病，使疾病进入晚期，如晚期血吸虫病发生的部分原因就是因反复感染而致。

2. 多重感染

多重感染（polyparasitism）指人体内同时存在两种及以上寄生虫感染的现象，且比较常见，如蛔虫、鞭虫和钩虫合并感染经常在流行区人群中发生。此现象的出现，一般来说对人体的致病性会加重。如溶组织内阿米巴带虫者，当同时有日本血吸虫感染时就可诱发阿米巴致病，因血吸虫致病导致肠壁损伤，改变了局部的微环境，有利于阿米巴滋养体繁殖而出现致病。另有动物实验证明，两种寄生虫在宿主体内同时寄生，一种寄生虫可以降低宿主对另一种寄生虫的免疫力，即出现免疫抑制，例如疟原虫感染使宿主对鼠鞭虫、旋毛虫等都能发生免疫抑制。

（三）幼虫移行症及异位寄生

1. 幼虫移行症

幼虫移行症（larva migrans）指某些寄生虫幼虫侵入人体后不能发育为成虫，但可长期存活和移行于组织中，造成局部或全身的病理损害。例如，斯氏狸殖吸虫感染人后，其虫体虽可在人体内寄生，但不能发育为成虫，以未成熟的幼虫状态长期存活并移行或游走于人体皮下肌肉或内脏组织内，引起广泛性的损害，临床表现为皮肤损害或内脏损害。根据受损部位及临床表现不同，幼虫移行症分为如下两种临床类型。

（1）皮肤幼虫移行症（cutaneous larva migrans）　以损害皮肤为主。如皮肤出现线状红疹或皮肤深部出现游走性的结节或肿块，最常见的是线虫和吸虫。

（2）内脏幼虫移行症（visceral larva migrans）　以损害器官为主，包括全身性的内脏器官。如广州管圆线虫的幼虫体侵犯中枢神经系统引起的嗜酸性粒细胞增多性脑膜炎或脑膜脑炎。

2. 异位寄生

异位寄生（heterotopic parasitism）指某些寄生虫在常见寄生部位以外的组织或器官内寄生的现象，并可引起移位损害。如血吸虫虫卵主要沉积在肝、肠，但也可出现在肺、脑、皮肤等部位引起移位损害。

三、寄生虫感染病的临床表现

寄生虫进入人体、移行、发育、繁殖和定居的过程中，均可引起局部或全身的不同程度损害，其临床表现即可体现在受损组织或器官的局部，也可致全身反应。究竟有何症状和体征，则以寄生虫的虫种、侵犯的部位及其致病特性而定。

（一）局部受损的临床表现

主要为寄生虫入侵和定居的组织器官产生病理损害和功能失调而表现的相应症状和体征。例如，经消化道感染或寄生于消化系统的虫体可导致腹泻、腹痛或腹部不适及消化不良等症状；经皮肤感染或寄生于皮下肌肉的虫体可致皮炎、形成肿块或结节等表现；侵入肝、肺、脑等实质器官的虫体可导致炎症或水肿发生及脓肿或占位性病变形成，其中肝损害可出现肝炎症状和肝大体征；肺损害可出现咳嗽、血痰、咯血或胸痛等呼吸系统症状；脑损害可出现中枢神经失调症状；寄生于眼部可导致视力障碍甚至失明；侵入胸腹腔的虫体可致炎性渗出、积液形成及粘连性病变。

1. 腹泻（diarrhea）

腹泻由寄生虫直接损伤肠壁或间接作用消化道而引起。腹泻类型因虫种而异，蓝氏贾第鞭毛虫患者出现恶臭水样腹泻；溶组织内阿米巴痢疾患者粪中带脓血，且出现里急后重；日本血吸虫患者出现间歇性或持续性腹泻；隐孢子虫病患者出现水样泻且往往较顽固。移行过程中穿过肠壁引起的腹泻较轻微且次数较少，如并殖吸虫、蛔虫等。

2. 肝脾大（hepatosplenomegaly）

有些寄生虫患者出现肝脾大体征的原因主要是由寄生虫直接寄生引起的，如细粒棘球蚴、曼氏裂头蚴病、并殖吸虫。由继发因素引起的，如日本血吸虫卵沉积于肝内门静脉中，形成虫卵肉芽肿，继而纤维化发生，门脉血流动力学改变而引起肝脾大；阿米巴肝脓肿、胆道蛔虫病激发感染、华支睾吸虫感染激发胆道感染、胆道结石、肝硬化等也可引起肝脾大。

3. 占位性病变（space-occupying lesions）

寄生虫寄生于内脏器官，当体积过大时，可在这些器官系统中发生因占位性病变所表现出的症状与体征，如细粒棘球蚴、并殖吸虫等寄生于脑部可出现意识、感觉和运动障碍。

（二）全身反应性的临床表现

全身反应性表现有发热、营养不良、贫血、过敏、精神异常及外周血中嗜酸性粒细胞增多和 IgE 水平升高等。

1. 发热（fever）

导致发热的主要原因是寄生虫进入人体后，其分泌物、排泄产物、虫体死亡后崩解产物及人体受损组织器官坏死释放出致热源，影响了体温调节中枢，使体温升高。发热程度、持续时间、间歇时间因虫种、虫负荷及宿主免疫情况不同而有差异。如疟疾发热可高达40~41℃，持续2~6h，且规律性发作；日本血吸虫感染者发热可有低热至高热，热性有间歇热、弛张热、稽留热等。

2. 营养不良（malnutrition）

寄生虫在人体内发育、繁殖所需营养包括糖、蛋白质、脂肪、维生素及微量元素等来源于宿主，其分泌的毒素也会影响人体的消化和吸收功能，在虫数较多或人体营养缺乏时所表现出的营养不良尤为突出。

3. 贫血（anemia）

很多寄生虫侵入人体后会导致患者贫血。钩虫、日本血吸虫虫体大量吞噬红细胞，导致红细胞减少；疟原虫、杜氏利什曼原虫等引起脾功能亢进，加重了红细胞的破坏程度。

4. 嗜酸性粒细胞增多与IgE水平升高

嗜酸性粒细胞增多与IgE水平升高（increased eosinophils and elevated IgE levels）是许多寄生虫感染引起的一种常见临床表现，尤其在蠕虫感染时更明显，主要反映在外周血及局部组织内嗜酸性粒细胞增多，其中以组织、血液内的寄生蠕虫如血吸虫、肺吸虫、丝虫及引起内脏幼虫移行症的寄生虫较为明显。IgE水平升高是由于虫体的抗原刺激B细胞产生的。嗜酸性粒细胞增加与IgE水平升高对宿主起双重作用，既有杀伤或辅助攻击寄生虫、调节免疫作用，又有使宿主组织损伤与引起超敏反应的作用。

四、寄生虫病的流行与防治

寄生虫病在一个地区流行必须具备三个基本条件，传染源、传播途径和易感染人群。这三个条件称为寄生虫病流行的三个环节，当这三个环节在某一地区同时出现并存在相互联系时，就会构成寄生虫病的流行。寄生虫病的流行过程在数量可表现为散发、暴发、流行和大流行，在地区上可表现为地方性和自然疫源性，在时间上表现出季节性，在人群中有年龄、性别、职业及民族等不同分布的表现，此外，生物因素、自然因素和社会因素对寄生虫病的流行也会产生影响。

（一）寄生虫病流行的基本环节

1. 传染源

指有寄生虫感染，并能将病原体传入外界或另一宿主体内继续发育的人或动物，包括患者、带虫者及保虫宿主，华支睾吸虫病的传染源可以是人或猫、犬、猪等动物。

2. 传播途径

指寄生虫从传染源排出，借助于某些传播因素侵入另一宿主的过程。通过传播途径，寄生虫完成了对宿主的更换和繁衍后代。

（1）经水传播 水源如被某些寄生虫的感染期虫卵、包囊或幼虫污染，人则可因饮水或接触疫水而感染，如饮用被溶组织内阿米巴成熟包囊污染的水可感染阿米巴原虫，接触含血吸虫尾蚴的疫水可感染血吸虫。经水传播的寄生虫病具有病例分布与供水范围一致的特点。

（2）经食物传播 我国不少地区均以人粪作为肥料，粪便中的感染期虫卵会污染蔬菜、水果等食物。生食蔬菜或未洗净的水果常成为某些寄生虫病传播的重要方式。鱼、肉等食品本身含有的寄生虫的感染阶段也是经食物传播导致感染的重要途径。

（3）经土壤传播 一些寄生虫卵（如蛔虫、鞭虫、狗虫卵）需在土壤中发育为感染性卵或幼虫，人体接触土壤后再经口或皮肤感染。

（4）经空气（飞沫）传播 有些寄生虫的感染期卵可借助空气或飞沫传播，如蛲虫卵可在空气中飘浮，并可随呼吸进入人体而引起感染。

（5）经节肢动物传播 有些寄生虫须通过媒介节肢动物进行传播。如蚊传播疟疾和丝虫病，白蛉传播黑热病等。经节肢动物传播的寄生虫病，除具有一定的地区性和季节性等特点外，还具有病例分布与媒介昆虫分布相一致的特点。

（6）经人体直接传播 有些寄生虫可通过人与人之间的直接接触而传播，如阴道毛滴虫可通过性生活而传播，疥螨可直接接触患者皮肤而传播。

（7）寄生虫侵入人体的方式及感染途径 有经口感染，如溶组织内阿米巴、蛔虫、鞭虫、蛲虫、华支睾吸虫和猪囊尾蚴等；经皮肤感染，如钩虫、血吸虫等；经媒介昆虫感染，如疟原虫、丝虫等；经胎盘感染，如弓形虫、十二指肠钩虫等；经呼吸道感染，如蛲虫、棘阿米巴等；经输血感染，如疟原虫、美洲锥虫等。

3. 易感者

易感者是指对某种寄生虫缺乏免疫力或免疫力低下的人群。未经感染的人因缺乏特异性免疫力而通常为易感者。人群易感性的差异与机体免疫力、年龄等因素有关，在流行区，儿童的免疫力一般低于成人。

（二）影响寄生虫病流行的因素

1. 自然因素

影响寄生虫流行的自然因素包括地理因素和气候因素，如温度、湿度、雨量、光照等。其中地理环境会影响到中间宿主的寄生与分布，如肺吸虫的中间宿主溪蟹只适于在山区小溪中生长，因此肺吸虫病常见于山区、丘陵地区；气候条件会影响寄生虫在外界的生长、发育及其中间宿主和媒介昆虫的滋生，如血吸虫毛蚴的孵化和尾蚴的逸出除需要水外，还与温度、光照等条件有关，而适宜的温度又增加了人群接触疫水的机会，因而有利于血吸虫病的流行。

2. 生物因素

有些寄生虫在完成生活史过程中需要中间宿主或节肢动物，这些中间宿主或节肢动物的存在，对这些寄生虫能否流行起决定性的作用，如长江以北的自然条件不适合日本血吸虫的中间宿主钉螺的生存，因而中国北方地区无血吸虫病的流行。

3. 社会因素

影响寄生虫流行的社会因素包括社会制度、经济状况、科学水平、文化教育、医疗卫生、防疫保健以及人的行为等。如贫困地区较差的卫生条件增加了寄生虫病流行的机会，某些地区人们有喜食生鱼片的饮食习惯，导致肝吸虫病在当地流行。

（三）寄生虫病的流行特点

1. 地方性

寄生虫病的流行常有明显的地方性。这种特点与当地的气候条件、中间宿主或媒介节肢动物的地理分布、人群生活习惯密切相关。如钩虫病在中国淮河及黄河以南地区广泛流行，但在气候干旱的西北地区则很少流行；在青海、新疆等西北畜牧地区流行的棘球蚴病（俗称包虫病）与当地的生产方式和环境有关。

2. 季节性

由于温度、湿度、雨量和光照等气候条件会对寄生虫本身，或其中间宿主和媒介节肢动物种群数量的消长有明显的影响，因此寄生虫病的流行往往呈现出明显的季节性，如温暖、潮湿的条件有利于钩虫卵及钩蚴在外界的发育，因此钩虫感染多见于春、夏季节；疟疾和黑热病的传播和感染季节与其媒介节肢动物出现的季节一致。

3. 自然疫源性

在人迹罕至的原始森林或荒漠地区，一些人兽共患寄生虫病可在脊椎动物之间相互传播。当人进入该地区后，这些寄生虫病则可从脊椎动物传播给人，寄生虫病的这种自然疫源性，不仅反映了寄生于人类的寄生虫绝大多数是由动物寄生虫传播而来，同时也表明某些寄生虫病流行病学和防治方面的复杂性。

（四）寄生虫病的防治原则

寄生虫病防治的基本原则是控制寄生虫病流行的三个环节。由于大多数人体寄生虫的生活史比较复杂，影响流行的因素较多，需要因地制宜，制定相应的防治方案、综合防治措施，控制寄生虫病的流行。

1. 控制传染源

在流行区，普查、普治病人和带虫者以及保虫宿主是控制传染源的重要措施，在非流行区，监测和控制来自流行区的流动人口是防止传染源输入和扩散的必要手段。

2. 切断传播途径

加强粪便和水源管理，注意环境和个人卫生，控制和杀灭媒介节肢动物和中间宿主是切断寄生虫病传播途径的重要手段。

3. 保护易感人群

加强健康教育，改善生产条件和生产方式，改变不良饮食习惯和行为方式，提高群众的自我保护意识，必要时可采取预防性服药及疫苗接种等措施。

五、寄生虫病诊断技术

（一）病原学技术

1. 粪便检查

粪便检查是诊断寄生虫病的基本方法。为了取得准确的结果，送检标本必须新鲜，保存时间一般不宜超过24h。如检查肠内原虫滋养体，最好立即检查，注意保温，或有条件暂存在35~37℃。盛粪便的容器要干净，粪便中不可混入尿液或其他污染物，以免影响检查结果。直接涂片法（direct smear method）用于检查蠕虫卵、原虫包囊和滋养体，方法简便；定量透明厚涂片法（改良加藤法）（Kato-Katz technique）是目前国际上广泛使用的一种粪便虫卵的检查法，适用于各种粪便内蠕虫卵的定性和定量分析；浓聚法（concentration method）是利用原虫包囊和蠕虫卵在不同比重的液体里，集中于液体表面或沉积于液体底部的检测方法；毛蚴孵化法（miracidium hatching method）是依据吸血虫卵内的毛蚴在适宜温度的清水中短时间内可孵出的特性设计的检测方法；钩蚴培养法（hookworm larval cultivation method）是根据钩虫卵内幼虫在适宜条件下可在短时间内孵出设计的检测方法；肛门拭子法（anal swab）适用于检查肛周虫卵的蛲虫或常可在肛门附近发现的带绦虫卵等。

2. 体液检查

血液检查是诊断疟疾、丝虫病的基本方法；脑脊液中可查见溶组织内阿米巴滋养体、弓形虫滋养体、肺吸虫卵和广州管圆线虫幼虫等，取脑脊液沉渣涂片或染色镜检。

3. 排泄物与分泌物的检查

痰中可能查见卫氏并殖吸虫卵、溶组织内阿米巴滋养体、棘球蚴的原头蚴、粪类圆线虫幼虫、蛔虫幼虫、钩虫幼虫、虫螨等；十二指肠液和胆汁可查见华支睾吸虫卵、肝片形吸虫卵等，在急性阿米巴肝脓肿患者胆汁中可发现滋养体；尿液中可查见滴虫、丝虫微丝蚴等；鞘膜积液主要查班氏微丝蚴；阴道分泌物中可查见阴道毛滴虫等。

4. 其他器官组织检查

骨髓穿刺主要检查杜氏利什曼原虫无鞭毛体；淋巴结穿刺可查见利什曼原虫、丝虫成虫；肌组织活检可查见裂头蚴、猪囊尾蚴等；皮肤及皮下组织活检可查见囊尾蚴、裂头蚴、并殖吸虫、疥螨等；直肠黏膜活检可查见日本血吸虫卵、溶组织内阿米巴滋养体等。

5. 培养法

培养法可作为其他检查的补充，常规检查方法阴性时，可考虑做寄生虫的人工培养，以提高阳性率，减少漏检率，培养法常适用于多种寄生原虫，如溶组织内阿米巴、杜氏利什曼原虫和阴道毛滴虫等。

6. 动物接种培养法

动物接种培养法是用寄生虫感染其接种的实验动物，使虫体在该动物体内生存或繁殖，这是寄生虫病实验诊断的方法之一。

（二）免疫学诊断技术

病原学检测技术虽有确诊寄生虫病的优点，但对早期和隐性感染，以及晚期和未治愈的患者却常常漏诊。相反，免疫学诊断技术则可作为辅助手段弥补这方面的不足。随着抗原纯化技术的进步、诊断方法准确性的提高以及标准化的解决，免疫学诊断技术已经更为广泛地应用于寄生虫病的临床诊断、疗效考核以及流行病学调查。

1. 一般免疫学诊断技术

（1）间接红细胞凝集试验　间接红细胞凝集试验（indirect haemagglutination test，IHA）的特异性和敏感性均较为理想，现已用于疟疾、阿米巴病、弓形虫病、猪囊尾蚴病、华支睾吸虫病等的诊断和流行病学调查。

（2）间接荧光抗体试验　间接荧光抗体试验（indirect fluorescent antibody assay，IFA）还可用于组织切片中抗原定位以及在细胞和亚细胞水平检定抗原、抗体和免疫复合物，目前已用于丝虫病、血吸虫病、棘球蚴病及弓形虫病的快速诊断和疫情监测。

（3）酶联免疫吸附试验　酶联免疫吸附试验（enzyme-linked immunosorbent assay，ELISA）可用于宿主体液、排泄物和分泌物中特异抗体和抗原的检测，已用于多种寄生虫感染的诊断和血清流行病学的调查。

（4）免疫酶染色试验　免疫酶染色试验（immunoenzyme staining test，IEST）适用于血吸虫病、华支睾吸虫病和丝虫病的诊断和流行病学调查。

（5）免疫印迹试验　免疫印迹试验（immunoblotting）可用于寄生虫原分析和寄生虫病的免疫诊断。

（6）免疫胶体金技术　免疫胶体金技术（immune colloidal gold technique）是以胶体金作为示踪标志物，利用特异性抗原抗体反应，通过带颜色的胶体金颗粒放大免疫反应系统，使反应结果在固相载体上直接显示出来，该技术已用于快速试纸法检测疟疾等。

（7）酶联免疫斑点试验　酶联免疫斑点试验（enzyme-linked immunospot assay，ELIS-POT）是一种体外检测特异性分泌抗体细胞和分泌细胞因子的固相酶联免疫斑点技术，本法不仅可获得更多的分泌细胞因子细胞群的信息，而且能从单细胞水平评价细胞因子产物，除直接用于临床诊断，还可对治疗和用药提供重要的参考信息。

2. 特殊免疫学检测技术

（1）诊断弓形虫的染色试验　诊断弓形虫的染色试验（dye test，DT）是诊断弓形虫病的一种经典方法，具有高度的特异性和敏感性，缺点是必须要求活的虫体和人血清，具有较高的危险性，检测也具有一定的局限性。

（2）血吸虫环卵沉淀试验　血吸虫环卵沉淀试验（circumoval precipitin test，COPT）是诊断血吸虫病特有的免疫学试验，血吸虫虫卵内毛蚴分泌的抗原物质经卵壳微孔渗出后与特定血清中的特异性抗体结合，在虫卵周围形成光镜下可见的免疫复合物沉淀即为阳性反应，产生阳性反应虫卵占全部虫卵的百分率称环沉率。

（3）旋毛虫环蚴沉淀试验　将50～100条托囊的旋毛虫活幼虫放入待检血清中，37℃温育24h，如1条以上幼虫体表现出泡状或袋状沉淀物附着，即为阳性反应。

（4）单克隆抗体　单克隆抗体（monoclonal antibody，McAb）检测技术广泛用于寄生虫种株分型与鉴定、虫体结构与功能分析、分析和纯化抗原以及制备保护型疫苗等。

（三）分子生物学诊断技术

新近发展的分子生物学诊断技术即基因和核酸诊断技术，在寄生虫病的诊断中显示了高度的敏感性和特异性，同时具有早期诊断和确诊感染等优点。本项技术主要包括①核酸分子探针（nucleic acid probe），已用于疟原虫、丝虫、隐孢子虫、猪带绦虫病等虫种的鉴定和相应疾病的诊断；②PCR。PCR具有特异性强、敏感性高、操作简便、快速和样品处理简单等优点，多用于寄生虫病的基因诊断，分子流行病学研究和种株鉴定、分析等领域；③生物芯片技术（biochip）。生物芯片技术是近年发展起来的生物学和微电子技术相结合的核酸分析检测技术，具有高通量、微型化、自动化和速度快等优点，其效率是传统检测手段的成百上千倍，目前已广泛运用于寄生虫领域。

（四）组学技术

随着系统生物学等新学科的出现和发展，各种组学技术应运而生，主要包括基因组学（genomics）、蛋白组学（proteomics）、转录组学（transcriptomics）和代谢组学（metabolomics）技术等，目前已广泛运用到疾病诊断、药物设计、疫苗研制等各领域。已有学者将多种组学技术相结合，用于研究日本血吸虫、弓形虫等寄生虫病的早期预警和诊断。

六、我国食源性寄生虫感染性疾病的流行现状

食源性寄生虫病（food-borne parasitic disease）指因生食或半生食含有感染期寄生虫

的食物、水源而感染的寄生虫病，可分为肉源性寄生虫病、鱼源性寄生虫病、淡水甲壳动物源性寄生虫病、植物源性寄生虫病和水源性寄生虫病等。随着生活水平的提高，饮食口味和风味日趋多元化，烹饪方式和食物来源也越来越丰富，如生鱼片、醉蟹虾、特色牛排等，使得发生食源性疾病患者的人数越来越多，其中城镇居民为主，这与其热衷尝鲜、外出用餐机会多密切相关。因此，我国食源性寄生虫感染性疾病问题尤为突出，因其感染性疾病种类多、分布广、危害大、感染率高、疫情突发性强，给人民健康造成了新的威胁。

（一）我国食源性寄生虫病的流行趋势的特点

1. 从农村向城市转移

既往农村地区由于卫生及经济条件的影响，食源性寄生虫病流行较多，但近年来城市居民追求生鲜口味及喜爱烧烤涮等饮食方式，加之人口流动性增大，人们在饭店、食堂就餐机会增加，使城市中的食源性寄生虫病发病率不断上升。我国分别于 1988—1992 年（第 1 次）、2002—2004 年（第 2 次）和 2014—2016 年（第 3 次）组织开展了 3 次全国重要人体寄生虫病现状调查。根据 2014—2016 年开展的"2015 年全国人体重点寄生虫病现状调查"显示，16 个省（自治区、直辖市）农村发现华支睾吸虫感染，其中感染率最高的为黑龙江（3.38%），其次为吉林（2.06%），再次为广东（1.18%）；13 个省（自治区、直辖市）的城镇发现华支睾吸虫感染，其中感染率最高的为广西（16.45%），其次为广东（2.26%），再次为黑龙江（0.19%）。全国有 18 个省（自治区、直辖市）的农村和城镇发现华支睾吸虫感染，其中感染率最高的为广西（6.68%），其次为广东（1.91%），再次为黑龙江（1.62%）。

2. "南病"北移且种类增多

大多数寄生虫病的流行本身具有一定的地域性，食源性寄生虫病感染地区主要分布在南方沿江地区，但随着发达的交通及运输、饮食习惯的变化及养殖业的蓬勃发展，近年来寄生虫病的流行突破了地域限制，感染区域明显扩大。2006 年，北京蜀国演义酒楼因加工福寿螺时未彻底加热，导致患上广州管圆线虫病的患者多达 87 例，这些患者出现了头痛、发热、皮肤感觉异常等症状，严重者甚至出现脑膜炎，引发广泛关注。与此同时，一些罕见的食源性寄生虫病报道逐年增加，如圆孢子虫病、舌形虫病、喉兽比翼线虫病、棘颚口线虫病、阔节裂头绦虫病等。

3. 人兽共患寄生虫病不断增加

食源性寄生虫病大多是人兽共患寄生虫病，它是指在脊椎动物与人之间自然传播的寄生虫病，在自然界一般都存在自然疫源地，但近年来随着人们对一些原始森林和自然环境的开发与侵占，城市中饲养宠物和伴侣动物的增加，人类与野生动物及病原媒介的接触机会增多，人兽共患寄生虫病的感染机会也大大增加，如城市中宠物猫增多而使弓形虫感染的机会增加，食用野生动物而感染旋毛虫的病例增加。

4. 新现和再现食源性寄生虫病增加

随着生活水平的提升，人们追求多样化的饮食方式，生食和半生食的饮食趋势日渐盛行，这增加了食源性寄生虫感染的风险，随着旅游和人口迁移的增加，人们可能在外地感染食源性寄生虫病，并将病原体带回原居住地，全球贸易使得来自世界各地的食品更加容易获得，其中就可能包括携带寄生虫的食材，从而增加了新现食源性寄生虫病的风险。气候变化和生态环境破坏可能改变寄生虫的分布和生命周期，导致某些地区的寄生虫病流行模式发生变化。此外，公众对于食源性寄生虫病的认识不足，公共卫生措施可能没有跟上食源性寄生虫病流行趋势的变化，导致缺乏足够的食品安全意识和防护措施。例如2011年，云南省宾川县发生了中国首起人体片形吸虫群体感染事件，这是一起罕见的食源性寄生虫病疫情，数十名重症患者表现出高烧、头痛、肝损伤、嗜酸性粒细胞升高等症状，但病因不明，治疗效果不佳。经过州、省、国家各级卫生部门的共同努力，最终确定这些"怪病"病例是由罕见的寄生虫——大片形吸虫引起的。现场流行病学调查和实验室检测显示，宾川县为片形吸虫病自然疫源地，当地存在完整的片形吸虫病的传播环节。居民普遍有食用凉拌鱼腥草的习惯，而鱼腥草水田中施用了牛羊粪便，水田中滋生有大量椎实螺，疑似为导致感染的重要原因。

（二）常见食品中食源性寄生虫感染性疾病

食源性寄生虫按其感染食物来源可分为水源性、肉源性、鱼源性、螺源性（软体动物）、淡水甲壳动物源性、植物源性，以及其他如两栖爬行动物源和节肢动物源等。有的可以是多源性的。

1. 水源性寄生虫

水源性寄生虫病是由于寄生虫的感染期虫体污染水源或饮用水，人误食或误饮而引起感染的一类寄生虫。常见的有隐孢子虫和蓝氏贾第鞭毛虫（简称"两虫"）。

（1）隐孢子虫 隐孢子虫病是一种以腹泻为主要表现的寄生虫病，在免疫缺陷患者可引起难治性慢性腹泻，甚至发生肠外隐孢子虫病。目前隐孢子虫病已被列入世界最常见的6种腹泻病之一，世界卫生组织于1986年将人的隐孢子虫病列为艾滋病的怀疑指标之一。隐孢子虫病主要是因为患者食入被卵囊污染的食物或水而感染。人和多种动物粪便中的卵囊排出体外后污染食物或水源，且卵囊抵抗力强，在外界可存活9~12个月，对常规用于饮用水消毒的化学试剂如氯气有高度抵抗力。

（2）蓝氏贾第鞭毛虫 蓝氏贾第鞭毛虫简称贾第虫，可引起腹泻、腹痛和吸收不良等症状，人主要因摄入被包囊污染的食物或水而感染。贾第虫呈世界性分布，在旅游者中发病率较高，故又称旅游者腹泻。和隐孢子虫相似，贾第虫感染后大部分无特殊临床症状，无预防疫苗，绝大多数抗生素无效，治疗依赖于自身抵抗力。人和多种动物粪便中含有包囊，是本病的传染源，低剂量的包囊 25~100 个便可引起感染。包囊在水中可存活 4d，在氯化消毒水中可存活 2~3d，在粪便中包囊的活力可维持 10d 以上，且在某些昆虫如蝇、蜚蠊的消化道中可存活较长时间，因此这些昆虫也是它的传播媒介。

2. 肉源性寄生虫

肉源性寄生虫病是以动物如猪、牛、犬等作为中间宿主或保虫宿主的寄生虫，人因食入动物的肉类而引起感染。常见的有旋毛虫、带绦虫、弓形虫、肉孢子虫等。

（1）旋毛虫　旋毛虫病主要是因生食或半生食含有感染性旋毛虫幼虫囊包的猪肉或其他动物肉类及其制品所致。旋毛虫宿主种类广泛，包括人、猪、犬、猫、鼠、熊及多种野生动物、食草动物、食肉鸟类，其成虫和幼虫分别寄生于同一宿主的小肠和肌肉内。猪肉是人类感染的主要来源，在北方，狗肉也是感染的主要来源，且近年来由于捕食野生动物而感染的病例也大大增加。我国目前仍是世界上旋毛虫病危害严重的少数几个国家之一，居三大人兽共患寄生虫病（旋毛虫、囊尾蚴及棘球蚴）之首。

（2）带绦虫　带绦虫主要是指猪带绦虫和牛带绦虫，人是带绦虫唯一的终宿主，也是猪带绦虫的中间宿主。人因食入含猪/牛带绦虫囊尾蚴的肉品而感染猪/牛带绦虫病。因带绦虫成虫寄生在肠道中，其主要症状为消化道症状。带绦虫在全世界分布广泛，但感染率一般较低，主要流行于欧洲、中美洲及东南亚等国。在我国带绦虫的流行较为普遍，2014—2015 年进行的全国 23 个省、5 个自治区、4 个直辖市和 2 个特别行政区的人体带绦虫感染现况调查，发现感染率为 0.36%。其中感染率最高的生态区为藏东—川西—藏东南生态区，达到 14.09%。特别地，94.69% 的感染者来自西藏自治区，该地区的感染率为 9.25%，明显高于全国平均感染率，约高出 24.7 倍。与 2004 年的全国调查结果（0.28%）相比，人群带绦虫感染率上升了 0.08%。

（3）刚地弓形虫　弓形虫也属于机会性致病寄生原虫，其生活史复杂，目前发现虫体只能在猫科动物小肠上皮细胞内行配子生殖，故弓形虫正常的终宿主是猫，中间宿主包括人、猫等很多种哺乳动物、鸟类和鱼类等。弓形虫生活史中的包囊（内含缓殖子）、假包囊（含速殖子）、滋养体和卵囊等发育阶段均可感染人体，人体通过食用了含有上述各个发育阶段的动物肉制品、乳制品及蛋类而受到感染，直接与宠物猫亲密接触，输血或器官移植也可感染，妊娠妇女可通过胎盘垂直传播给胎儿。虫体在人体内可寄生于各种有核细胞，并随血液循环系统移行于体内各器官，引起相应的组织器官发生病变。可严重危害孕妇，引起孕妇流产、死产或怪胎，也可引发脑弓形虫病。弓形虫病与艾滋病关系密切，是艾滋病病人死亡的原因之一，艾滋病患者该病感染率高达 30%~40%。该病呈世界范围分布，不同国家和地区的血清学调查结果差异较大，抗体阳性率为 0.6%~94%。据世界卫生组织数据显示，全球人群的弓形虫感染率为 25%~50%，意味着全球有超过 20 亿的弓形虫感染者。在我国，不同地区的弓形虫感染率存在差异。例如，福建人群的染色试验阳性率为 4%~8%，并且已在多种动物体内发现弓形虫。此外，猪和牛是重要的传染源，其感染率分别为

4.0%~71.4%和0.2%~43.0%。传播途径包括摄入未经煮熟的含有弓形虫的肉制品、蛋、乳类制品，或接触被卵囊污染的土壤和水源。

3. 鱼源性寄生虫

以淡水鱼、虾或海鱼作为中间宿主，人因食入这些鱼类而感染。如华支睾吸虫、异尖线虫、异形吸虫、棘口吸虫、棘颚口线虫、肾膨结线虫和阔节裂头绦虫等。其中最常见的是华支睾吸虫。

（1）华支睾吸虫　华支睾吸虫又称肝吸虫，其感染阶段囊蚴寄生于淡水鱼、虾体内，遍及其全身，在肌肉及鱼头部位积累最多。故吃生鱼片、鱼生粥、烤鱼片、烟熏鱼、酒醉虾等都可感染。该虫成虫寄生在人体肝胆管内，引起以肝胆管疾病为主的人兽共患病。在我国，华支睾吸虫病是流行最为严重的食源性寄生虫病，主要由华支睾吸虫感染引起，2015年启动的第三次全国人体重点寄生虫病现状调查结果显示，高度流行状态的地区仍然是珠江三角洲城镇与城郊区，人群感染率高达23.36%，东北平原西部和三江平原人群感染率分别为9.4%和8.5%，全国95%的感染者集中在广东、广西和黑龙江，其他省（区市）华支睾吸虫病患呈散发状态。

（2）异尖线虫　异尖线虫主要寄生在海洋动物中，误食海鱼或海产软体动物体内的异尖线虫幼虫引起异尖线虫病，异尖线虫是我国禁止入境的二类寄生虫。引起人体异尖线虫病的病原体是异尖线虫科内某些虫种的幼虫阶段，成虫寄生于海产哺乳类动物及鸟类等动物的胃部，而其幼虫的各期发育则在许多海产鱼体内进行。人主要因食入了生的或未熟的含有幼虫的海产鱼类而感染。

4. 螺源性寄生虫

以软体动物如螺、蛞蝓、牡蛎等作为中间宿主，人因食入这些含有寄生虫感染阶段的软体动物而受染的一类寄生虫。如广州管圆线虫、拟裸茎吸虫、棘口吸虫和兽鼻翼线虫等，其中最常见的是广州管圆线虫。

（1）广州管圆线虫　广州管圆线虫的终宿主是鼠类，人不是适宜宿主，感染后一般不能发育为成虫，移行至脑部后引起嗜酸性粒细胞增多性脑膜脑炎。该虫的中间宿主包括褐云玛瑙螺、福寿螺、铜锈环棱螺、中华圆田螺和各种蜗牛及蛞蝓等共几十种。人体感染，除因生食或食入未熟的各种中间宿主外，还可因食入未熟的转续宿主而感染，其转续宿主包括鱼、蛙、蛇以及鸟禽类等。目前人体感染最多的中间宿主是福寿螺和褐云玛瑙螺，特别是福寿螺自从20世纪70年代侵入我国后，已在我国南方地区迅速扩散蔓延，现已成为我国首批公布的外来入侵物种中危害极大的生物之一。

（2）徐氏拟裸茎吸虫　徐氏拟裸茎吸虫的自然终宿主有人和蛎鹬，牡蛎为其第二中间宿主，其后尾蚴通过发达的口吸盘吸附在牡蛎外套膜的外皮层上皮，故人与动物因生食或半生食牡蛎而感染。该虫在韩国分布极广，一些岛屿的牡蛎后尾蚴感染率高达100%。

5. 淡水甲壳动物源性寄生虫

因食入蟹类、蝲蛄等甲壳类动物而感染的寄生虫，常见的有并殖吸虫。

（1）卫氏并殖吸虫 卫氏并殖吸虫又称肺吸虫，成虫主要寄生在人体肺脏。其第一中间宿主为淡水螺类，第二中间宿主为淡水蟹或蝲蛄，人体感染主要是因生食或半生食含有囊蚴的淡水蟹或蝲蛄。我国民间流行生吃溪蟹或蝲蛄，认为其可"壮筋骨""清凉败火"，继而引起感染；其他一些不当的烹饪方法因不能全部杀死溪蟹或蝲蛄体内的囊蚴也可引起感染。山区居民常有生吃或半生吃溪蟹、蝲蛄的习惯，如腌、醉等生吃，或烤、煮时间不足未能将囊蚴全部杀死的半生吃。东北地区人群喜食蝲蛄豆腐，将生蝲蛄磨碎、挤汁，加石膏凝固而成，其中含有大量卫氏并殖吸虫活囊蚴，食之极易感染。囊蚴陷入水中，漂浮水面或沉于水底，饮用生水也可导致感染卫氏并殖吸虫。该病在我国广泛分布，先后有24个省、自治区、直辖市436个县市发现病例，已确诊的病人2万余例。此外，野猪、猪、兔、大鼠、鸡、棘腹蛙、鸟等多种动物可作为卫氏并殖吸虫的转续宿主，如生吃或半生吃这些转续宿主的肉，也可能被感染。由于卫氏并殖吸虫的幼虫侵入人体后到处游走，因此除了肺部等呼吸系统的症状和体征外，还可出现游走性皮下包块、腹部及神经系统的肺吸虫病，尤其是卫氏并殖吸虫脑病，可引起感觉降低、共济失调癫痫或瘫痪，对人体的危害极大。

（2）斯氏并殖吸虫 斯氏并殖吸虫生活史与卫氏并殖吸虫相同，人属于斯氏并殖吸虫的非正常宿主，在人体内，虫体以幼虫状态窜扰，造成局部或全身性病变。斯氏并殖吸虫在国外还没有报道。国内在甘肃、山西、陕西、河南、四川、云南、贵州、湖北、湖南、浙江、江西、福建、广西、广东等14个省、自治区已有发现。

6. 植物源性寄生虫

植物源性寄生虫是以水生植物如荸荠、菱角等为传播媒介的寄生虫，常见的有姜片吸虫和片形吸虫。

（1）布氏姜片吸虫 布氏姜片吸虫又称肠吸虫，其感染阶段囊蚴可附着在荸荠、菱角、茭白和水芹等水生植物上，人因食入这些水生植物或饮生水而感染。感染后轻者可无明显症状，重症患者会出现上腹部隐痛、易饥饿、恶心、呕吐等症状。姜片虫主要分布在亚洲的温带和亚热带地区，在我国，除东北和西北地区外，其他地区都有流行。

（2）片形吸虫 主要为肝片形吸虫，寄生在牛羊的肝胆管内，偶尔也可在人体寄生，引起片形吸虫病。人因生吃水生植物、喝生水或半生食含肝片吸虫幼虫的牛、羊肝而感染。第3次全国重要人体寄生虫病现状调查显示我国18个省（自治区、直辖市）共报道片形吸虫病患者200余例，其中甘肃感染率最高。

7. 其他类

以两栖类、爬行动物如蛙、蛇等作为转续宿主、终（保虫）宿主，人因食入这些动物而感染寄生虫。如感染曼氏迭宫绦虫主要是由于食入了含有裂头蚴的生蛙肉或蛇肉所致，临床上常引起皮肤或内脏的裂头蚴病。舌形虫的主要宿主是蛇，人喝了被舌形虫虫卵污染的蛇血、蛇胆、蛇肉等都可感染，我国西藏、广东、广西、山东、浙江都有散发病例报道。

（三）我国食源性寄生虫的检验检疫现状

为规范食源性寄生虫的检验检疫工作，我国已经采取了多项措施，并制定了相关标准和规定以确保食品安全和公众健康。2022年3月15日，国家卫生健康委员会发布了《生活饮用水卫生标准》（GB 5749—2022），该标准规定了生活饮用水的水质。2019年10月17日国家卫生健康委员会发布了《食源性疾病监测报告工作规范（试行）》，要求各级卫生健康部门、疾病预防控制机构和医疗机构开展食源性疾病的监测报告工作，这包括食源性寄生虫病的报告和监测。此外行业标准也制定了要求，其中包括对寄生虫的控制，如隐孢子虫和贾第虫等，以防止水源性寄生虫病的发生，如《进出口食品中寄生虫的检验方法》（SN/T 1748—2006）中规定了进出口食品中主要食源性寄生虫的检验方法，适用于牛肉、猪肉、羊肉、鱼肉、贝类肉和新鲜蔬菜等食品中的寄生虫检验。我国对食源性寄生虫病的防控成效显著，通过3次全国重要人体寄生虫病现状调查，全国寄生虫总感染率显著下降。我国正在逐步完善寄生虫检疫条例及相关法律规定，并通过不同的方法进行食品检疫，如消化法、烛光法、挤压烛光法、机械分离沉降法和浓缩集卵法等。通过这些措施，我国在食源性寄生虫的检验检疫方面已经建立了一定的基础，但仍需不断改进技术、完善法规，并加强宣传教育，以确保食品安全和公众健康。

在进出口食品中，针对不同产地的不同食品，有不同的检疫项目和方法。我国对进出口食品中食源性寄生虫的检验方法有以下几种。

（1）消化法　适用于检验寄生于猪、牛、羊肉中的囊尾蚴、旋毛虫、猪肉孢子虫，鱼、贝类中的吸虫囊蚴、棘颚口线虫的包囊、广州管圆线虫的幼虫、阔节裂头绦虫裂头蚴。

（2）烛光法　适用于检验寄生于鱼肉中的吸虫囊蚴、棘颚口线虫的包囊、广州管圆线虫的幼虫、阔节裂头绦虫裂头蚴。其中白光烛光法用于检测新鲜或冷冻的白色鱼肉中的寄生虫，紫外光烛光法用于检验深色鱼肉。

（3）挤压烛光法　适用于检验半透明贝类肉中的吸虫囊蚴。

（4）机械分离沉降法　适用于检验寄生于鱼肉中的吸虫囊蚴、棘颚口线虫的包囊、广州管圆线虫的幼虫、阔节裂头绦虫裂头蚴。

（5）浓缩集卵法　适用于检验污染新鲜蔬菜的毛首鞭形线虫卵和蛔虫虫卵。

这些方法大多是采用形态学的鉴定，对检验人员的专业水平要求较高，且容易发生漏检或误检，因此研究制定新的敏感性高、特异性强的检验执行标准非常必要。不管是对感染者的实验室诊断还是对其保虫/转续宿主的监测和食品中寄生虫的检测，研制敏感、特异、简便、快速、无创且价廉的诊断、检测技术是食源性寄生虫病防控技术研究的重要发展方向。

　　随着我国国民经济的发展和政府部门对传染病和寄生虫病防控投入的增加，以及人民卫生健康水平的提高，一些传染病和寄生虫病得到了有效的控制。但同时随着人民生活水平的提高，饮食来源和进食方式的多样化使得食源性寄生虫造成的食品安全问题也日益突出。食源性寄生虫病已成为影响我国食品安全和威胁人民健康的重要因素之一，是一个不容忽视的公共卫生问题。目前亟待解决的问题是加强对食源性寄生虫的宣传教育、防控和检验检疫，增强群众自我防御意识，并尽快将食品中可能携带的寄生虫的种类、监测方法列入食品安全行动计划，健全检疫制度，为食品安全体系和居民健康构筑一道防线。

📝 **思考题**

　　简述寄生虫病的概念以及寄生虫病的流行特点和防治原则。

第十七章
食物中毒

学习目标

1. 掌握食物中毒的定义和特征。

2. 了解常见细菌性食物中毒、真菌性食物中毒以及有毒动物食物中毒和有毒植物食物中毒的临床表现和预防措施。

一、食物中毒的定义、特征及分类

（一）定义

食物中毒（food poisoning）是指人体内摄入含有毒有害的食物（包括生物性和化学性）出现非传染性的急性或亚急性疾病。食物中毒是临床中最常见的一类疾病，属于食源性疾病。食物中毒不包括患者本身存在的胃肠道疾病。

（二）食物中毒的特点

1. 发病潜伏期短

发病急剧，呈暴发性，短时间内可能有多数人发病，发病曲线呈突然上升的趋势。

2. 发病与食物有关

病人都有食用同一污染食物的病史；流行波动范围与污染食物供应范围相一致；停止污染食物供应后，中毒就会停止流行。

3. 中毒病人一般具有相同或相似的临床表现

常出现恶心、呕吐、腹痛、腹泻等胃肠炎症状。由于病原相同，所有病人的临床症状相同或相似，但因为个体差异，其临床症状可能存在差异。

4. 中毒病人对健康人不具传染性

即人与人之间不直接传染。

（三）食物中毒的分类

食物中毒根据病原物质的性质可分为细菌性食物中毒、真菌性食物中毒、动物性食物中毒、植物性食物中毒和化学性食物中毒。

二、常见的细菌性食物中毒

细菌性食物中毒是指由于食入被致病菌或细菌毒素污染的食物而引起的急性或亚急性中毒性疾病，是临床中最常见的食物中毒。一年四季皆可发病，以夏秋居多。引起细菌性食物中毒的食品主要为动物性食品，如鱼、肉、乳、蛋等及其相关制品；其次为植物性食品，如剩饭菜、米糕、米粉等。常见的致病菌包括沙门菌、致病性大肠埃希菌、副溶血性弧菌、葡萄球菌、肉毒梭状芽孢杆菌、变形杆菌等。

（一）沙门菌属食物中毒

沙门菌属食物中毒是一种常见的细菌性食物中毒，沙门菌是一种常见的食源性致病菌，是预防食物中毒较重要的致病因素之一。

1. 流行病学特点

沙门菌属食物中毒全年均可发生，但大多数发生在 5~10 月间，其中 7~8 月份最多。

2. 临床表现

沙门菌属食物中毒的潜伏期最短 2h，长者可达 72h，平均为 12~24h。

沙门菌的致病因素：含有 Vi 抗原的沙门菌具有侵袭力、内毒素和肠毒素。沙门菌主要通过污染食品或水经口感染。当人体食入沙门菌污染的食品后，是否发病取决于菌量和人体的健康情况。一般认为，随食物吃进 10 万至 10 亿个沙门菌才会发病。沙门菌经口感染，穿过小肠上皮进入黏膜下组织。细菌在此被吞噬细胞吞噬，吞噬后不被消灭反在吞噬细胞内繁殖，并随吞噬细胞经淋巴管到达淋巴结，并在其中大量繁殖，经胸导管进入血流称为第一菌血症，此时病人出现发热、不适等症状。随后，细菌随血流播散至肝、脾、肾、胆囊和骨髓等实质器官中，继续大量繁殖，再次进入血流称为第二菌血症。随血流扩散到全身各器官以及皮肤，病人出现持续高热、肝脾肿大、皮疹和全身中毒症状（内毒素）。因胆囊中的细菌随胆汁可进入肠腔，经粪便排出，病人可出现腹痛、腹泻等症状，粪便为黄绿色水样便，有时有恶臭味，常带脓血或黏液。

3. 预防措施

（1）防治污染　不食用病死、毒死或死因不明的畜、兽、禽的肉及内脏，加工冷荤熟肉一定要生熟分开（包括家庭及餐饮业使用刀、菜板、盆等餐饮用具）。采取有效措施严格控制感染沙门菌的病畜肉类流入市场，牲畜宰杀前进行严格的检疫。

（2）高温杀灭　高温处理供食用的肉类，肉块大小在1kg以下，持续煮沸3h以上。对污染沙门菌的食品进行彻底加热，是预防沙门菌食物中毒的关键措施。

（3）控制繁殖　沙门菌繁殖的最适温度为37℃，但20℃以上能大量繁殖，因此低温储存食品可以有效控制沙门菌繁殖。

（二）大肠埃希菌食物中毒

1. 流行病学特点

大肠埃希菌食物中毒和沙门菌食物中毒类似，有明显季节性，在夏、秋高发，常见中毒食品为各类熟肉制品、冷荤、牛肉、生牛乳，其次为蛋及蛋制品、干酪、蔬菜、水果、饮料等食品。中毒原因主要是受污染的食品食用前未经彻底加热。

2. 临床表现

由于不同致病性埃希菌有不同的致病机制，因此相应的临床表现也不同。

（1）肠毒素型大肠埃希菌（enterotoxigenic *E. coil*，ETEC）　肠毒素型大肠埃希菌产生两种质粒介导的肠毒素，即耐热肠毒素（ST）和不耐热肠毒素（LT）。临床可见腹泻、恶心、腹痛、低热以及类似轻型霍乱的大量水样腹泻。

（2）肠致病型大肠埃希菌（enteropathogenic *E. coil*，EPEC）　肠致病型大肠埃希菌主要引起婴幼儿肠道感染，导致发热、呕吐、大量水泻，便中常含黏液而无血液，是世界各地婴儿腹泻的重要致病菌。

（3）肠侵袭型大肠埃希菌（enteroinvasive *E. coil*，EIEC）　主要侵犯肠黏膜，在黏膜上皮细胞内增殖，但不破坏上皮细胞。临床可见肠炎症状如发热、腹痛、水泻或典型细菌性痢疾的症状，出现脓血黏液便。

（4）肠出血型大肠埃希菌（enterohemorrhagic *E. coil*，EHEC）　肠出血型大肠埃希菌又称肠毒素大肠埃希菌（verotoxigenic *E. coil*，VTEC），可引起无症状感染、轻至中度腹泻、从无血便发展至血便，当合并出血性肠炎时出现腹痛，发热不明显。成人发病往往可自愈。由O157、H7引起的腹泻有2%~7%可发展成溶血性尿毒综合征，可见溶血性贫血、血小板减少性紫癜和急性肾衰竭。

（5）肠凝聚型大肠埃希菌（enteroaggregative *E. coil*，EAEC）　致病机制不明，与慢性腹泻有关，儿童肠道感染，可见水样腹泻、呕吐和脱水，偶见腹痛、发热和便血。

3. 预防措施

不吃生的或加热不彻底的牛乳、肉等动物性食品；不吃不干净的水果、蔬菜；剩余饭菜食用前要彻底加热；防止食品生熟交叉污染；养成良好的个人卫生习惯，饭前便后洗手；食品加工、生产企业特别是餐饮业应严格保证食品加工、运输及销售的安全性。

（三）副溶血性弧菌食物中毒

副溶血性弧菌食物中毒是由于食用了被该菌污染的食品或者食用了含有该菌的食品后出现的急性、亚急性疾病。

1. 流行病学特点

副溶血性弧菌食物中毒多在夏秋季发生于沿海地区，常造成集体发病，由于海鲜空运，内地城市病例也逐渐增多。副溶血性弧菌是我国近年细菌性食物中毒的首要致病菌，中毒原因主要是烹调时未烧熟煮透或熟制品被污染。中毒食品主要是海产品，其次为咸菜、熟肉类、禽肉、禽蛋类，约有半数中毒者为食用了腌制品后中毒。

2. 临床表现

潜伏期自 1h 至 4d 不等，多数为 10h 左右。起病急骤，常有腹痛、腹泻、呕吐、失水、畏寒及发热。腹痛多在脐部附近呈阵发性绞痛，常位于上腹部、脐周或回盲部。腹泻每日 3~20 余次不等，大便性状多样，多数为黄水样或黄糊便。部分病人的粪便可呈洗肉水样便、脓血便或黏液血便，很少有里急后重。病人发热，温度为 38~40℃，重症患者因脱水，使皮肤干燥及血压下降造成休克。少数病人可出现意识不清、痉挛、面色苍白或发绀等现象，若抢救不及时，呈虚脱状态，可导致死亡。病程 1~6 日不等，大部分病人发病 2~3d 后可恢复，少数严重病人由于休克、昏迷致死。

3. 预防措施

（1）动物性食品应煮熟煮透再吃，海产品蒸煮需 100℃ 加热 30min，防止半生不熟，使深部细菌未能完全杀死。

（2）食品要单餐吃完，不宜室温放置时间过长，隔餐的剩菜在食用前应该充分加热。

（3）防止生熟食物操作时交叉污染。

（4）梭子蟹、蠳蛄、海蜇等水产品宜用饱和盐水浸渍保藏（并可加醋调味杀菌），食前用沸水漂烫。

（四）葡萄球菌食物中毒

葡萄球菌食物中毒（*Staphylococcal* food poisoning）是由于进食被金黄色葡萄球菌及其所产生的肠毒素所污染的食物而引起的一种毒素型食物中毒。

1. 流行病学特点

病原菌可通过接触空气中尘埃污染的食物，在氧气不充分、温度 20~30℃ 的条件下，经 4~5h 繁殖，产生较多的肠毒素。此毒素虽经 30min 煮沸，但仍保持其毒性。淀粉类食品、牛乳、乳制品、蛋类、肉类等食物容易被该菌污染。引起食物中毒的葡萄球菌肠毒素为多肽，耐热，可分为抗原性不同的 5 个型（A、B、C、D、E），其中以 A 型为多见。肠毒素在食品中时，一般烹调方法不能将其破坏，需经 100℃ 2h 方可被破坏。本病多发生于夏秋季，各年龄、性别均可能患病。

2. 临床表现

潜伏期短，一般 2~5h，极少超过 6h。起病急骤，有恶心、呕吐、上腹部痉挛性疼痛，继以腹泻。呕吐最为典型，呕吐物可带胆汁黏液和血丝，腹泻物呈水样便或稀便，每天数次至数十次不等，重症者可因剧烈吐泻引起脱水、虚脱和肌肉痉挛。体温大多正常或略高，绝大多数患者经数小时或 1~2h 内迅速恢复。可伴有低钾、低钠等症状。儿童对肠毒素要比成人敏感，因此儿童发病率较高，病情相对较重，病程 1~2d，预后良好。

3. 预防措施

防止葡萄球菌污染食品和肠毒素的形成。葡萄球菌广泛分布于自然界，健康人的皮肤和鼻咽部、化脓灶都有该菌存在，避免带菌人群对各种食品的污染，定期对食品加工和餐饮行业的从业人员进行健康体检，对患有局部化脓感染（主要有皮肤软组织感染，如疖、痈、脓肿等）、上呼吸道感染（急性咽炎、鼻窦炎）、口腔疾病等食品加工人员、餐饮服务员应暂时调换工作。引起葡萄球菌性食物中毒的常见食品主要有淀粉类（如剩饭、粥、米面等）、牛乳及乳制品、鱼肉、蛋类等，被污染的食物在室温 20~22℃ 搁置 5h 以上时，病菌大量繁殖并产生肠毒素，此毒素耐热力很强，经加热煮沸 30min，仍可保持其毒力而致病，因此在食用前应该彻底加热。

（五）肉毒梭状芽孢杆菌（肉毒杆菌）食物中毒

1. 流行病学特点

肉毒杆菌食物中毒一年四季皆可发病，多发生 3~5 月。引起中毒的食品因地区和饮食习惯不同而异。国内主要是植物性食品，多见于家庭自制发酵食品如豆酱、面酱、臭豆腐，其次为肉类、罐头、酱菜、鱼制品、蜂蜜等。新疆维吾尔自治区是我国肉毒杆菌食物中毒较多的地区，引起中毒的食品有 30 多种，常见的有臭豆腐、豆酱、豆豉和谷类食品。在青海主要是越冬保藏的肉制品加热不够所致。

2. 临床表现

潜伏期 12~36h，最短为 2~6h，长者可达 8~10d。中毒剂量越大则潜伏期越短，病情也越重，病死率越高。肉毒素是一种嗜神经毒素，主要由上消化道吸收，毒素进入小肠和结肠后，则吸收缓慢，胃酸及消化酶均不能将其破坏，故多数患者起病缓慢，病程较长。肉毒毒素吸收后主要作用于颅神经核、外周神经、肌肉接头处及自主神经末梢，阻断胆碱能神经纤维的传导，神经冲动在神经末梢突触前被阻断，从而抑制神经传导介质——乙酰胆碱的释放，使肌肉麻醉。

（1）前驱症状 起病突然，早期出现头痛、头昏、眩晕、乏力、恶心、呕吐（e 型菌恶心呕吐重、a 型菌及 b 型菌较轻）、全身无力等；稍后出现腹胀、腹痛、腹泻或便秘等。体温正常或稍低，脉搏加快。

（2）视神经麻痹　视力减弱、视力模糊、复视、斜视、眼睑下垂、眼球震颤、瞳孔散大，对光反射迟钝或消失。

（3）延髓麻痹　软腭肌肉、舌肌、咽肌、喉肌麻痹而致张口困难、咀嚼吞咽困难、讲话不清楚、声音嘶哑或者失声、咽干、咽喉部发紧、流涎；面部肌肉瘫痪，面色苍白、没有表情；耳神经障碍，出现耳鸣、耳聋；膈神经麻痹，出现憋气、胸闷、呼吸困难；运动神经麻痹，出现颈软、不能抬头、头倒向侧方或前方，四肢瘫软。

（4）自主神经末梢先兴奋后抑制，故泪腺、汗腺及涎腺等先分泌增多而后减少。血压先正常而后升高。脉搏先慢后快。病程中神志清楚，感觉正常，不发热。重症患者出现呼吸肌麻痹症状、胸部有压迫感、呼吸困难，最后呼吸功能衰竭致死。出现呼吸肌麻痹症状、胸部抢救不及时多数死亡，病死率30%～60%，死亡原因多为延髓麻痹所致呼吸衰竭，心功能不全以及误吸肺炎所致继发性感染。

婴儿偶尔吞入少量肉毒梭状芽孢杆菌芽孢在肠内繁殖，产生肉毒素被吸收而致病，发生呼吸麻痹而猝死（即婴儿猝死综合征，the sudden infant death syndrome，SIDS）。

3. 预防措施

肉毒杆菌芽孢广布于自然界，病菌由动物（主要是食草动物）肠道排出，污染土壤及岸沙土，由此污染饮食品制作罐头，如加热不足，则其所产芽孢不被消灭，加之缺氧环境，造成肉毒杆菌大量繁殖，产生大量外毒素。

主要通过食物传播，多见于腌肉、腊肉、猪肉及制作不良的罐头食品，部分地区曾因食用豆豉、豆瓣酱、臭豆腐、面酱及不新鲜的鱼、猪肉、猪肝而发病。肉毒杆菌的繁殖不一定需要严格的乏氧条件及适当的温度，e型菌可在6℃低温繁殖并产生毒素；a型及b型菌能产生蛋白水解酶，使食物变质；而e型菌不产生此酶，食物可不变质，易疏忽而致病。

严格管理与检查食品，尤应注意罐头食品、火腿、腌腊食品的制作和保存。食品罐头的两端若有膨胀现象，或内容物色香味改变者，应禁止出售和禁止食用，即使煮沸也不宜食用。谷类及豆类也有被肉毒杆菌污染的可能，因此禁止食用过度发酵或腐败的食物。

三、真菌性食物中毒

真菌性食物中毒是指食用被真菌或其毒素污染的食物而引起的食物中毒。

（一）病因

真菌性食物中毒主要是由于谷物、油料或植物储存过程中生霉，未经适当处理即作食料，或是已做好的食物放久发霉变质误食引起，也有的是在制作发酵食品时被有毒真菌污染或误用有毒真菌株。发霉的花生、玉米、大米、小麦、大豆、小米、植物秸秆和黑斑白薯是引起真菌性食物中毒的常见食料，常见的真菌有曲霉菌如黄曲霉菌、棒曲霉菌、米曲霉菌、赭曲霉菌；青霉菌如毒青霉菌、橘青霉菌、岛青霉菌、纯绿青霉菌；镰刀霉菌如半裸镰刀霉菌；黑斑病菌如黑色葡萄穗状霉菌等。真菌中毒是因真菌毒素引起由于大多数真菌毒素不被通常高温破坏，所以真菌污染的食物虽经高温蒸煮食后仍可中毒。

（二）临床表现

急性真菌性食物中毒潜伏期短，先有胃肠道症状，如上腹不适、恶心、呕吐、腹胀、腹痛、厌食、偶有腹泻等（镰刀霉菌中毒较突出），以后依各种真菌毒素的不同作用发生肝、肾、神经、血液等系统的损害，出现相应症状，如肝脏肿大、压痛，肝功异常，出现黄疸（常见于黄曲霉菌及岛青霉菌中毒），蛋白尿，血尿，甚至尿少、尿闭等（纯绿青霉菌中毒易发生）；有些真菌（如黑色葡萄穗状霉菌、岛青霉菌）毒素引起中性粒细胞减少或血小板减少发生出血；有些真菌（如棒曲霉菌、米曲霉菌）中毒易发生神经系统症状，而有头晕、头痛、迟钝、躁动、运动失调甚至惊厥、昏迷、麻痹等。患者多死于肝、肾功能衰竭或中枢神经麻痹病，死率可高达 40%~70%。慢性真菌性食物中毒除引起肝、肾功能及血液细胞损害外，还可以引起癌症及造血系统、肝、肾、周围血管等病变和症状，严重者可引起循环衰竭或呼吸衰竭而死亡。

1. 黄曲霉毒素中毒

病原菌主要是黄曲霉菌，还有一些其他曲霉菌和青霉菌含黄曲霉毒素，这些真菌主要寄生于花生、玉米、大米、小麦等谷物及油料中，黄曲霉毒素是黄曲霉和寄生曲霉产生的一类结构类似的代谢混合产物，有 17 种之多。其基本结构都是二呋喃环和香豆素，前者为基本毒性结构，后者为致癌物。黄曲霉毒素非常稳定，耐热，在熔点（200~300℃）之下不会分解，且其毒性非常强，主要损伤肝脏，使肝细胞坏死、出血及胆管增生，有明显的致癌作用。急性中毒主要产生肝、肾损害，食欲低下，黄疸，1 周左右死亡。慢性中毒动物试验可致肝癌、肾癌。

2. 黄变米中毒

受霉菌代谢产物污染后米粒变黄，称为黄变米。根据污染霉菌的不同，黄变米可分为三种，即黄绿青霉黄变米，其受黄绿青霉产生的黄绿青霉素污染，这种毒素毒性强烈，侵害神经，可导致死亡。第二种为橘青霉黄变米，其受橘青霉的毒素橘青霉素污染，此毒素主要损害肾脏，引起实质性病变。第三种是岛青霉黄变米，其受岛青霉产生的黄天精和岛青霉素两毒害肝脏的毒素所污染。黄变米主要见于大米，也可发生在小麦和玉米，特点是米变黄色，由青霉菌（毒青霉、橘青霉、岛青霉等菌）引起，急性中毒表现为神经麻痹、呼吸障碍、惊厥等症状，可因呼吸麻痹死亡。慢性中毒发生溶血性贫血，并可致癌。

3. 灰变米中毒

米外观为灰褐色，是由半裸镰刀霉菌引起。主要表现为胃肠道症状。

4. 赤霉毒素中毒

赤霉病麦中毒是食用了受赤霉病害的麦类食物后发生的中毒现象。引起麦类赤霉病的病原菌主要是镰刀菌中的禾谷镰刀菌、串珠镰刀菌、尖孢镰刀菌、燕麦镰刀菌等。它们可产生能引起呕吐的赤霉病麦毒素和具有雌激素作用的玉米赤霉烯酮两类霉菌毒素。小麦变红色，急性中毒潜伏期 10min~36h，有恶心、呕吐、眩晕等症状，症状消失快。

5. 霉变苕渣粉中毒

由黄曲霉菌、橘青霉菌、黑曲霉菌、毛曲霉菌引起，表现为恶心、呕吐、不思食，面潮红，皮肤出血点，低热、腹胀、不泻，头昏，无力，反射消失等症状，最后瞳孔散大，心率减慢，死于呼吸、循环衰竭。

6. 臭米面中毒

多发生在我国东北各省（霉玉米粉中毒发生在我国西北），目前认为可能是有毒真菌（镰刀霉菌和青霉菌属）污染所致。中毒症状表现为吐、泻、腹痛、头晕、头痛、精神不振、呕吐物多为咖啡色，粪便为黏液或血便，病后 2~3d 出现肝大、黄疸和蛋白尿，重者狂躁，抽搐，昏迷，黄疸加重，全身出血，血压下降，肝、肾功能衰竭而死。

7. 霉玉米中毒

为镰刀霉菌及青霉菌属引起，主要见胃肠道症状。

8. 食物中毒白细胞缺乏症

由镰刀霉菌引起，表现恶心、呕吐、呼吸加快、重者痉挛或心衰死亡，轻者经 3~8d 静止期后进入恶化期，白细胞下降，中性粒细胞减少，出现消化道溃疡和出血。

9. 黑色葡萄穗状霉菌中毒

中毒后先有流涎、黏膜充血，而后进入静止期，白细胞下降，再后体温上升，见腹泻、脱水黏膜坏死和出血，重症者很快出现神经系症状，可于 72h 内死亡。

10. 霉变甘蔗中毒

病原主要为串珠镰刀霉菌和节菱孢霉菌，其所产生的毒素可以刺激胃肠道黏膜，损害颅脑神经。潜伏期 15min~7h，多数在食后 2~5h 内发病。首发症状有恶心、呕吐、腹痛、腹泻、出汗，继而出现头痛、头晕、狂躁、惊厥、昏迷、谵妄、失语等。主要体征有眼球震颤、双眼向上凝视、颈抵抗、腱反射亢进、病理反射阳性、脑脊液常规及生化无异常。急性期后少数患者留有后遗症，以椎体外系神经损害为主要表现。

（三）预防措施

保存粮食、花生及其制品等，应随时注意其水分和温度，积极采取措施，保持干燥，低温储存，以达到防止真菌生长的目的。食品库房应保持清洁、干燥，并定时消毒处理，环氧乙烷防霉效果较好，用 100~200g/m² 封闭数日之后可减少真菌达 90%，且可维持 4 个月。食品加工的原料及食品，不宜积压过久；已经发生变质的食品，不应再食用，并应与其他食品隔离。发酵食品如酱、臭豆腐、酱油、啤酒、面包等应妥善保存，以免食物被有毒真菌污染，必要时，可定期进行菌种分离、分型检查，以便发现污染的食品，避免中毒发生。

四、有毒动物中毒

有毒动物食物中毒是指误食有毒动物或者食用方法不当而引起的食物中毒，包括有毒动物组织中毒，如河豚、贝类、动物甲状腺及肝脏等。

（一）河豚中毒

1. 流行病学特点

多发生在春季，每年 2~5 月是河豚卵巢发育期，此期毒性强；6~7 月卵巢萎缩，毒性减弱。

2. 临床表现

河豚毒素（tetrodotoxin，TTX）中毒潜伏期很短，短至 10~30min，长至 3~6h 发病，发病急，如果抢救不及时，中毒后最快的可 10min 之内死亡，最迟 4~6h 死亡。

（1）胃肠症状　食入河豚后不久就有恶心、呕吐、腹痛或腹泻等。

（2）神经麻痹症状　开始有口唇、舌尖、指端麻木；然后全身麻木、眼睑下垂、四肢无力、步态不稳、共济失调，腱反射消失和肌肉软瘫。

（3）呼吸、回流衰竭症状　呼吸困难、急促表浅而不规则发绀，血压下降，瞳孔先缩小后散大或两侧不对称，言语障碍，昏迷，最后死于呼吸、回流衰竭。

3. 预防措施

（1）加强宣传　使人们了解河豚有毒。河豚毒素对热稳定，于 100℃ 处理 24h 或 120℃ 处理 20~60min 方可使毒素完全破坏。在烹调过程中河豚毒素是很难除去的，因此要加强河豚知识宣传，了解其毒性，避免误食或贪其美味但处理不当而中毒。并识别河豚鱼的形状，以免误食中毒。

（2）加强市场管理　河豚毒素性质比较稳定，因此集中进行深埋或进行无害化处理，任何食品生产经营单位和个人不得加工经营野生河豚；任何单位和个人不能随意丢弃河豚；消费者不要在路边或市场上买或捡拾不认识的鱼。

（3）对于某些毒性较小的河豚品种应在专门单位由有经验的人进行加工处理之后制成罐头或干制品食用。在生产过程中对捕获的河豚应分别装运，由水产部门统一收购，集中加工。加工后经鉴定合格，证明无毒才能出厂。

（二）麻痹性贝类中毒

1. 流行病学特点

麻痹性贝类毒素（paralytic shellfish poison，PSP）在贝体内的累积有一定的季节变化特征，这种变化因贝的种类、海域、年度、采样点而有所不同。一般来说，PSP 在贝类体内的含量春冬季较高，夏秋季偏低。

2. 临床表现

潜伏期短最短为 5min，一般 0.5～3h，最长 4h。PSP 中毒的最初症状为唇、口和舌感觉异常和麻木，这是由于口腔黏膜局部吸收了 PSP。继而这些感觉波及靠近脸和脖子的部分，指尖和脚趾常有针刺般痛的感觉，并伴有轻微的头痛和头晕。有时在早期阶段出现恶心和呕吐。中毒稍微严重，出现胳膊和腿麻痹，随意运动障碍，经常有眩晕感。中毒严重时，则会出现呼吸困难，咽喉紧张，随着肌肉麻痹不断扩展加重，最终导致死亡。中毒致死的突出特点是患者临终前意识始终清晰。危险期为 12～14h，度过此期者，可能恢复。PSP 中毒的严重程度由摄入的 PSP 的特异毒性、摄入数量和排出速率决定。PSP 各衍生物的毒性大小与其结合 Na^+ 通道位点 1 的牢固程度密切相关。

3. 预防措施

有毒贝类在外貌、气味及味道上与没有受污染贝类并无分别。麻痹性贝类毒素非常耐热，不能通过一般家庭烹调或蒸煮消除。市民应从可靠来源购买贝类，在烹煮前刷洗外壳，除去贝类的内脏及生殖腺后再烹调。避免一次性大量进食贝类，并避免食用烹调汁液。如进食贝类后出现中毒症状，应立即求医。

五、有毒植物中毒

有毒植物中毒，如毒覃、木薯、四季豆、发芽马铃薯、山大茴及鲜黄花菜等。

（一）毒蕈中毒

蕈类又称蘑菇，属于真菌植物。毒蕈是指食后可引起中毒的蕈类，目前我国有可食用蕈 300 多种，毒蕈 80 多种，其中含剧毒素的有 10 多种，如褐鳞环柄菇、肉褐鳞环柄菇、白毒伞（白帽菌）、毒伞（绿帽菌）、鳞柄白毒伞（毒鹅膏）、秋生盔孢伞（焦脚菌）、包脚黑褶伞、毒粉褶菌（土生红褶菇）、残托斑毒伞、鹿花菌、马鞍蕈等。常因误食而中毒，多散发于高温多雨季节。

1. 流行病学特点

多发生在夏秋采蘑菇的季节。

2. 临床表现

（1）胃肠型炎症　可能由类树脂物质，胍啶或毒蕈酸等毒素引起。潜伏期 0.5~6h。临床表现为恶心、呕吐、腹痛、剧烈腹泻，严重者可伴有消化道出血，继发脱水、血压下降甚至休克等。

（2）神经精神型　引起中毒的毒素有毒蝇碱、蟾蜍素和幻觉原等。潜伏期 1~6h。临床表现为副交感神经兴奋症状，如多汗、流涎、流泪、瞳孔缩小、呕吐、腹痛、腹泻、脉搏缓慢等。少数病情严重者可出现谵妄、幻觉、惊厥、抽搐、昏迷、呼吸抑制等表现，个别病例因此而死亡。部分中毒者可有周围神经炎表现。

（3）溶血型　由鹿蕈素、马鞍蕈毒等毒素引起。潜伏期 6~12h。除急性胃肠道症状外，有溶血性贫血、黄疸、血红蛋白尿、肝脾肿大等，严重者导致急性肾衰竭。部分病人可出现血小板减少，皮肤紫癜，甚至呕血或便血等。给予肾上腺皮质激素治疗，病情很快得到控制。

（4）中毒性肝炎型　主要由毒伞七肽、毒伞十肽引起。毒素耐热、耐干燥，一般烹调加工不能破坏。毒素损害肝细胞细胞核和肝细胞内质网，对肾也有损伤。潜伏期 6~48h，病程较长，根据病情进展可分为六期：潜伏期、胃肠炎期、假愈期、内脏损害期、精神症状期、恢复期。以中毒性肝损害为突出临床表现，肝肿大、黄疸、转氨酶升高，严重者伴全身出血倾向，常并发弥散性血管内凝血（disseminated intravascular coagulation，DIC）、肝性脑病。还可发生中毒性心肌炎、中毒性脑病或肾损害等，导致相关器官不同程度的功能障碍。该型中毒病情凶险，如不及时治疗，病死率较高。

3. 预防措施

（1）无识别毒蕈经验者，不要自采蘑菇食用。

（2）有毒野生菇（菌）类常具备以下特征　色泽鲜艳度高；伞形等菇（菌）表面呈鱼鳞状；菇柄上有环状突起物；菇柄底部有不规则突起物；野生菇（菌）采下或受损，其受损部流出乳汁。

（二）含氰苷类食物中毒

含氰苷类食物中毒是指因食用含氰苷类食物（苦杏仁、桃仁、枇杷仁和木薯等）而引起的食物中毒。很多重要的经济作物中都含有氰苷，如木薯（亚麻苦苷）、高粱属（蜀黍苷）、蔷薇科（苦杏仁苷）、百脉根（百脉根苷）等，这些植物在服用之前如果处理不当，很有可能发生中毒事件。

1. 流行病学特点

含氰苷类食物中毒以散在发病多见。苦杏仁中毒多发生在杏成熟时期，多是误食或未经医生处方用苦杏仁煎汤治小儿咳嗽而引起中毒；木薯中毒是因生食或食入未熟透的木薯而引起。

2. 临床表现

氰苷中毒的临床表现与氰化物中毒相似，中毒的严重程度和氰化物的剂量有关，轻度中毒者出现恶心、呕吐、腹痛、头痛等症状。心悸头晕、嗜睡无力。中毒较重者，呼吸先频促后缓慢而深长，面色苍白，出汗抽搐。重症者，中枢神经先兴奋后抑制，呼吸困难、躁动不安，瞳孔散大，对光反应迟钝或消失，昏迷或抽搐，出现休克或呼吸循环衰竭而死亡。在一些以木薯为主食的非洲和南美洲，慢性中毒现象也比较常见，如热带性弱视、热带神经性共济失调症等。

轻度中毒者出现恶心、呕吐，腹痛头痛。

3. 预防措施

（1）加强宣传教育　向广大居民，尤其是儿童进行宣传教育，不要吃苦杏仁，包括干炒果仁。

（2）采取去毒措施　加水煮沸可以使氢氰酸挥发，可将苦杏仁等制成杏仁茶、杏仁豆腐。木薯所含氰苷90%存在于皮内，因此食用时通过去皮、蒸煮等方法可以使氢氰酸挥发。

（三）四季豆中毒

四季豆又名扁豆、芸豆、刀豆、梅豆等，各地称呼有所不同，形状或相同或不同，或统称为菜豆、豆角，是人们喜欢食用的蔬菜。食入加工不熟的四季豆能使人中毒。

1. 流行病学特点

四季豆中毒，是食物天然毒素中毒中比较常见的，一年四季均可发生，以秋季下霜前后比较常见。

2. 临床表现

食入未煮熟的四季豆，引起中毒的潜伏期短，多为10min，一般不超过5h，主要为胃肠炎症状，如恶心、呕吐、腹痛和腹泻。呕吐次数少则数次，多者可达数十次。另有头晕、头痛、胸闷、出冷汗以及心慌，胃部有烧灼感。大部分病人白细胞增高，体温一般正常，病程一般为数小时或1~2d。

3. 预防措施

四季豆最好红烧，使之充分熟透，来破坏其中所含的毒素，要凉拌也需煮透，以失去原有的生绿色，食用时无生味和苦硬感。不能用开水焯一下就凉拌，更不能用盐拌生食；炒食不应过于贪图脆嫩，要充分加热使之彻底熟透。

六、化学性食物中毒

化学性食物中毒是指健康人经口摄入正常量，感官无异常，但摄入含有较大量化学性有害物的食物后，引起的身体出现急性中毒的现象。一般在进食后不久就会发病，摄入量多的发病时间短，病情重；发病一般无明显的季节性，一年四季均有发生，第三季度发病率相对较高；发病无地域性，但农村的发病率与死亡率高于城镇，且多发生在家庭。化学性食物中毒有发病快、潜伏期短、病死率高的特点。

（一）砷化物中毒

1. 中毒原因

砷（arsenic）俗称砒，其化合物三氧化二砷被称为砒霜，是一种毒性很强的物质。

2. 中毒机制

砷是一种原浆毒，对蛋白质的巯基有很大的亲和力。进入人体内的砷可与多种含巯基的酶结合形成稳定的络合物或环状化合物，从而抑制体内许多参与细胞代谢的主要巯基酶的活性，特别是与丙酮酸氧化酶的巯基相结合，使其失去活力而影响细胞的正常代谢。

3. 临床表现

（1）急性砷中毒　多为误服或自杀吞服可溶性砷化合物引起。口服后10min~1.5h即可出现中毒症状。

①急性胃肠炎表现：食管烧灼感，口内有金属异味，恶心、呕吐、腹痛、腹泻、米泔样粪便（有时带血），可致失水、电解质紊乱、肾前性肾功能不全甚至循环衰竭等。

②神经系统表现：有头痛、头昏、乏力、口周围麻木、全身酸痛，重症患者烦躁不安、谵妄、妄想、四肢肌肉痉挛，意识模糊以至昏迷、呼吸中枢麻痹死亡。急性中毒后3d~3周可出现多发性周围神经炎和神经根炎，表现为肌肉疼痛、四肢麻木、针刺样感觉、上下肢无力，症状有肢体远端向近端呈对称性发展的特点，以后感觉减退或消失。重症患者有垂足、垂腕，伴肌肉萎缩，跟腱反射消失。

③其他器官损害：包括中毒性肝炎（肝大、肝功能异常或黄疸等）、心肌损害、肾损害、贫血等。

④急性吸入砷化物中毒：主要表现为眼与呼吸道的刺激症状和神经系统症状，有眼刺痛、流泪、结膜充血、咳嗽、喷嚏、胸痛、呼吸困难以及头痛、眩晕等，严重者甚至咽喉、喉头水肿，以致窒息，或是发生昏迷、休克。消化道症状发生相对较晚且较轻。

皮肤接触部位可有局部瘙痒和皮疹，一周后出现糠秕样脱屑，继而局部色素沉着、过度角化。急性中毒40~60d，几乎所有患者的指甲、趾甲上都有白色横纹（Mess纹），随生长移向趾尖，约5个月后消失。

⑤砷化氢中毒临床表现主要是急性溶血。

（2）慢性砷中毒　除神经衰弱症状外，突出表现为多样性皮肤损害和多发性神经炎。砷化合物粉尘可引起刺激性皮炎，好发在胸背部、皮肤皱褶和湿润处，如口角、腋窝、阴囊、腹股沟等。皮肤干燥、粗糙处可见丘疹、疱疹、脓疱，少数人有剥脱性皮炎，日后皮肤呈黑色或棕黑色的散在色素沉着斑。毛发有脱落，手和脚掌有角化过度或蜕皮，典型的表现是手掌的尺侧缘、手指的根部有许多小的、角样或谷粒状角化隆起，俗称砒疗或砷疗，其可融合成疣状物或坏死，继发感染，形成经久不愈的溃疡，可转变为皮肤原位癌。黏膜受刺激可引起鼻咽部干燥、鼻炎、鼻出血，甚至鼻中隔穿孔。还可引起结膜炎、齿龈炎、口腔炎和结肠炎等。同时可发生中毒性肝炎（极少数发展成肝硬化），骨髓造血再生不良，四肢麻木、感觉减退等周围神经损害表现。

4. 预防措施

加强对砷化合物的管理；严禁将砷化合物与食物原料、成品混放、混装、混运；盛放砷化合物的容器禁止盛放或处理食物；加强对砷化合物拌种的管理，切勿食用；使用砷化合物农药防治病虫害要确定安全施药期，以减少砷化合物在农作物中的残留量；在食品加工车间、仓库等禁止使用含砷的灭鼠剂、灭虫剂等；加强食品添加剂的管理，保证食品添加剂的质量，控制其砷的含量。

（二）亚硝酸盐食物中毒

亚硝酸盐类食物中毒是指食入含亚硝酸盐类食物中毒，人体内硝酸盐在微生物的作用下可还原为亚硝酸盐，N-亚硝基化合物的前体物质。亚硝酸盐引起食物中毒的概率较高，食入 0.3~0.5g 的亚硝酸盐即可引起中毒，3g 导致死亡

1. 中毒原因

（1）储存过久的新鲜蔬菜、腐烂蔬菜及放置过久的煮熟蔬菜，此时原来菜内的硝酸盐在硝酸盐还原菌的作用下转化为亚硝酸盐。

（2）刚腌不久的蔬菜（暴腌菜）含有大量亚硝酸盐，一般于腌后 20d 消失。

（3）有些地区饮用水中含有较多的硝酸盐，当用该水煮粥或食物，再在不洁的锅内放置过夜后，则硝酸盐在细菌作用下还原为亚硝酸盐。

（4）食用蔬菜（特别是叶菜）过多时，大量硝酸盐进入肠道，若肠道消化功能欠佳，则肠道内的细菌可将硝酸盐还原为亚硝酸盐。

（5）腌肉制品加入过量硝酸盐和亚硝酸盐。

（6）误将亚硝酸盐当食盐加入食品。

（7）乳制品中含有枯草芽孢杆菌，可使硝酸盐还原为亚硝酸盐。

2. 中毒机制

亚硝酸盐为强氧化剂，进入人体后，可使血中正常血红蛋白氧化成高铁血红蛋白，失去运氧的功能，致使组织缺氧，出现青紫而中毒。

3. 临床表现

（1）潜伏期　误食纯亚硝酸盐引起的中毒，潜伏期一般为 10~15min；大量食用不新鲜蔬菜或未腌透菜类者，潜伏期一般为 1~3h，个别长达 20h 后发病。

（2）症状体征　有头痛、头晕、无力、胸闷、气短、嗜睡、心悸、恶心、呕吐、腹痛、

腹泻，口唇、指甲及全身皮肤、黏膜发绀等。严重者可有心率减慢、心律不齐、昏迷和惊厥等症状，常因呼吸循环衰竭而死亡。

4. 预防措施

亚硝酸盐中毒是完全可以预防的，首先要增强人们对有毒物质的防范意识，如严禁将亚硝酸盐与食盐混放在一起；包装或存放亚硝酸盐的容器应有醒目标志；禁食腐烂变质蔬菜或变质的腌菜；不喝苦井水，不用苦井水煮饭和面；禁止在肉制品加工中过量使用亚硝酸盐等。

（三）甲醇中毒

1. 中毒原因

甲醇（methanol）又称羟基甲烷，人口服中毒最低剂量约为 100mg/kg 体重，经口摄入 0.3～1g/kg 可致死。甲醇用于制造甲醛和农药等，并用作有机物的萃取剂和酒精的变性剂等。成品通常由一氧化碳与氢气反应制得。

2. 中毒机制

甲醇对人体的毒性作用是由甲醇经人体代谢产生甲醛和甲酸（俗称蚁酸）引起，甲醇经呼吸道和消化道吸收，皮肤也可部分吸收。分布于脑脊液、血、胆汁和尿中并且含量极高，骨髓和脂肪组织中最低。甲醇在体内氧化和排泄很缓慢，故有明显蓄积作用。甲醇的主要毒性机制为：

①对神经系统有麻醉作用；

②甲醇经脱氢酶作用，代谢转化为甲醛、甲酸，抑制某些氧化酶系统，导致需氧代谢障碍，体内乳酸及其他有机酸积聚，引起酸中毒；

③由于甲醇及其代谢物甲醛、甲酸在眼房水和眼组织内含量较高，导致视网膜代谢障碍，容易引起视网膜细胞、视神经损害以及视神经脱髓鞘。

3. 临床表现

潜伏期 8～36h，若同时摄入乙醇，可使潜伏期延长。身体危害：对中枢神经系统有麻醉作用；对视神经和视网膜有特殊选择作用，可引起病变；可致代谢性酸中毒。

（1）急性中毒　短时大量吸入出现轻度眼睛及上呼吸道刺激症状；经一段时间潜伏期后出现头痛、头晕、乏力、眩晕、酒醉感、意识朦胧、谵妄，甚至昏迷。视神经及视网膜病变，可有视物模糊、复视等，重者失明。代谢性酸中毒时出现二氧化碳结合力下降、呼吸加速等。

（2）慢性影响　神经衰弱综合征，自主神经功能失调，黏膜刺激，视力减退等。皮肤出现脱脂、皮炎等。

4. 预防措施

严格遵守操作规程；加强保管，防止误服或将甲醇用于酒类饮料；定期进行卫生安全监测。

七、食物中毒的实验室检查

（1）细菌培养　应取可疑食物、呕吐物和粪便做细菌培养。

（2）细菌学、血清学检验　根据不同病因做相应的细菌学、血清学检验。

（3）血培养　重症患者血培养，留取早期及病后二周的双份血清与培养分离所得可疑细菌进行血清凝集试验，双份血清凝集效价递增者有诊断价值。可疑时，尤其是怀疑细菌毒素中毒者，可做动物试验，以检测细菌毒素的存在。

八、食物中毒的治疗

（1）一般治疗　卧床休息，早期饮食应为易消化的流质或半流质饮食，病情好转后可恢复正常饮食。沙门菌食物中毒应床边隔离。

（2）对症治疗　呕吐、腹痛明显者，可口服溴丙胺太林（普鲁本辛）或皮下注射阿托品，也可注射山莨菪碱。能进食者应给予口服补液。剧烈呕吐不能进食或腹泻频繁者，给予糖盐水静滴。出现酸中毒酌情补充 50g/L 碳酸氢钠注射液或 112g/L 乳酸钠溶液。脱水严重甚至休克者，应积极补液，保持电解质平衡及给予抗休克处理。

（3）抗菌治疗　一般可不用抗菌药物。伴有高热的严重患者，可按不同的病原菌选用抗菌药物。如沙门菌、副溶血性弧菌可选用喹诺酮类抗生素。

📑 **思考题**

简述常见的细菌性食物中毒分类、临床表现和预防措施。

第十八章
肿瘤与营养

学习目标

1. 掌握肿瘤患者营养问题发生的原因和代谢紊乱。

2. 了解肿瘤患者医学营养治疗的内容，肿瘤的预防营养学建议。

3. 了解肿瘤放化疗副作用的营养学建议。

肿瘤（tumor）是机体细胞在各种始动与促进作用下产生的增生与异常分化所形成的新生物。新生物一旦形成，不因病因消除而停止增生。它的生长不受正常机体生理调节，而且破坏正常细胞与器官。

肿瘤一般分为良性肿瘤和恶性肿瘤两大类。恶性肿瘤对人类的威胁日益突出，已成为目前最常见的死亡原因之一。我国发病率前 10 位的恶性肿瘤依次为肺癌、结直肠癌、胃癌、肝癌、乳腺癌、食管癌、甲状腺癌、子宫颈癌、脑肿瘤和胰腺癌，前 10 位恶性肿瘤的发病例约占全部恶性肿瘤新发病例的 76.7%，死亡例约占全部恶性肿瘤死亡病例的 83.0%。大多数人类恶性肿瘤是环境因素与遗传因素相互作用的结果。环境因素包括膳食结构、生活方式和环境致癌物。

一、恶性肿瘤患者的营养问题

临床上无法解释的体重减轻可能是恶性肿瘤的先兆，癌症晚期患者体重减轻也是普遍现象，这种现象不能完全用食欲差、进食量小、吸收减少解释，在工作中医师会遇到肿瘤很小的患者出现体重减轻。恶性肿瘤患者即便没有进食减少或者饥饿状态，还可能出现内分泌紊乱，如胰岛素抵抗、皮质醇水平升高和基础代谢率升高。有些肿瘤合成和分泌具有生物活性的蛋白，改变了人体代谢的过程（生物化学基础理论与临床），营养不良成为恶性肿瘤患者最常见的并发症。营养问题发生可能源于以下几个方面。

1. 肿瘤患者静息能量消耗（resting energy expenditure，REE）增加

静息能量代谢与基础能量代谢状态接近，机体在禁食 2h 以上平卧位休息 0.5h 后的能量消耗，是机体在休息状态下 24h 消耗的能量总和，与基础能量代谢相比，禁食时间短，没有排除食物热效应的能量消耗，正常情况占全天总能量消耗的 65%~75%。不同肿瘤、同一肿瘤不同阶段的能量消耗不相同，但整体上恶性肿瘤患者的静息能量消耗平均升高约 10%。这个增加的能量消耗似乎没有引发有效的饥饿-进食循环（starve-feed cycle），在没有合理反馈的情况下，患者饮食摄入没有相应的增加，导致了能量的负平衡。

2. 代谢紊乱或重编程

肿瘤细胞的快速增殖，需要平衡代谢过程，在糖代谢、氨基酸代谢、脂代谢等方面均发生代谢重编程。

3. 抗肿瘤治疗过程

围手术期禁食水，营养物质摄入减少，术后较长时间无法进食；放疗、化疗导致恶心、呕吐等都会增加营养风险，在某些情况下还可能有应激状态参与，分解代谢增加，合成代谢减少。

4. 慢性炎症状态

炎症是肿瘤的特征，一方面病毒及细菌感染、自身免疫性疾病、酗酒、肥胖、吸烟以及石棉厂等职业诱发的炎症在肿瘤发生过程中起了重要作用，炎症导致突变性 DNA 损伤诱发肿瘤。另一方面肿瘤细胞诱导发生炎症，参与肿瘤进展，如肿瘤细胞及其微环境分泌某些因子驯化巨噬细胞，使其成为免疫抑制性肿瘤相关巨噬细胞，不仅不能参与抗肿瘤免疫反应，反而成为免疫抑制细胞，促进肿瘤的发展。多种炎性细胞被激活，如肿瘤相关巨噬细胞、髓源抑制细胞等促使更多的炎性介质释放，参与肿瘤相关营养不良的发生、发展。

5. 社会心理应激

恶性肿瘤的诊断对于很多人难以接受，会因情绪反应以及治疗方式带来的副反应引发不良心理状态。

6. 肌肉显著减少

负氮平衡、骨骼肌消耗是恶性肿瘤区别于良性肿瘤的一个重要特征。

二、关于肿瘤的营养与代谢

肿瘤发生的关键是基因异常所致的细胞增殖失控，癌细胞就此区别于正常细胞。细胞受到致癌因素作用引起原癌基因或抑癌基因的结构或表达异常，导致细胞代谢生长异常。肿瘤细胞代谢途径的核心是合成细胞生长和增殖所需物质及能量。快速增殖的癌细胞需要在合成代谢与分解代谢中找到平衡，在糖代谢、氨基酸代谢、脂代谢等方面发生代谢重编程，这一代谢特征已经成为疾病诊断及治疗的新依据和突破点，同时肿瘤微环境中营养成分的改变也会影响肿瘤细胞的代谢方式，肿瘤细胞存在代谢可塑性，肿瘤细胞发展到不同阶段有不同的代谢特性，如离开原发灶后会发生有利于转移后生存的代谢改变。

糖代谢，糖的主要生理功能是提供能量，是人体主要的营养物质。糖类在消化器官消化为单糖才能被小肠吸收。在肿瘤诊治工作中，用 18F-FDG PET/CT 探测恶性肿瘤的代谢负荷，对原发灶、淋巴结及全身转移灶进行定位，并提供有效的代谢信息就源于肿瘤细胞增强的葡萄糖摄取利用能力。氟代脱氧葡萄糖（fluorodeoxyglucose，FDG）是葡萄糖类似物，肿瘤细胞内可聚集大量 18F-FDG，PET 显像时呈高摄取。这台机器的工作原理就源于人类对肿瘤细胞吃糖方式的认知。正常情况下，进入细胞的一分子葡萄糖在细胞质中裂解为两分子丙酮酸（糖酵解），在不能利用氧或缺氧的条件下无氧氧化产生乳酸。氧气充足时，丙酮酸主要进入线粒体彻底氧化为二氧化碳和水。增殖活跃的肿瘤组织即使在氧气存在的情况下，葡萄糖也不被彻底氧化，而是分解后生成乳酸，导致乳酸大量产生，此现象称为 Wagburg 效应。肌肉与肝脏之间的乳酸和葡萄糖的循环（cori 循环）在恶性肿瘤组织与肝脏之间也出现了类似的现象，恶液质患者的这种现象更加明显。Wagburg 假说认为线粒体突变和功能缺陷致使肿瘤细胞代谢重编程。葡萄糖摄入增加，丙酮酸进入线粒体彻底氧化受限，乳酸发酵、磷酸戊糖途径增强。

大多数恶性肿瘤细胞对葡萄糖需求高，葡萄糖吸收入血进入细胞的过程需要依赖葡萄糖转运蛋白（glucose transporter，GLUT），人体目前发现的 GLUT 超过 10 种，肿瘤细胞摄取糖的能力增强有赖于 GLUT 的高表达，GLUT1 的几种抑制剂在体外可以选择性地杀伤肿瘤也是例证。

葡萄糖进入细胞后发生磷酸化反应生成葡萄糖-6-磷酸，是糖酵解的第一个限速步骤，这个反应不可逆，磷酸化的葡萄糖不能自由通过细胞膜而逸出细胞，催化这个反应的酶是己糖激酶，肿瘤细胞通过诱导己糖激酶 2 高表达，促进糖代谢。葡萄糖-6-磷酸在细胞内可以除了通过无氧氧化和有氧氧化产能外，还可以进入磷酸戊糖途径，这个途径不产生 ATP，但是可以产生 NADPH 和磷酸核糖。

以正常的肌组织为例，有氧时，细胞质中的 NADH 产生后随即进入线粒体内氧化，糖酵解生成的丙酮酸也被运入线粒体进行有氧氧化；缺氧时，NADH 留在细胞质，以丙酮酸为受氢体，使其还原生成乳酸。葡萄糖有氧氧化生成 CO_2 和 H_2O，提供较为充足的能量。肿瘤细胞中的乳酸脱氢酶 A 表达上调，促进丙酮酸转化为乳酸，乳酸造成细胞酸化，被运出细胞后引起组织酸中毒。癌细胞显然没有遵循最优化的能量代谢方式，看起来是消耗浪费了大量的葡萄糖，却获得了生存优势，避免了葡萄糖全部分解为 CO_2，为肿瘤快速生长积累了大量的生物合成原料。如肿瘤细胞在此种代谢状态下，磷酸戊糖途径尤为活跃，葡萄糖-6-磷酸进入该途径，大量生产磷酸核糖和 NADPH，以满足细胞代谢增殖需求。同样，己糖胺途径，用于蛋白质的糖基化和糖原生成，丝氨酸生物合成途径，用于产生氨基酸等代谢途径都有变化。肿瘤细胞在恶变过程中失去了机体的调控,无限增殖、侵袭、转移,能量的获取至关重要,合成原料也至关重要,磷酸戊糖途径提供的 3C、4C、5C、6C、7C 中间产物是生物合成需要的碳源。从葡萄糖进入细胞开始到糖代谢的很多关键步骤,很多关键酶在不同肿瘤中均有变异。

肿瘤细胞线粒体功能障碍,三羧酸循环中很多酶在不同肿瘤细胞中均有变异,受原癌基因或抑癌基因调控,导致丙酮酸进入线粒体氧化脱羧生成乙酰-CoA,乙酰-CoA 进入三羧酸循环偶联进行氧化磷酸化的过程受阻。许多肿瘤细胞在保留线粒体呼吸功能同时表现为 Wagburg 效应,抑制肿瘤细胞糖酵解,可以恢复氧化磷酸化,由于维生素 B_1 衍生物可以作为重要酶的辅助因子参与糖代谢和能量代谢,如丙酮酸脱氢酶的辅因子是焦磷酸硫胺素,补充维生素 B_1 可以促进丙酮酸向乙酰-CoA 的转化,减少丙酮酸向乳酸的转化。但是,维生素 B_1 增加也会增强转酮醇酶活性,增加磷酸戊糖途径中磷酸戊糖,维生素 B_1 严重缺乏会影响细胞的正常活动。临床工作中已经有维生素 B_1 与肿瘤治疗的研究,肿瘤细胞的代谢重编程过程是异常的、可变的过程,不是单纯的抑制糖酵解,研究各类肿瘤细胞的具体代谢过程以及代谢过程之间的联系至关重要。

细胞的基本单位是蛋白质,氨基酸是蛋白质的基本组成单位,各类免疫细胞、因子的合成都有赖于氨基酸的合成、代谢,肿瘤细胞也不例外。现在研究较多的是谷氨酰胺的代谢过程。谷氨酰胺是细胞中氨基酸和核苷酸的重要氮源,癌细胞在体外增殖中消耗谷氨酰胺远超其他氨基酸。人体代谢过程中,谷氨酰胺主要从脑和骨骼肌等组织向肝或肾运氨,可以认为谷氨酰胺既是氨的解毒产物,也是氨的存储及运输方式,肿瘤细胞谷氨酰胺分解代谢增加,向三羧酸循环以及天冬氨酸、谷氨酸等提供碳源,阻断谷氨酰胺还可以改善肿瘤的免疫逃逸过程。抑制谷氨酰胺酶活性以及谷氨酰胺转运体的临床方案有可能成为抑制肿瘤细胞的策略。

肿瘤细胞丝氨酸生物合成增加,肿瘤细胞转移过程中分泌蛋白酶打开跨基底膜通道的过程需要纤溶酶原活化因子如尿激酶纤溶蛋白溶酶原激化剂（urokinase plasminogen activator,uPA）,是一种丝氨酸类蛋白酶,丝氨酸是一种不常见但是很重要的氨基酸前体,合成从 3-磷酸甘油酸开始,乙醇胺、胆碱、甜菜碱都是丝氨酸的衍生物。合成丝氨酸反应的第一步由磷酸甘油脱氢酶催化,研究发现该酶在肿瘤细胞表达增强是由于基因拷贝增加引发的,丝氨酸限制饮食与某些药物联合治疗可能增加抗肿瘤疗效。精氨酸等氨基酸的代谢过程参与肿瘤代谢与免疫过程,深入学习各类肿瘤氨基酸代谢过程有利于促进对肿瘤的认识。

许多肿瘤细胞中参与脂质代谢的酶表达和活性增加,肿瘤组织通过脂代谢合成其生长必需的膜脂,还支持细胞快速分裂产生信号转导的脂质,这些脂质可以促进癌症的发展,靶向脂肪酸从头合成有可能治疗某些癌症。不同肿瘤细胞类型或不同微环境下可能选择不同的方式获取脂质,目前认为肿瘤组织中脂肪酸的合成主要是从头合成途径。脂质代谢紊乱可以增加氧化应激,影响到慢性炎症反应过程,促进血管生长及肿瘤的生长。

三、癌症预防建议

肿瘤代谢的复杂性、可塑性涉及多个基因和通路，单一信号通路或单一靶标抑制不足以抑制肿瘤，而且没有证据表明充分的营养干预会加速人体肿瘤细胞的生长，大部分癌症由环境因素引起，受诱变剂或启动因子的作用，某些食物特别是水果和蔬菜能抑制诱变剂或肿瘤启动因子的作用，但是尚不知晓哪些成分抑制了癌症形成，饮食建议为在平衡膳食的基础上维持健康体重。

（1）在每天的饮食中多食用植物性食物　蔬菜、水果、谷类、豆类占据饭菜的 2/3 以上；平均每天摄入 12 种以上食物，每周 25 种以上。每天 5 种以上果蔬并常年坚持，每天摄入 300～500g 蔬菜，深色蔬菜应占一半。天天吃水果，保证每天摄入 200～350g 新鲜水果。

（2）控制体重　成人体质指数保持在 18.5～23.9，避免过重和过轻。

（3）体育锻炼　如果从事轻或中等体力活动，坚持日常身体活动，每周至少进行 5 天中等强度身体活动，累计 150min 以上；主动身体活动最好每天 6000 步。

（4）戒烟戒酒。

（5）限制红肉和加工肉类。

（6）少吃高脂食物，特别是动物性脂肪较多的食物。植物油也应适量，且应选择含单不饱和脂肪并且氢化程度较低的植物油，每天烹调油 25～30g。

（7）成人每日从各种来源摄入的食盐量不应超过 5g。

（8）应避免食用受霉菌毒素污染或已在常温下长期贮藏的食物，尽力减少霉菌对食品的污染。

（9）食物适合的存储方式。

（10）选择新鲜卫生的食物和适宜的烹调方式。

四、肿瘤患者的医学营养治疗

1. 肿瘤患者的营养风险筛查与评估

肿瘤患者确诊后需要进行营养风险筛查与营养评估，NRS2002、营养不良通用筛查工具是常用的肿瘤患者营养风险筛查工具。

肿瘤患者主观
整体营养评估

营养评估常用主观整体评估（subjective global assessment，SGA）、患者主观整体评估（patient-generated subjective global assessment，PG-SGA）、微型营养评估（miniature nutrition assessment，MNA）等，建议同时进行人体成分分析（双能 X 射线吸收法或生物电阻抗法）评估骨骼肌含量，综合评价肿瘤患者营养不良和恶病质状态。体重、体质指数（BMI）不能有效识别营养风险（胸腹水或局部水肿）。

营养医师、营养师动态观察患者膳食情况、体重、人体测量指标、实验室检查，客观进行营养风险筛查与评估，确定患者营养状态及相应的营养治疗方案。

2. 能量

能量个体化，有利于维持体重，防止体重丢失。估计能量的过程需要考虑疾病诊断、伴随疾病状态、目前肿瘤治疗方法（如手术、化疗、放疗等）、是否存在应激状态（如发热、感染、心理应激等）等。估计成人能量需求常用的方程如 Mifflin-St. Jeor 和 Ireton-Jones 可作参考，也可使用间接测热法测量静息代谢率。

3. 蛋白质

在保证能量适量合理的情况下蛋白质就不再作为燃料，而是参与机体修复和重建以及维持免疫系统的健康。蛋白质的供给量也要综合考虑疾病的状态、营养不良的程度、应激的程度。

4. 维生素和矿物质

建议肿瘤患者尽可能从新鲜的水果蔬菜以及食物中摄取充足的维生素和矿物质，但是围手术期、放化疗中很难做到从食物中有效摄取，需要营养医师、营养师协助患者判断是否需要适量添加膳食补充剂。

五、应对放化疗营养相关副作用的建议

1. 口腔干燥、黏膜炎

不饮酒、避免酸性食物和果汁（如橙、菠萝、番茄），不食用含咖啡因的食物；保持清洁口腔；避免食用极端温度（过冷过热）食物或坚硬、刺激性食物；吃柔软的食物；每天饮水量 2~3L；食用无糖糖果；使用唇膏或凡士林保持口唇湿润。

2. 味觉、嗅觉改变

经常漱口，保持口腔卫生；减少食物气味与味蕾的接触时间，如蔬菜汁放入密闭容器用吸管；如果没有口腔炎、食管炎等，且对酸、甜、苦等味觉能耐受，可以适量添加醋、番茄酱、酸甜酱等；进餐时适量饮水，少量多次；调整烹调食物的色香味；餐具选择，如口腔有金属异味，可以试用塑料容器；进食不同食物后用柠檬水漱口。

3. 食管炎

食用冷藏的食物及液体；饮用冷藏的营养补充剂；餐前或睡前温盐水漱口；避免饮用含有酒精的饮料；冰块、冰水可使患处麻痹，不建议多次、大量食用。

4. 恶心

少食多餐；食物的温度接近室温且软，咸淡适口，不用油腻食物；液体、固体食物间隔 1h 以上；可尝试姜汁（姜汤温凉后喝）；饭后保持头高位 1~2h；在计划的化疗日用清

淡、柔软、易消化的食物。

5. 腹泻

避免进食不溶性膳食纤维的食物（如全谷物、豆类、甘蓝、菜花以及带皮带籽的水果、蔬菜）；食用富含可溶性膳食纤维的食物（如燕麦、大麦、香蕉、苹果酱）；少食多餐；避免油脂含量高的食物。

6. 便秘

每天饮水量充足；增加富含纤维的食物（全谷物、高纤谷物、麦麸、水果、蔬菜、豆类等）；三餐定时定量；每天晨起一杯热饮促进肠道蠕动；适量增加运动（以有氧运动和抗阻力运动为主）。

思考题

简述癌症预防中的营养学建议。

参考文献

［1］许炽熛. 食源性寄生虫病的防治［J］. 传染病信息，2007，20（1）：9-10.

［2］王尔茂. 食品安全与营养［M］. 北京：高等教育出版社，2018.

［3］曾婷，吕山，田利光，等. 1990—2019 年我国主要人体寄生虫病疾病负担变化趋势研究［J］. 中国血吸虫病防治杂志，2023，35（1）：7-14.

［4］张小燕，蔡连顺. 人体寄生虫学［M］. 西安：世界图书出版西安有限公司，2013.

［5］马玉霞. 营养与疾病［M］. 北京：科学出版社，2019.

［6］童南伟，肖海鹏. 内科学. 内分泌代谢科分册［M］. 北京：人民卫生出版社，2021.

［7］徐甲芬，施万英，孔娟. 临床营养学［M］. 上海：上海科学技术出版社，2017.

［8］朱丽瑶.《本草品汇精要》食物文献的研究［D］. 北京：北京中医药大学，2011.

［9］申润喜.《太平圣惠方》食疗方剂的研究［D］. 北京：北京中医药大学，2013.

［10］王峥，孙皎，韩维嘉，等. 老年糖尿病肾病患者膳食知识认知状况的调查分析［J］. 上海护理，2014，14（3）：35-37.

［11］刘旭辉，吴承艳，金泰憨. 清代石成金《食鉴本草》考略［J］. 浙江中医药大学学报，2014，38（6）：822-824.

［12］陈晓兰，刘文，张永萍，等. 开设相关选修课对中医药院校大学生饮食行为影响的调查报告［J］. 贵阳中医学院学报，2014，36（4）：65-66.

［13］倪红梅，何裕民，吴艳萍，等. 中西方健康概念演变史的探析及启示［J］. 南京中医药大学学报：社会科学版，2014，15（2）：79-83.

［14］刘帅帅. 中西方古代养生思想与实践的对比研究［D］. 广州：广州中医药大学，2019.

［15］薛建平，盛玮. 食物营养与健康［M］. 合肥：中国科学技术大学出版社，2009.

［16］杨晓光，孔灵芝，翟凤英，等. 中国居民营养与健康状况调查的总体方案［J］. 中华流行病学杂志，2005，26（7）：471-471.

［17］Nathaniel，C，Briggs，et al. A comparative review of systemic and neurological symptomatology in 12 outbreaks collectively described as chronic fatigue syndrome, epidemic neuromyasthenia, and myalgic encephalomyelitis［J］. Clinical Infectious Diseases，1994，18（1）：32-42.

［18］郑荣华. 亚健康状态的主要影响因素及防治措施［J］. 卫生职业教育，2008，26（17）：145-146.

［19］袁肇凯. 中医诊断实验方法学［M］. 2 版. 北京：科学出版社，2007.

［20］陈倩，赵佳. 千古中医千古事 细说中医源流典故［M］. 武汉：武汉出版社，2009.

［21］汤本求真. 皇汉医学［M］. 北京：中国中医药出版社，2022.

［22］漆小平，邱广斌，崔景辉. 医学检验仪器［M］. 北京：科学出版社，2014.

［23］中华人民共和国卫生部医政司. 全国临床检验操作规程［M］. 南京：东南大学出版社，1991.

［24］夏薇，陈婷梅. 临床血液学检验技术［M］. 北京：人民卫生出版社，2015.

［25］柯星，沈立松. 肿瘤标志物检测的溯源性研究进展［J］. 中华预防医学杂志，2021，55（4）：545-550.

［26］Herrero R，Park J Y，Forman D. The fight against gastric cancer-the IARC Working Group report［J］. Best Pract Res Clin Gastroenterol，2014，28（6）：1107-1114.

［27］吕冰，潘其林，孙桂芝，等. Trustline 结核分枝杆菌 IgG/IgM 抗体检测试剂盒（胶体金法）的临床应用评价［J］. 疾病监测，2013，28（010）：861-865.

［28］吴晗，刘晨玢，毛胤祺，等. 流式细胞分析仪检测细胞因子方法学性能验证［J］. 检验医学与临床，2021，018（010）：1345-1349.

［29］Hao Y Q，Chen F，Jiang L S，et al. Comparison of the serum contents of inflammatory mediators and oxidative stress mediators between patients with gram-positive bacteria and gram-negative bacteria infection［J］. 海南医学院学报：英文版，2017，23（22）：132-135.

［30］Qu J Y，Lu X J，Liu Y B，et al. Evaluation of procalcitonin，C-reactive protein，interleukin-6 & serum amyloid A as diagnostic biomarkers of bacterial infection in febrile patients.［J］. Indian Journal of Medical Research，2015，141（3）：315-321.

［31］Cetinkaya M，Ozkan H，Kksal N，et al. Comparison of serum amyloid A concentrations with those of C-reactive protein and procalcitonin in diagnosis and follow-up of neonatal sepsis in premature infants.［J］. Journal of Perinatology，2009，29（3）：225-231.

［32］张自业，林洪，李振兴. 食物过敏原检测与调控研究进展［J］. 食品安全质量检测学报，2023（2）：34-42.

［33］杨阳，何欣蓉，何少贵，等. 食品中过敏原及其检测方法的研究进展［J］. 食品安全质量检测学报，2021，12（14）：5497-5506.

［34］中华预防医学会过敏疾病预防与控制专业委员会预防食物药物过敏学组. 口服食物激发试验标准化流程专家共识［J］. 中国全科医学，2018，21（27）：3281-3284.

［35］魏徵霄，李青峰. 新型冠状病毒感染的临床表现及其实验室检测技术进展［J］. 国际检验医学杂志，2020，41（8）：988-992.

［36］尹一兵，倪培华. 临床生物化学检验技术［M］. 北京：人民卫生出版社，2015.

［37］ 柳春红，刘烈刚. 食品卫生学 ［M］. 北京：科学出版社，2016.

［38］ 孙颖立，戴万亨. 诊断学基础 ［M］. 上海：上海科学技术出版社，2014.

［39］ 王建中，康熙雄. 实验诊断学 ［M］. 3 版. 北京：北京大学医学出版社，2013.

［40］ 万学红，卢雪峰. 诊断学 ［M］. 8 版. 北京：人民卫生出版社，2013.

［41］ 赵莉平，李彦魁，权志博，等. 临床检验基础实验教学改革与探索 ［J］. 国际检验医学杂志，2013，（14）：1914-1923.

［42］ 许文荣，林东红. 临床基础检验学技术 ［M］. 北京：人民卫生出版社，2015.

［43］ 张纪云，龚道元. 临床检验基础 ［M］. 北京：人民卫生出版社，2020.

［44］ 诸欣平，苏川，等. 人体寄生虫学 ［M］. 9 版. 北京：人民卫生出版社出版，2018.

［45］ 李兰娟，任红，等. 传染病学 ［M］. 9 版. 北京：人民卫生出版社出版，2018.

［46］ American Cancer Society. Cancer Facts & Figures 2015 ［M］. Atlanta：American Cancer Society，2015.

［47］ Faubeai B，Li K Y，Cai L，et al. Lactate metabolism in human lungtumors. Cell. 2017，171（2）：358-371.

［48］ Maddocks O D K，Athineos D，Cheung E C，et al. Modulating the therapeutic response of tumours to dietary serine and glycine starvation ［J］. Nature，2017，544（7650）：372-376.

［49］ Du W，Jiang P，Mancuso A，et al. TAp73 enhances the pentose phosphate pathway and supports cell proliferation ［J］. Nat Cell Biol，2013，15（8）：991-1000.

［50］ Hirschhaeuser F，Sattler U G，Mueller-Klieser W. Lactate：a metabolic key player in cancer ［J］. Cancer Res，2011，71（22）：6921-6925.

［51］ Fuhrmann D C，Briine B. MitochondfiM composition and function under the control of hypoxia ［J］. Redox Biol，2017，2（12）：208-215.

［52］ Koom W S，Ahn S D，Song S Y，et al. Nutritional status of patients treated with radiotherapy as determined by subjective global assessment ［J］. Radiat Oncol J. 2012，30（3）：132-139.

［53］ Gorrini C，Harris I S，Mak T W，et al. Modulation of oxidative stress as an anticancer strategy ［J］. NatureRev Drug Discov，2013，12（12）：931-947.

［54］ Puchalski C M，King S D W，Ferrell B R. Spiritual considerations ［J］. Hematol Oncol Clin North Am，2018，32（3）：505-517.

［55］ Kim J Y，Heo S H，Choi S K，et al. Glutaminase expression is a poor prognostic factor in node-positive triple-negative breastcancer patients with a high level of tumor-infiltrating lymphocytes ［J］. Virchows Archives，2017，470（4）：381-389.

［56］ Chakravarty B，Gu Z W，Chirala S S，et al. Human fatty acidsynthase：structure and substrate selectivity of the thioesterasedomain [J]. Proc Natl Acad Sci USA, 2004, 101 (44): 15567-15572.

[57] BOZZETTI F, MORI V. Nutritional support and tumour guowth in humans: a narrative review of the literature [J]. Clin Nutr, 2009, 28 (3): 226-320.

[58] Locasale J W, Grassian A R, Melman T, et al. Phosphoglycerate dehydrogenase diverts glycolytic flux and contributes to oncogenesis [J]. Nat Genet, 2011, 43 (9): 869-874.

[59] Kim J, Hong J, Kim S G, et al. Prognosis value of metabolic tumor volume estimated by 18F-FDG positron emission tomography/computed tomography in patients with diffuse large B -cell lymphoma of Stage Ⅱ or Ⅲ disease [J]. Nucl Med Mol Imaging, 2014, 48: 187-195.

[60] Arends J, Bachmann P, Baracos V, et al. ESPEN guidelines on nutrition in cancer patients [J]. Clin Nutr, 2017, 36 (1): 11-48.

缩略词表

中文全称	英文全称	英文简称
B		
靶细胞	target cell	
白蛋白	albumin	Alb
白假丝酵母菌	*Candida albicans*	
白细胞	leukocyte	LEU
白细胞分化抗原	leukocyte differentiation antigen	
白细胞分类计数	differential count	DC
白细胞管型	leukocyte cast	
白细胞计数	white blood cell count	WBC
白细胞减少	leukopenia	
白细胞介素	Interleukin	IL-6
必需微量元素	essential trace element	
鞭毛	flagellum	
变应原	allergen	
标准作业程序	standard operation procedure	SOP
表皮癣菌属	*Epidermophyton*	
病毒	virus	
病原体	pathogen	
病原微生物	pathogenic microorganism	
补体	complement	C
B 细胞	B lymphocyte	
C		
彩色多普勒	color flow Doppler	CFD

续表

中文全称	英文全称	英文简称
产气性大肠杆菌	verotoxigenic *E. coil*	VTEC
肠出血型大肠埃希菌	enterohemorrhagic *E. coil*	EHEC
肠毒素型大肠埃希菌	enterotoxigenic *E. coil*	ETEC
肠凝聚型大肠埃希菌	enteroaggregative *E. coil*	EaggEC
肠侵袭型大肠埃希菌	enteroinvasive *E. coil*	EIEC
肠致病型大肠埃希菌	enteropathogenic *E. coil*	EPEC
超敏反应	hypersensitivity	
持续性病毒感染	persistent viral infection	
传染性疾病	infectious diseases	
次级淋巴器官	secondary lymphoid organ	
促红细胞生成素	erythropoietin	EPO
促甲状腺激素	thyroid stimulating hormone	TSH
促甲状腺激素受体抗体	thyrotrophin receptor antibody	TRAb
C-反应蛋白	C-reactive protein	CRP
重复感染	repeated infection	
D		
大红细胞	macrocyte	
大血小板	giant platelet	
代谢组学	metabolomics	
带虫者	carrier	
单核细胞	monocyte	M
单核细胞减少	monocytopenia	
单核细胞增多	monocytosis	
单克隆抗体	monoclonal antibody	McAb
胆红素	bilirubin	
胆红素管型	bilirubinic cast	
胆红素尿	bilirubinuria	
蛋白尿	proteinuria	
蛋白组学	proteomics	

续表

中文全称	英文全称	英文简称
低密度脂蛋白	low density lipoprotein	LDL
低密度脂蛋白胆固醇	low density lipoprotein cholesterol	LDL-C
低色素性	hypochromic	
电子计算机 X 线体层显像	computerized tomography	CT
多巴胺	dopamine	DA
多聚酶链式反应	polymerase chain reaction	PCR
多囊卵巢综合征	polycystic ovarian syndrome	
多能造血干细胞	hemopoietic stem cell	HSC
E		
儿茶酚胺	catecholamines	CA
二重感染	super infection	
F		
发热	fever	
反应性淋巴细胞	reactive lymphocyte	
肥大细胞	mast cell	
分化簇	cluster of differentiation	CD
粪便	feces	
粪便隐血试验	fecal occult blood test	FOBT
辅助 T 细胞	helper T cell	Th
腹泻	diarrhea	
G		
钙	calcium	Ca
甘油三酯	triglyceride	TG
杆菌	bacillus	
肝脾大	hepatosplenomegaly	
感染阶段	infective stage	
感染性疾病	apparent infection or infectious disease	
肛门拭子法	anal swab	
高密度脂蛋白胆固醇	high density lipoprotein cholesterol	HDL-C

续表

中文全称	英文全称	英文简称
高色素性	hyperchromic	
功能性蛋白尿	functional proteinuria	
钩蚴培养法	hookworm larval cultivation method	
骨髓	bone marrow	
骨髓依赖性淋巴细胞	bone marrow dependent lymphocyte	
冠状动脉粥样硬化性心脏病	coronary atherosclerotic heart disease	
管型	cast	
过敏反应	anaphylaxis	
过敏原	anaphylactogen	
过氧化物酶	peroxidase	POD
H		
豪焦小体	Howell-Jolly body	
红细胞	erythrocyte	ERY
红细胞沉降率	erythrocyte sedimentation rate	ESR
红细胞大小不均	anisocytosis	
红细胞淡影	bloodshadow	
红细胞管型	erythrocyte cast	
红细胞计数	red blood cell count	RBC
红细胞缗钱状排列	erythrocyte rouleaux formation	
红细胞平均体积	mean corpuscular volume	MCV
红细胞平均血红蛋白	mean corpuscular hemoglobin	
红细胞平均血红蛋白浓度	mean corpuscular hemoglobin concentration	MCHC
红细胞体积分布宽度	red blood cell volume distribution width	RDW
红细胞游离原卟啉	free erythrocyte protoporphyrin	FEP
弧菌	vibrio	
化学发光免疫测定	chemiluminescence immunoassay	CLIA
浑浊度	turbidity	
混合细胞管型	mixed cellular cast	
混合性蛋白尿	mixed proteinuria	

续表

中文全称	英文全称	英文简称
活化 B 细胞	activated B cell	
火焰发射分光光度法	flame emission spectrophotometry	FES
I		
IgE 水平升高	elevated IgE levels	
J		
肌钙蛋白 I	cardiac troponin I	cTnI
肌酐	creatinine	Cr
激素受体	hormone receptor	
急性感染	acute infection	
急性心肌梗死	acute myocardial infarction	AMI
急性胰腺炎	acute pancreatitis	AP
棘形红细胞	acanthocyte	
己糖激酶	hexokinase	HK
继发性高血压	secondary hypertension	
寄生虫病	parasitosis	
寄生虫感染	parasitic infection	
荚膜	capsule	
甲醇	methanol	
甲型肝炎病毒	hepatitis A virus	HAV
甲状腺刺激抗体	thyroid stimulating antibody	TSAb
甲状腺功能亢进	hyperthyroidism	
假性蛋白尿	accidental proteinuria	
间接红细胞凝集试验	indirect haemagglutination test	IHA
间接免疫荧光试验	indirect immunofluorescence assay	IIF
间接荧光抗体试验	indirect fluorescent antibody assay	IFA
降钙素原	procalcitonin	PCT
交叉配血试验	cross matching test	
结核分枝杆菌	mycobacterium tuberculosis	MTB
结晶	crystal	

续表

中文全称	英文全称	英文简称
静息能量消耗	resting energy expenditure	REE
镜下脓尿	microscopic pyuria	
镜下血尿	microscopic hematuria	
巨红细胞	megalocyte	
巨噬细胞	macrophage	Mφ
巨幼细胞贫血	megaloblastic anemia	MA
绝经综合征	menopause syndrome	
菌毛	pilus	
菌群失调症	dysbacteriosis	
菌丝	hypha	
K		
卡波环	cabot ring	
卡氏肺孢菌	*Pneumocystis carinii*	
抗核抗体	antinuclear antibody	ANA
抗坏血酸	ascorbic acid	
抗环瓜氨酸肽抗体	anti-cyclic citrullinated peptide antibodies	ACPA
抗甲状腺过氧化物酶抗体	anti-thyroid peroxidase antibodies	TPOAb
抗甲状腺球蛋白抗体	anti-thyroglobulin antibodies	TgAb
抗双链 DNA 抗体	anti-double-strand DNA antibody	
抗体	antibody	Ab
抗原提呈细胞	antigen-presenting cell	APC
颗粒管型	granular cast	
空腹血糖	fasting plasma glucose	FPG
宽幅管型	broad cast	
L		
蜡样管型	waxy cast	
类白血病反应	leukemoid reaction	
类风湿性关节炎	rheumatoid arthritis	RA
类风湿因子	rheumatoid factor	RF

续表

中文全称	英文全称	英文简称
类酵母菌	yeast-like fungus	
连接酶链反应	ligase chain reaction	LCR
镰形红细胞	sickle cell	
临床免疫学检验	clinical immunology test	
临床生物化学检验	clinical biochemistry test	
淋巴结	lymph node	
淋巴细胞	lymphocyte	L
淋巴细胞减少	lymphopenia	
淋巴细胞增多	lymphocytosis	
磷脂	phospholipid	PL
鳞状上皮细胞	squamous epithelial cell	
流感病毒	influenza virus	
流式细胞术	flow cytometry	FCM
螺菌	spirillum	
M		
慢发病毒感染	slow virus infection	
慢性感染	chronic infection	
慢性胰腺炎	chronic pancreatitis	CP
毛蚴孵化法	miracidium hatching method	
酶	enzyme	
酶联免疫斑点试验	enzyme-linkedimmunospot assay	ELISPOT
酶联免疫吸附试验	enzyme-linked immunosorbent assay	ELISA
酶免疫测定	enzyme immunoassay	EIA
弥漫性毒性甲状腺肿	graves disease	
免疫防御	immune defense	
免疫监视	immune surveillance	
免疫胶体金技术	immune colloidal gold technique	
免疫酶染色试验	immunoenzyme staining test	IEST
免疫耐受	autoimmune-tolerance	

续表

中文全称	英文全称	英文简称
免疫球蛋白	immunoglobulin	Ig
免疫细胞	immunocyte	
免疫学	immunology	
免疫印迹	immunoblotting	
免疫荧光技术	immunofluorescence techniques	
免疫自稳	immune homeostasis	
膜型免疫球蛋白	membrane immunoglobulin	mIg
N		
脑血管疾病	cerebrovascular disease	
内部质量控制	internal quality control	IQC
内脏幼虫移行症	visceral larva migrans	
黏膜相关淋巴组织	mucosal-associated lymphoid tissue	MALT
黏肽	mucopep-tide	
尿胆素	urobilin	
尿胆素原	urobilinogen	UBG
尿量	urine volume	
尿液	urine	urine
浓聚法	concentration method	
脓尿	pyuria	
脓细胞	pus cell	
N-乙酰半胱氨酸	N-acetyl-L-cysteine	NAC
P		
皮肤相关淋巴组织	cutaneous-associated lymphoid tissue	SALT
皮肤癣菌	dermatophytes	
皮肤幼虫移行症	cutaneous larva migrans	
皮质醇	cortisol	
皮质酮	corticosterone	
脾脏	spleen	
贫血	anemia	

续表

中文全称	英文全称	英文简称
苹果酸脱氢酶	malic dehydrogenase	MD
屏障组织	barrier organs	
葡萄球菌	staphylococcus	
葡萄糖-6-磷酸脱氢酶	glucose-6-phosphate dehydrogenase	G-6-PD
葡萄糖耐量试验	oral glucose tolerance test	
葡萄糖脱氢酶法	glucose dehydrogenase methods	
葡萄糖氧化酶	glucose oxidase	GOD
葡萄糖转运蛋白	glucose transporter	GLUT
Q		
潜伏期	incubation period	
潜伏性感染	latent infection	
桥本氏甲状腺炎	Hashimoto thyroiditis	
球形红细胞	spherocyte	
去甲肾上腺素	norep-inephrine	NE
全面质量管理	total quality management	
醛固酮	aldosterone	ALD
缺铁性贫血	iron deficiency anemia	IDA
缺血性心脏病	ischemic heart disease	
R		
人类白细胞分化抗原	human leukocyte differentiation antigen	HLDA
肉眼血尿	macroscopic hematuria	
乳糜尿	chyluria	
S		
三苯四氮唑	tetrazolium chloride	TZC
上皮细胞	epithelial cells	
少尿	oliguria	
申克孢子丝菌	*Sporothrix schenckii*	
砷	arsenic	
肾上腺素	epinephrine	E

续表

中文全称	英文全称	英文简称
肾糖阈	renal glucose threshold	
肾小管上皮细胞	renal tubular epithelium	
肾小管性蛋白尿	tubular proteinuria	
肾小球滤过率	glomerular filtration rate	GFR
肾小球滤过率	estimated glomerular filtration rate	EGFR
肾小球性蛋白尿	glomerular proteinuria	
肾小球性血尿	glomerular hematuria	
肾性糖尿	renal glucosuria	
生理性蛋白尿	physiologic proteinuria	
生物芯片技术	biochip	
食物中毒	food poisoning	
食源性寄生虫病	food-borne parasitic disease	
世界卫生组织	World Health Organization	WHO
室间质量评价	external quality assessment	EQA
嗜碱性点彩红细胞	Basophilic stippling cell	
嗜碱性粒细胞	basophil	
嗜碱性粒细胞减少	basopenia	
嗜碱性粒细胞增多	basophilia	
嗜酸性粒细胞	eosinophil	
嗜酸性粒细胞减少	eosinopenia	
嗜酸性粒细胞增多	eosinophilia	
树突状细胞	dendritic cell	DC
T		
糖化血红蛋白	GHbA1	GHbA1
糖皮质激素	glucocorticoids	GCS
糖脂	glycolipid	GL
体位性蛋白尿	postural proteinuria	
体质指数	body mass index	BMI
酮尿	ketonuria	

续表

中文全称	英文全称	英文简称
酮体	ketone bodies	KET
透明管型	hyaline cast	
脱氢异雄酮	dehydroepian-drosterone	
脱氧皮质酮	deoxycortone	
椭圆形红细胞	elliptocyte	
T 细胞	T lymphocyte	
W		
网织红细胞	reticulocyte	RET
微量元素	trace element	
微生物	microorganism	
维生素 K	vitamin K	
维生素 C	vitamin C	
维生素 K 缺乏性出血	vitamin K deficiency bleeding	VKDB
无尿症	anuria	
X		
系统性红斑狼疮	systemic lupus erythematosus	SLE
细胞壁	cell wall	
细胞毒性 T 细胞	cytotoxic T cell	CTL 或 Tc
细胞管型	cellular cast	
细胞膜	cell membrane	
细胞因子	cytokine	
细菌	bacterium	
细菌管型	bacterial cast	
夏科-雷登	Charcot-Leyden	
小孢子菌属	*Microsporum*	
小红细胞	microcyte	
小血小板	small platelet	
心肌肌钙蛋白 T	cardiac troponin T	cTnT
新生型隐球菌	*Cryptococcus neoformans*	

续表

中文全称	英文全称	英文简称
新型冠状病毒肺炎	novel coronavirus pneumonia	NPC
胸腺	thymus	
胸腺依赖淋巴细胞	thymus-dependent cell	
雄烯二酮	androstenedione	
溴甲酚紫	bromocresol purple	BCP
血红蛋白	hemoglobin	Hb
血浆总蛋白	total protein	TP
血尿	hematuria	
血尿素氮	blood urea nitrogen	BUN
血清淀粉样蛋白	serum amyloid A protein	SAA
血清铁	serum iron	SI
血清铁蛋白	serum ferritin	SF
血清中胆固醇	cholesterol	
血清转铁蛋白饱和度	Serum transferrin saturation	TS
血清总甲状腺素	total thyroxine	TT4
血清总三碘甲原氨酸	total triiodothyronine	TT3
血吸虫环卵沉淀试验	circumoval precipitin test	COPT
血细胞比容	hematocrit	HCT
血细胞压积	packed cell volume	PCV
血小板计数	platelet count	PLT 或 PC
血型	blood groups	
血型系统	blood groups system	
血液分析仪器	hematology analyzer	HA
血液流变学	hemorheology	
血液锌原卟啉	blood zinc protoporphyrin	ZPP
血脂异常	dyslipidemia	
Y		
芽孢，孢子	spore	
亚临床感染	subclinical infection	

续表

中文全称	英文全称	英文简称
亚硝酸盐	nitrite	NIT
严重急性呼吸综合征冠状病毒2	severe acute respiratory syndrome coronavirus	SARS-CoV-2
盐皮质激素	mineralocorticoid	
叶酸	folic acid	
医学检验学	clinical laboratory medicine	
医学营养治疗	medical nutrition therapy	MNT
胰分泌性蛋白酶抑制物	pancreatic secretory protease inhibitor	PSTI
移行上皮细胞	transitional epithelium	
乙型肝炎病毒	hepatitis B virus	HBV
异位寄生	heterotopic parasitism	
异形红细胞症	poikilocytosis	
异型淋巴细胞	Atypical lymphocyte	
溢出性蛋白尿	overflow proteinuria	
荧光酶免疫试验	fluorescence enzyme immunoassay	FEIA
营养不良	malnutrition	
游离三碘甲腺原氨酸	free triiodothyronine	FT3
游离型胆固醇	free cholesterol	FC
游离甲状腺素	free thyroxine	FT4
幼虫移行症	larva migrans	
原发性高血压	hypertension	
原核生物	prokaryote	
匀相测定法	homogeneous method	
Z		
再次感染	re-infection	
真核细胞型微生物	eukaryote	
真菌	fungus	
真菌管型	fungus cast	
正常菌群	normal flora	
症状自评量表	self-reporting Inventory	

续表

中文全称	英文全称	英文简称
脂蛋白异常血症	dyslipoproteinemia	
脂肪管型	fatty cast	
脂肪尿	lipiduria	
脂肪泻	steatorrhea	
直接涂片法	direct smear method	
直立性蛋白尿	orthotic proteinuria	
酯化型胆固醇	cholesterol ester	CE
中枢免疫器官	central immune organ	
中性粒细胞	neutrophil	
中性粒细胞减少	neutropenia	
肿瘤	tumor	
肿瘤标志物	tumor markers	TM
转录组学	transcriptomics	
自动生化分析仪	automated chemistry analyzer	ACA
自凝	self-agglutinating	
自然杀伤细胞	natural killer cells	NK
自身免疫	autoimmunity	
自身免疫性疾病	autoimmune disease	AID
总铁结合力	total iron binding capacity	TIBC
组织性蛋白尿	histic proteinuria	
左旋抗坏血酸	L-ascorbic acid